Das Krankenbeförderungswesen im Wandel der Zeiten

von

Dr. Erich Hesse
Ministerialrat a. D.

Mit 39 Abbildungen

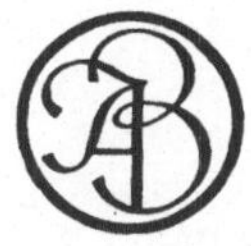

1956
JOHANN AMBROSIUS BARTH MÜNCHEN

ISBN 978-3-540-79617-6 ISBN 978-3-642-51102-8 (eBook)
DOI 10.1007/978-3-642-51102-8

Dem Gedächtnis meiner lieben Frau
und treuen Mitarbeiterin

VORWORT

Das Krankenbeförderungswesen hat seit jeher – und zwar mit vollem Recht – als integrierender Teil des Rettungswesens gegolten. Dieser Tatsache ist es zuzuschreiben, daß auch in der Literatur, von wenigen Ausnahmen abgesehen, beide Teilgebiete eine gemeinsame Behandlung erfuhren. Allerdings ist das ins Organisatorisch-Technische übergreifende Krankenbeförderungswesen dort nicht immer in dem Maße gewürdigt worden, wie es seiner Bedeutung entspricht.

Auch der Verfasser dieses Buches als Bearbeiter mehrerer Schriften über das Rettungswesen hat diesen Fehler begangen. Der Gedanke, dem vernachlässigten Teilgebiet eine eigene Abhandlung zu widmen, entstand im zweiten Weltkrieg, als Notwendigkeit und Wert eines geordneten Krankenbeförderungswesens deutlich vor Augen traten. Mit den Vorarbeiten, besonders dem Sammeln des weitverstreuten Materials, wurde sofort begonnen; der Abschluß der Arbeit verzögerte sich durch die Unruhe der Nachkriegsjahre.

Man könnte den Erscheinungstermin des Buches für ungünstig halten. Die Schar hervorragender Fachleute für alle Teilgebiete des Rettungswesens, auf die wir uns früher stützen konnten, ist arg zusammengeschmolzen; die Zeitschriften, die einst einen regen Meinungs- und Erfahrungsaustausch vermittelten, sind größtenteils eingegangen; die fruchtbaren internationalen Kongresse für Rettungswesen, die deutscher Initiative ihre Entstehung verdankten, haben eine jähe Unterbrechung erfahren und werden bei all den internationalen Spannungen wohl noch geraume Zeit ein Wunschtraum bleiben; Deutschland, das vom Ausland als die führende Nation auf dem Gebiet des Rettungswesens angesehen wurde, besteht aus zwei Teilen.

Aus all diesen Gründen hat unser Buch, das die geschichtliche Entwicklung des Krankenbeförderungswesens vom Altertum bis zur Gegenwart in Kulturländern wie bei primitiven Völkern aufzeigt und die Lehren der Vergangenheit, das Für und Wider der einzelnen Entwicklungsetappen festhält, auch heute, gerade heute eine Aufgabe zu erfüllen. Es möchte einen neuen Kreis von Interessenten bilden helfen, in einer Zeit erschreckend hoher Unfallziffern den Wert eines einheitlichen Rettungswesens vor Augen führen und zum Neuaufbau dieser Fürsorgeeinrichtung einen Baustein liefern. Wertvolle praktische Hinweise bietet es allen mit dem Rettungs- und Krankenbeförderungswesen betrauten Stellen der Länder und der Regierungen: Gemeindeverwaltungen, Sozialversicherungsorganen, Gesundheitsämtern und Ärzten, Berufsgenossenschaften und Knappschaften, Polizei und Feuerwehr,

Luftschutzdienststellen und auch der künftigen deutschen Bundeswehr. Von dem unersetzlichen geschichtlichen Material, das durch den Krieg vernichtet wurde, ist ein beträchtlicher Teil in den folgenden Kapiteln geborgen und steht nun wieder Wissenschaft und Forschung zur Verfügung.

Dem Verlag, der weder Mühe noch Kosten gescheut hat, das Werk vorzüglich auszustatten und den Text durch reiche Bildbeigaben so anschaulich wie möglich zu machen, sei aufrichtiger Dank ausgesprochen.

Berlin, April 1956

Erich Hesse

INHALT

Viertes Kapitel

Fünftes Kapitel

Sechstes Kapitel

VORBEMERKUNGEN

Das Krankenbeförderungswesen*) ist dasjenige Teilgebiet der öffentlichen Gesundheitspflege, dem die Aufgabe zufällt, einen Verunglückten oder Erkrankten vom Unfall- oder Erkrankungsort unter Beachtung der im Einzelfall gebotenen Maßnahmen dorthin zu verbringen, wo die zur Behebung der gegenwärtigen Gefahr und für Wiederherstellung der Gesundheit notwendigen Voraussetzungen gegeben sind. Je nach dem Zustande des Verunglückten oder des Erkrankten wird daher die Überführung nach einer Rettungs- oder Unfallhilfsstelle, zum Arzt, ins Krankenhaus oder in die Wohnung in Frage kommen. Die Bedeutung der Krankenbeförderung erschöpft sich aber nicht allein in der Versorgung des zu Betreuenden selbst, sie wird darüber hinaus zu einer für die Allgemeinheit außerordentlich wichtigen Einrichtung, wenn es sich etwa darum handelt, mit übertragbaren Krankheiten Behaftete in einer Krankenanstalt sachgemäß abzusondern und damit einer Weiterverbreitung übertragbarer Krankheiten vorzubeugen.

Es versteht sich von selbst, daß die Krankenbeförderung, namentlich wenn es sich um Verunglückte handelt, mit größter Beschleunigung vor sich gehen muß, daß aber die Art ihrer Durchführung weitgehend vom Zustand des zu Befördernden abhängig zu machen ist. Neben jeder nur denkbaren Erleichterung und Bequemlichkeit muß dem Verunglückten oder Erkrankten hierbei schonendste Behandlung zuteil werden, da insbesondere bei Knochenbrüchen, inneren Verletzungen, bei Gebärenden usw. jede Erschütterung nicht nur große Schmerzen verursacht, sondern auch geeignet sein kann, schwere gesundheitliche Schäden nach sich zu ziehen. Wenn der bekannte Chirurg v. Volkmann s. Zt. den Grundsatz aufgestellt hat, „Der erste Verband entscheidet das Schicksal des Verletzten", so wurde mit vollem Recht bereits um die Zeit des Krieges von 1870/71 von seiten namhafter Kriegschirurgen der genannte Ausspruch dahin ergänzt, daß der frühzeitigen, raschen und schonenden Abbeförderung keinesfalls geringere Bewertung beizumessen ist.

Die überragende Bedeutung, die sonach ein geordnetes und gut aufgebautes Krankenbeförderungswesen mit Fug und Recht beanspruchen darf, hat man erstaunlicherweise erst in neuerer Zeit gebührend anerkannt und entsprechend gewürdigt. So erklärt es sich auch, daß wir aus früheren Jahrhunderten über eine verhältnismäßig nur spärliche Literatur auf dem in Rede stehenden Gebiete verfügen und daß die Krankenbeförderung meist nur in den Veröffent-

---

*) Verf. hat das wenig schöne Fremdwort „Kranken*transport*", das übrigens erst im „Dritten Reich" eine vermehrte Anwendung gefunden hat, grundsätzlich durch die althergebrachte deutsche Bezeichnung ersetzt. Nur wenn die Titel von behördlichen Verordnungen, von Veröffentlichungen usw., die sich des Fremdwortes bedienten, zitiert worden sind, mußte von diesem Grundsatz abgewichen werden.

lichungen über Rettungswesen und Erste Hilfe beiläufig mit abgetan wird (z. B. HESSE und BRUCKMEYER[1]).

Wenngleich nicht zu bestreiten ist, daß Rettungs- und Krankenbeförderungswesen sachlich engstens zusammengehören und sich einander ergänzen müssen, so greift die Krankenbeförderung, wie ja schon der Name zum Ausdruck bringt, weitgehend auch in das Gebiet der Krankenpflege über, sie ist in ihrer vielseitigen neuzeitlichen Entwicklung, insbesondere soweit sie der Seuchenbekämpfung dient, überdies ein wesentlicher Bestandteil der öffentlichen Gesundheitspflege geworden. Geschichtlich gesehen läßt sich aber die Entwicklung des Rettungs- von der des Krankenbeförderungswesens nicht trennen, beide sind als Teilgebiete einer gemeinsamen Wurzel, der Krankenpflege, entsprossen, beiden ist von den frühesten Zeiten bis in die Gegenwart hinein das militärische Sanitätswesen ein machtvoller Förderer und ein maßgeblicher Schrittmacher gewesen.

In einer früheren Veröffentlichung[2] hatte Verfasser bereits versucht, ein zusammenhängendes Bild über die Entwicklung und den derzeitigen Stand des *Rettungswesens* zu geben. Hierbei mußte selbstverständlich auch das Krankenbeförderungswesen des öfteren kurz gestreift werden. Gerade im Hinblick auf die vorstehenden Ausführungen dürfte es aber berechtigt und von Interesse sein, die frühere Veröffentlichung hinsichtlich des Krankenbeförderungswesens – gewissermaßen mit einem Teil II – zu ergänzen und damit diesem wichtigen Fürsorgegebiet *die* Würdigung zuteil werden zu lassen, die ihm bedauerlicherweise in früheren Zeiten vorenthalten wurde. Die folgenden Ausführungen sollen sich jedoch nur auf Geschichte und spätere Entwicklung des Krankenbeförderungswesens bis zum heutigen Tage, seine Organisation und die für die Krankenbeförderung benötigten Einrichtungen und Hilfsmittel beschränken, während bezüglich der krankenpflegerisch-klinischen Seite, also der Tätigkeit des hierbei benötigten Personals, seiner Ausbildung und besonderen Aufgaben auf die in reichlicher Zahl vorhandenen Unterrichtsbücher für Krankenpflege und Erste Hilfe verwiesen werden muß.

Was die technischen Einzelheiten der zu verwendenden Geräte anlangt, so sollen diese hier nur insoweit berührt werden, wie dies für das Verständnis des Entwicklungsganges erforderlich ist. Bezüglich der näheren Angaben sei deshalb auf die erschöpfende Behandlung von STEINGRUBER, Handbuch für den Krankentransport des DRK, Dr. Alfred Hüthig Verlag, Heidelberg, verwiesen.

Besonderer Wert wurde aber darauf gelegt, in der vorliegenden Arbeit die geschichtliche Entwicklung des Krankenbeförderungswesens darzustellen und damit für die Nachwelt zu erhalten. Denn die ohnehin sehr spärliche, sehr verstreute und daher schon früher schwer zugängliche Literatur ist durch Kriegseinwirkungen nahezu restlos verlorengegangen. Diese geschichtlichen

Tatsachen waren nun vom Verfasser, der über ein Menschenalter lang die Gesamtfragen des Rettungswesens an verantwortlicher Stelle bearbeitet hat und der letzte noch lebende Vorkämpfer für den im Jahre 1938 zur Tat gewordenen Aufbau eines einheitlichen Deutschen Rettungswesens ist, bereits *vor* dem unwiederbringlichen Verlust zusammengestellt worden. Die vorliegende Bearbeitung dürfte damit die einzige Quelle sein, aus der spätere Forscher sich über dieses so ungemein wichtige Gebiet unterrichten können.

Literatur

1 *Hesse,* E., und *Bruckmeyer,* F., Rettungs- und Krankenbeförderungswesen. Handbücherei für den öffentlichen Gesundheitsdienst, 7, Berlin 1937.

2 *Hesse,* E., Das Rettungswesen in der Geschichte und seine spätere Entwicklung im Deutschen Reich. Veröff. a. d. Geb. des Volksgesundheitsdienstes 54, 4.

Erstes Kapitel

GESCHICHTLICHER ÜBERBLICK

1. Entwicklung bis Ende des 19. Jahrhunderts

In der bereits erwähnten Bearbeitung über die Geschichte des Rettungswesens hat der Verfasser zu begründen versucht, warum der uralte Daseinskampf sowie instinktmäßige Triebe den Menschen schon vor ungezählten Jahrtausenden zu Handlungen und Betätigungen veranlaßt haben müssen, die als Vorläufer der heute so hoch entwickelten Gebiete der Krankenpflege und des Rettungswesens anzusehen sind. Die gleichen Erwägungen führen zwangsläufig zu dem Schluß, daß die Frühmenschheit, wenn es die Verhältnisse verlangten, auch in der Lage gewesen sein muß, Kampfverletzte oder kranke Sippengenossen nach dem für die Behandlung und Heilung geeigneten Platz zu überführen; es darf wohl mit Recht vermutet werden, daß die hierbei gesammelten Erfahrungen schon sehr frühzeitig zur Entwicklung einer gewissen, wenn auch noch so unvollkommenen Technik der Krankenbeförderung geführt haben. Dies sind jedoch lediglich Vermutungen, die bisher durch keinerlei Belege, wie sie uns z. B. in Höhlenbildern vielfach erhalten sind, gestützt werden.

Die ersten schriftlich uns überkommenen Angaben über Verwundetenbeförderung finden wir bei Homer (Ilias, XIV, 429). Hiernach wurden die Verwundeten im *Trojanischen Kriege* zwecks weiterer Versorgung im Streitwagen nach einem beim Schiffsankerplatz gelegenen Zelt gebracht. Wesentlich fortgeschritten war man bereits im *2. Punischen Kriege* (218–201 v. Chr.), wo nach Livius jeder Legion ein besonderer Sanitätstrupp zugeteilt war, der nach der Schlacht die Verwundeten zu sammeln und zu versorgen hatte und sich hierbei regelrechter Beförderungseinrichtungen bediente.

Wenn aber im Altertum nicht nur die kulturell führenden Griechen und Römer über die beschriebenen Einrichtungen verfügten, sondern, wie aus den Darstellungen der Trajanssäule hervorgeht, sogar „barbarische“ Völker wie die Draker ihre Verwundeten aus der Schlachtreihe bargen und sich ihrer annahmen, so darf hieraus gefolgert werden, daß, trotz der sehr spärlichen, hierüber vorliegenden Nachrichten zur Krankenpflege auch die jeweils notwendige Krankenbeförderung gehört hat. Es ist daher wohl die Annahme berechtigt, daß die sehr beachtliche Entwicklung, die die Krankenpflege von den ersten Jahrhunderten unserer Zeitrechnung an bis in das frühe Mittelalter zu verzeichnen hatte, auch an dem Bedürfnis nach einer geordneten Krankenbeförderung nicht achtlos vorübergegangen ist. Hierfür spricht u. a. auch die Tatsache, daß die von Frankreich aus in die *Kreuzzüge* entsandten

Truppen neben ihrer sonstigen sanitären Ausrüstung bereits eine entsprechende Zahl von Krankentragen mit sich führten.

Meist dürften freilich im *Mittelalter* die Krankentragen zur Versorgung Kriegsverwundeter erst im Bedarfsfalle behelfsmäßig aus Stangen, Ästen und Brettern hergestellt worden sein. Sie wurden mit Stroh und Laub gepolstert, der Kranke selbst aber mit Kleidern und Decken vor den Einflüssen der Witterung geschützt. Im 12. Jahrhundert wurden auch die Schilde der Ritter als Krankentragen benutzt. Die Tragen wurden von Menschenhand befördert, bei größeren Entfernungen auch durch Rosse und Maultiere („Roßbahre"), die in der Tragvorrichtung beiderseits angelegte lange Stangen eingeschirrt wurden. Eine Beförderung der Verwundeten im Wagen war zu jener Zeit vermutlich unbekannt. Wohl aber erfahren wir, daß gelegentlich der Verwundete auf ein Pferd gesetzt und, von einem hinter ihm sitzenden Kameraden sorgsam gestützt, aus der Schlacht geschafft wurde. Diese Art der Beförderung erinnert an eine Mitteilung aus *byzantinischer Zeit:* Kaiser Leo der Syrier (717–741) berichtet in seinem Werk über die Kriegskunst, daß die Krankenträger die Bezeichnung „deputati" führten, beritten waren und, je 10 an der Zahl, jeder Reiterabteilung in die Schlacht folgten. Ihre Pferde waren mit 2 Sattelleitern versehen, unter deren Benutzung die Verwundeten leicht auf den Sattel gehoben werden konnten. Für jeden geretteten Soldaten erhielten die Krankenträger ein Goldstück[1].

Daß aber im *späteren Mittelalter* schon die Tragen gelegentlich bis zu einem gewissen Grad von Vollkommenheit entwickelt gewesen sind, geht aus den Mitteilungen Brunners[2] hervor, der an Hand einer sehr sorgfältigen Quellenforschung nachweist, daß in den blutigen Kriegen der alten schweizerischen Eidgenossenschaft (14.–16. Jahrhundert) die Verwundetenbeförderung während und nach der Schlacht durch „Tragen von Hand, mit Roßbahren, Notbahren, Notbahren von Spießen und zu Schiff" ausgezeichnet geregelt war. Für den Hochstand des Militärsanitätswesens jener Zeit spricht es auch, daß in den Kämpfen zwischen Spaniern und Mauren bei der Übergabe der Stadt Malaga (19. 8. 1487) ein regelrechtes Feldlazarett („Hospital de la reina") mit reichlichem Zubehör auf 400 Karren, die z. T. zweifellos wohl auch der Krankenbeförderung gedient haben, benutzt worden ist (Sudhoff[3]).

Von erheblichem Einfluß auf den Ausbau der Verwundetenfürsorge und damit auch für die Beförderung Verwundeter war die mit Beginn des 16. Jahrhunderts einsetzende Aufstellung von Landsknechtheeren und die gleichzeitig in Aufnahme kommende Verwendung von Feuerwaffen. Dem zahlenmäßigen Anstieg der in den Schlachten Verwundeten mußte durch entsprechende Maßnahmen einer besseren Versorgung der zu Schaden Gekommenen entsprochen werden: es wurden jedem Fähnlein der Landsknechte besonders ausgebildete Feldscherer mit Gehilfen zugeteilt, die die Verwundeten aus der Schlacht bargen und im Krankenzelt beim Troß unterbrachten. Für die Tätigkeit der Feldscherer haben eingehende Vorschriften bestanden, die nach heutigen Begriffen geradezu als eine Dienstanweisung bezeichnet werden könnten (vgl. HESSE s. o. S. 3).

In der Schlacht bei *Fehrbellin* (1675) waren nach *Sudhoff* für die Beförderung Verwundeter bereits gesonderte Wagen bereitgestellt, die mit Stroh ausgelegt und mit Bügeln zum Befestigen schattenspendender Baumzweige überspannt waren, also in ihrer Einrichtung bereits gewisse grundsätzliche Ähnlichkeiten mit den späteren Krankenwagen erkennen ließen. Bei der Belagerung von *Bonn* (1689) standen der Belagerungsarmee 100 Mann zur Verfügung, die eigens dafür zu sorgen hatten, daß die Verwundeten aus der Schlachtlinie zurückgebracht wurden (Myrdacz[4]). Wenig befriedigend waren dagegen die Versorgung der Verwundeten und die für sie vorhandenen Beförderungsmöglichkeiten in den Kriegen *Friedrichs des Großen;* der Verwundeten-Sammelplatz befand sich eine Wegstunde hinter den kämpfenden Armeen; solange die Schlacht tobte, blieben deren Opfer sich selbst überlassen. Ja, nach der Schlacht bei *Torgau* (3. 11. 1760) mußten annähernd 10 000 Verwundete ohne jede Hilfe in der kalten Nacht im Freien liegen und wurden durch plünderndes Gesindel sogar ihrer Kleidungsstücke beraubt. Auch nach der Schlacht bei *Austerlitz* (2. 12. 1805) wurden erst 3 Tage später die Verwundeten auf requirierten Leiterwagen geborgen. Man ist also zu der Annahme berechtigt, daß die Verwundetenfürsorge wieder einen gewissen Rückschlag erfahren hat, der in einem mit dem Einsatz großer Heeresmassen auf räumlich ausgedehnten Schlachtfeldern bedingten veränderten kriegerischen Geschehen seine Erklärung finden dürfte.

Weit spärlicher als die auf militärische Verhältnisse bezüglichen sind die Angaben aus jenen Zeiten über die für *Zivilpersonen* vorgesehenen Krankenbeförderungseinrichtungen. Was wir nach dieser Richtung hin überhaupt wissen, beschränkt sich eigentlich fast nur auf negative Maßnahmen, d. h. auf Verbote, mit übertragbaren Krankheiten behaftete Personen von einem Ort zum andern zu befördern. Da unter diesen übertragbaren Krankheiten die Pest einen bevorzugten Platz einnahm und für deren Bekämpfung behördlicherseits sogenannte *Pestordnungen* herausgegeben wurden, werfen diese einige bemerkenswerte Streiflichter auf den damaligen Stand des Krankenbeförderungswesens[5].

Die älteste bekannte derartige Verlautbarung ist die *Pestordnung der Stadt Ulm* aus dem Jahre 1611. Hiernach war des „Kranckenwarters und seines Weibes Ampt", die Kranken aus ihren Häusern abzuholen und sie, falls sie gehen konnten, nach dem „Brechhaus" zu geleiten. Nicht gehfähige Kranke sollten nachts mit einem „dazu bereitten Sessel", bei Tage in „einem verdeckten Karch" abgeholt werden. Hierbei durften verkehrsreichere Straßen nicht benutzt werden und es sollte jedes unnötige „geschwätz und geschrey" vermieden werden.

Nach der im Jahre 1695 in *Graz* veröffentlichten *Pestordnung* von ADAM VON LEBENWALDT durften Personen, die in einem Haus „ungewöhnlich krank" werden, ihre Wohnung nicht verändern, sondern höchstens nach einer von der Obrigkeit bestimmten Örtlichkeit verbracht werden. Pestkranke mußten durch besondere Fuhrleute, die „gewixte Kleider anhaben, sich täglich mit Essig waschen und praeservativ Artzneyen gebrauchen", in „bedeckten Wägen" ins Lazarett überführt werden.

Neben der Sorge für eine wirksame und zweckmäßige Seuchenbekämpfung läßt die im Jahre 1727 in *Wien* erlassene *Pestordnung* auch ein beginnendes Verständnis für die Bedürfnisse des Kranken erkennen: die Pestkranken durften nur in hierzu „absonderlich verfertigten, und um und um gantz bedeckten, und nummerirten schwartzen Sesseln, durch die zum Tragen verordnete Siech-Knecht" befördert werden. Eine größere Anzahl solcher „neu verfertigten Infektions-Sessel" wurde „so wohl in der Stadt, als vor deroselben in besonderen Orten aufbehalten, wohin alsdann diejenige schicken müßten, welche dergleichen vonnöthen hätten".

Während sich noch die *Königlich Preußische Deklaration* über das *Fiacre-Reglement* vom 8. April 1740 hinsichtlich der Beförderung Kranker in öffentlichen Verkehrsmitteln ausschließlich auf Maßnahmen der Seuchenbekämpfung beschränkt – die Fuhrwerke durften nicht zur Beförderung erkrankter Personen in Krankenanstalten und Lazarette benutzt werden –, beginnt vom letzten Drittel des 18. Jahrhunderts ab in einer Reihe einschlägiger preußischer Bestimmungen die *erwachende Fürsorge auch für das Wohl des zu befördernden Kranken* allmählich sich durchzusetzen.

Anlaß hierfür waren die sogen. *„Krüppelfuhren"* (später als „Bittfuhren" bezeichnet), mit denen mittellose Kranke und Gebrechliche, ursprünglich ohne jede Rücksicht auf ihren Gesundheitszustand, von einer Gemeinde zur anderen abgeschoben wurden. Viele dieser Unglücklichen sind an den Folgen einer derart unmenschlichen Behandlung elend zugrunde gegangen. Zugleich aber leistete dieser aufgezwungene Ortswechsel, wenn er mit übertragbaren Krankheiten Behaftete betraf, der Seuchenverbreitung weitestgehend Vorschub. Nachdem in verschiedenen Dörfern der Altmark auf diesem Wege eine „bösartige Krankheit" verbreitet worden war, die auch eine Anzahl von Todesopfern zur Folge hatte, wurden durch Königliches Reskript vom 2. März 1772 diese Krüppelfuhren verboten. Es wurde angeordnet, daß die „armseligen Menschen" auf kürzestem Wege in die nächste Stadt gebracht und ärztlicher Behandlung zugeführt wurden. Die entstehenden Kosten sollten von der Stadtkämmerei vorgeschossen und von der Kreiskasse zurückerstattet werden. Diesem Reskript ist in den folgenden Jahrzehnten in preußischen und außerpreußischen Landesteilen eine ganze Reihe ähnlicher

Verordnungen gefolgt, in denen neben hygienischen Vorschriften (Reinigung der Wagen nach Gebrauch, Verbrennen des Lagerstrohs, Fernhaltung unbeteiligter Zuschauer) die Fürsorge für das Wohl des Kranken selbst und seine pflegliche Behandlung mehr und mehr in Erscheinung tritt. Ähnliche Verbote der Krüppelfuhren sind zum Schutze der Insassen, insbesondere schwangerer Frauen, um jene Zeit auch für *Dänemark* und *Schleswig-Holstein* erlassen worden.

Einen sehr beachtlichen Fortschritt zum Wohle des Kranken bringt ein Bericht der *Hamburgischen Rettungsgesellschaft* aus dem Jahre 1794 zum Ausdruck: Unter Hinweis auf die große Bedeutung schonender Beförderung und bequemer Lagerung eines Verunglückten für seine Wiederherstellung werden „leichte Tragbahren, von Korbarbeit geflochten", mit erhöhter Kopflage und beiderseitigen Tragstangen empfohlen, die „in jedem Wachthaus, ohne Beengung des Platzes, mit leichter Mühe an die Wand gehangen werden können, um sie auf diese Weise sicher aufzubewahren, und gleich bei der Hand zu haben". Zwanzig solcher Tragkörbe sind von der Gesellschaft zum Preise von „etwa 10 Mark Hamburger Courant" für den ersten Bedarf angeschafft und in den nächst dem Wasser gelegenen Wachthäusern aufgestellt worden.

In diesem Zusammenhang mag ferner auf die vom Preußischen Kultusministerium im Jahre 1820 herausgegebene *„Anweisung zur zweckmäßigen Behandlung und Rettung von Scheintodten oder durch plötzliche Zufälle verunglückter Personen"* hingewiesen sein, die auf größte Sorgfalt bei der notwendig werdenden Beförderung Verunglückter besonderen Wert legt und es als besser bezeichnet „daß er getragen, als daß er gefahren wird". Noch weiter geht hinsichtlich der Fürsorge für den zu Befördernden ein von Christian VIII. von Dänemark für *Schleswig-Holstein* unter dem 29. 12. 1841 herausgegebener Erlaß, der die Beförderung Kranker und Hochschwangerer nur dann gestattet, wenn diese durch ärztliches Zeugnis als ungefährlich bezeichnet wird.

Lassen sich aus dem Vorstehenden die ersten eindeutigen Anfänge von Bestrebungen erkennen, die Wohltat einer geordneten Krankenbeförderung verunglückten und erkrankten *Zivil*personen zugute kommen zu lassen, so liegen aus der gleichen Zeit zahlreiche Berichte über eine ungleich weiter fortgeschrittene Entwicklung des *militärischen* Krankenbeförderungswesens vor. Den äußeren Anlaß für geradezu umwälzende Neuerungen gaben die französische Revolution und die sich anschließenden Ereignisse, insbesondere die Napoleonischen Feldzüge.

Es sind im wesentlichen zwei Persönlichkeiten gewesen, deren Namen mit dem ungeahnten Aufstieg dieses Teilgebietes des Militärsanitätswesens untrennbar verbunden sind: der preußische General-Stabs-Chirurgus Johann Goercke und der als Chefchirurg Napoleons I. weit über die Grenzen seines Vaterlandes rühmlichst bekannt gewordene Jean Dominique Larrey. Im

Rahmen ihrer großen organisatorischen Leistungen auf dem Gebiete des Militär-Sanitätswesens haben beide Männer insbesondere das Krankenbeförderungswesen durch zielbewußte Arbeit ungemein gefördert.

Nachdem PERCY, der erste Wundarzt der französischen Nordarmee, bereits zu Beginn der Revolutionskriege einen entscheidenden Schritt zur Verbesserung der Verwundetenfürsorge getan hatte, indem er unter Verwendung des sog. „Wurstwagens", eines mit 6 Pferden bespannten langen Kastenwagens, die Gesundheitsbeamten samt Instrumenten und Verbandmitteln unmittelbar in der vordersten Kampflinie einsetzte und seine „brancardiers" mit *zerlegbaren (!)* Tragen ausstattete, ist es das unumstrittene Verdienst LARREYS gewesen, diese vorerst noch recht mangelhaften *„fliegenden Ambulanzen"* durch deren Verbindung mit einem *„fliegenden Lazarett"* in eine auch weitgehenden Anforderungen entsprechende Form gebracht zu haben. Es waren hierdurch erstmals die Voraussetzungen nicht nur dafür gegeben, dem Verwundeten noch während der Schlacht die notwendige Hilfe zuteil werden zu lassen, sondern vielmehr auch für dessen Rückbeförderung zwecks weiterer Versorgung außerhalb des Gefahrenbereiches.

Diese auch in psychischer Hinsicht für den Soldaten höchst wertvolle Verbesserung war in ihrer Art vollkommen neuartig und in hervorragendem Maße geeignet, die Opfer des Krieges ganz wesentlich herabzusetzen.

Die im Jahre 1797 erstmalig erprobten und ausgezeichnet bewährten fliegenden Lazarette verwendeten für die Krankenbeförderung, da die anfänglich benutzten, von Pferden getragenen Saumsättel und Körbe für die Versorgung in großen Schlachten zu wenig leistungsfähig waren, Kastenwagen, die für den Gebrauch im Flachland mit 2 Rädern, in Gebirgsgegenden mit 4 Rädern versehen waren. Der Kasten bildete nach Larreys eigener Beschreibung[6] einen „länglichen, oben gewölbten Würfel, hatte an den Seiten zwei kleine Fenster und vorn und hinten zwei zueinander passende Türflügel. Auf dem Fußboden war ein beweglicher Rahmen, mit pferdehaarener Matratze und Pfühl, über beide ein lederner Überzug. Auf den zwei Lagerbäumen des Kastens glitt dieser Rahen mittels vier kleiner Räder sehr leicht heraus. Vier eiserne Handhaben daran dienten dazu, die Riemen oder Stricke der Soldaten darein zu schlingen und nun die Blessierten wie auf der Tragbahre zu tragen, wenn die Witterung es nicht erlaubte, den Verband gleich auf der Erde zu machen. In steilen Gebirgen mußte man noch notwendig Maultiere und Saumrosse haben, mit Körben, in deren verschiedenen Fächern chirurgische Instrumente, Verbandzeug, Medikamente und dergleichen aufbewahrt werden konnte".

„Die kleinen Wagen waren mit zwei Pferden bespannt, wovon das eine als Sattelpferd diente, im Lichten hatten sie 2½ Elle Breite. Zwei Blessierte konnten hier bequem nebeneinander lang ausgestreckt liegen; außerdem waren noch an den Wänden Taschen angebracht, um Bouteillen und ähnliche

Bedürfnisse der Kranken zu fassen. Festigkeit, hübsches Ansehen, Bequemlichkeit vereinigten sich in diesem Wagen zugleich. Die vierrädrigen waren etwas länger, aber schmäler und in ähnlicher Gestalt, in vier Federn hängend. Der Fußboden hatte eine festgemachte Matratze und die Kissen waren einen Fuß hoch ausgestopft. Die linke Seite konnte fast in der ganzen Länge mittels zweier Verschiebetüren so geöffnet werden, daß man die Blessierten ganz horizontal hineinlegte. Zwei Fensterchen erneuerten die Luft für immer oder wenn es nötig war. Um den Mittelpunkt der Schwere zu fixieren, befand sich noch eine Tragbahre darunter, die zu anderen Absichten tauglich war. Im Innern waren ebenfalls Taschen, sowie hinten eine Schoßkelle für Heu oder Stroh. Das Lenken ging auf einer Axe vonstatten; vier Pferde mit zwei Führern zogen sie; in jedem lagen vier Blessierte in der Länge, deren Füße sich ein wenig kreuzten."

„Die Bestimmung aller war, die Blessierten auf dem Schlachtfelde aufzunehmen und sie, nach dem ersten Verband, in die Hospitäler der ersten Linie zu führen ...."

„Der Gewinn, den diese Einrichtung gibt, besteht darin, daß sie den schnellsten Bewegungen der Avantgarde folgen und sich in viele Teile auflösen konnte, da jeder Gesundheitsbeamte beritten war, einen Wagen, einen berittenen Krankenwärter und die nötigen Mittel mit sich zu nehmen vermochte, um gleich auf dem Schlachtfelde dem Blessierten Hilfe zu leisten."

Hatte sonach der damalige Organisator des französischen Militär-Sanitätswesens und der Schöpfer der neueren Kriegschirurgie Frankreichs die Verwundetenfürsorge in völlig neue Bahnen gelenkt, so muß festgestellt werden, daß gleichzeitig und unabhängig von ihm in der preußischen Armee JOHANN GOERCKE auf eben diesem Gebiet nicht weniger erfolgreich gewesen war, ja, daß Goercke, der sich auch als Gründer der preußischen *„Pepinière"* einen Namen gemacht hat, die organisatorische Auswertung seiner Erfolge vielleicht noch besser nutzbar zu machen verstanden hat als sein französischer Partner.

In einer kleinen, im Jahre 1814 erschienenen Schrift „Kurze Beschreibung der bei der Königlich Preußischen Armee stattfindenden Krankentransportmittel für die auf dem Schlachtfeld schwer Verwundeten" schreibt GOERCKE: „In der neuen Organisation der fliegenden Lazarette (für 1000 Kranke), die ich so glücklich war während der Rhein-Kampagne 1793 in Frankfurt a. M. sehr vollständig zu errichten, legte ich den ersten Grund zu dem gegenwärtigen verbesserten Feldlazarettwesen der Kgl. Armee." Hierbei hat sich Goercke um den Ausbau der Krankenbeförderungsmittel ganz besonders verdient gemacht. Zu den landläufigen „Tragbahren", deren Zahl niemals ausreichte, führte er den sehr praktischen „tragbaren großen und kleinen Sessel" ein, ein Stück Leder, das, mit Handgriffen versehen, zur Beförderung eines sitzenden Kranken recht gut geeignet war. Der Krankenbeförderung in größerem Maßstab dienten die fliegenden Lazarette, requirierte Wagen und endlich die Beförderung ohne Geräte durch die Soldaten selbst. Da die sehr guten Elastischen (gefederten) Krankenwagen aber zahlenmäßig nicht ausreichten, die requirierten Wagen meist nur ein recht fragwürdiger Ersatz waren, ließ es sich GOERCKE angelegen sein, die Einführung des „Elastischen Krankentransportwagens" mit allen Mitteln zu fördern. Er selbst äußerte sich über diesen wie folgt: „Die Vorteile eines so konstruierten Wagens, welcher damals 250 Reichsthaler kostete, sind einleuchtend. Da der Wagen 12 Fuß (also zwei Menschenlängen) hat, so sind zur Verkürzung des Wagens die elastischen Federn sehr ingeniös auf den Achsen unter dem Kasten angebracht worden, wodurch zugleich der Vorteil bewirkt wird, daß der Kasten über die Räder hinaus zu stehen kommt und also nach allen Seiten hin schwingen kann, ohne durch Widerstand Stöße zu erleiden, die den zerschmetterten Gliedern so höchst nachtheilig werden, und auch selbst bei den in nicht nachgebenden Riemen hengenden Wagenkasten nicht verhütet werden können."

GOERCKE hat es dann durchgesetzt, daß gemäß Königlicher Kabinettsordres vom 3. 1. und 9. 3. 1814 besondere Kompanien zum Fortschaffen der Verwundeten vom Schlachtfeld eingerichtet und daß für später jeder Kompanie eigene Kranken- und Transportwagen „mit königlichem Wort versprochen" wurden.

Die überragende Bedeutung der langjährigen zielbewußten Aufbauarbeit GOERCKES ergibt sich auf das deutlichste durch die Feststellungen, daß noch im Jahre 1787 jedes preußische Regiment nur über einen recht notdürftigen, engen und nicht gepolsterten gedeckten Krankenwagen für 8 Mann, der von 2 Knechten bedient wurde, verfügte, daß nach Feststellungen von FRÖLICH[7] bei der Sächsischen Armee noch in den Freiheitskriegen zahlreiche Verwundete elend zugrunde gingen, weil es an Mitteln für deren Abbeförderung fehlte (in der Schlacht bei Großgörschen wurden hierfür Schubkarren und Bretterwagen ohne Strohunterlage benutzt!), ganz zu schweigen von den erschütternden Angaben, die nach dieser Richtung hin über die Zustände in der Völkerschlacht bei Leipzig den Ausführungen von GURLT[8] zu entnehmen sind.

Auch die aus jener Zeit vorliegenden Sammlungen von Vorschriften, Dienstanweisungen und Verordnungen für die Lazarette bei der Kgl. Preuß. Armee, so u. a. von dem General-Kriegskommissar Ribbentrop, geben ein überaus beredtes Zeugnis über das Entstehen und die Entwicklung der von Goercke empfohlenen, aber erst nach sehr eindringlichen Vorstellungen beim König durchgesetzten Verbesserungen. Diese haben zweifellos, namentlich durch Einführung des bereits beschriebenen „Elastischen Krankentransportwagens" die Frage der Krankenbeförderung in der Preuß. Armee in einer für die damalige Zeit geradezu umwälzenden Weise gefördert, eine

Tatsache, die durchaus nicht für alle anderen europäischen Armeen in ähnlichem Ausmaße zutrifft. So berichtet z. B. der dänische Obermedicus WENDT[9] im Jahre 1816 über einen *dänischen Krankenwagen,* der sich mit dem Goerckeschen in keiner Weise vergleichen konnte: „Es würde für 2 Kranke oder Verwundete beschwerlich und selbst gefährlich seyn, besonders in den heißen Sommer-Monaten, lange in diesen 3 Ellen langen und halb so breiten und tiefen Raum eingeschlossen zu seyn, dessen Seiten keine Polster haben." Wendt hat sich selbst in einem solchen Wagen eine Viertelstunde herumfahren lassen: „Länger könnte ich es aber, obgleich vollkommen gesund, in diesem engen Raum nicht aushalten." Wesentlich mehr befriedigt ist Wendt dagegen von dem zur gleichen Zeit gebräuchlichen *„englischen hängenden Tragbett"*, das eine freilich recht umständlich gebaute federnde Krankentrage darstellt und daher für die Versorgung größerer Mengen von Verwundeten nicht in Frage kommt.

Es würde zu weit führen, den vielseitigen späteren Entwicklungsgang des Krankenbeförderungswesens in der Preuß. Armee oder den Kontingenten anderer deutscher Länder hier weiter zu verfolgen und es muß dieserhalb auf die sehr umfangreiche Spezialliteratur[10] sowie auf die einschlägigen Dienstvorschriften verwiesen werden. Nur die folgenden bemerkenswerten Tatsachen seien festgestellt: Im Jahre 1832 wurden jedem leichten Feldlazarett 2 vierspännige Krankentransportwagen zugeteilt und 1854 wurde bei jedem Armeekorps eine *Krankenträger-Kompanie* eingerichtet, die über einen Bestand von 203 Mann mit 45 Krankentragen verfügte und in 3 Abteilungen mit je 5 Patrouillen (12 Mann und 3 Tragen) gegliedert war; der im Jahre 1868 herausgegebene *„Leitfaden zum Unterrichte der in der Kgl. Preuß. Armee auszubildenden Lazareth-Gehülfen"* bestimmt u. a., daß diese in der Durchführung der Krankenbeförderung auf Märschen und im Kriege besonders sorgfältig zu unterweisen sind. Als vorzügliches Beförderungsmittel wird hier u. a. auch der *Krankenkorb* empfohlen: „er ist aus weißen Weidenruthen geflochten, also sehr leicht, 2 Fuß 1 Zoll breit, 6 Fuß 1 Zoll lang, 1 Fuß 4½ Zoll hoch. Am Kopfende ist ein zum Zurückschlagen eingerichteter, mit Leinwand überzogener Deckel. Den übrigen Theil des Korbes verschließt eine starke Leinwand, die zum Zubinden eingerichtet ist. An jeder Seite sind zwei starke Ösen aus Leder angebracht; durch diese werden Stangen zum Tragen gesteckt, die nach unten und oben so weit vorragen, daß sie bequem angefaßt werden können." In einem ebenfalls im Jahre 1864 erschienenen Buche gibt ESMARCH[11] nähere Einzelheiten über den Gebrauch der *„Tragbahre"* und der *„Räderbahre"* in der Armee, wobei er, was beiläufig bemerkt sei, u. a. auch empfiehlt, das Seitengewehr als behelfsmäßige Schiene bei Knochenbrüchen zu verwenden. Nähere Anweisungen für den Gebrauch dieser Beförderungsgeräte sowie eines Krankenwagens mit einschiebbaren Tragen werden auch in der von C. KNORR bearbeiteten *„Instruktion für militärische Krankenwärter"*, Berlin 1883, gegeben.

Von besonderem Interesse ist es, in diesem Zusammenhang der einschlägigen Verhältnisse in jenen zwei blutigen Kriegen zu gedenken, die in der Mitte des vorigen Jahrhunderts das Weltgewissen wachrüttelten und damit für das Zustandekommen und den Abschluß der Genfer Konvention von ausschlaggebender Bedeutung wurden: nach den sehr eingehenden und sachlichen Ausführungen von MYRDACZ[12] wurden im *Krimkriege* die Verwundeten fast ausschließlich durch Maultiere zum Verbandplatz und von dort nach den Ambulanzen gebracht. Je nachdem, ob der Verwundete sitzen konnte oder liegen mußte, wurde er auf bzw. in einer vom Tier getragenen Sitz- oder Lagervorrichtung *(„Cacolet"* bzw. *„Litière")* befördert. Zu je 2 Tragtieren gehörte ein Treiber. Das Aufladen der Verwundeten erfolgte, sofern die verfügbaren, übrigens völlig unzureichend ausgebildeten Krankenträger nicht genügten, unter Zuziehung von Militärmusikern. Jede Ambulanz besaß 50 Tragtiere mit Tragsesseln, Sänften und dem erforderlichen Zubehör. In geringerem Ausmaße wurden, namentlich in der englischen Armee, aber auch *Feldtragen* benutzt. Bei den Russen hingegen hat schon damals das *Dampfboot* als Krankenbeförderungsmittel eine wesentliche Rolle gespielt. Die höchst primitiven, noch im Krimkriege in der englischen Armee verwendeten Krankenwagen (Modelle GUTHRIE und SMITH) geben ein überraschend eindrucksvolles Bild von den außerordentlichen Fortschritten, die auf diesem Gebiete seit der Mitte des vorigen Jahrhunderts erzielt worden sind (vgl. Abb. 1). Im *Feldzug in Italien 1859* hatte die Österreichische Armee bei der Truppe selbst keine Krankenträger; diese waren vielmehr zu einer eigenen *Sanitätsgruppe* kompanieweise zusammengefaßt. Jedem Ar-

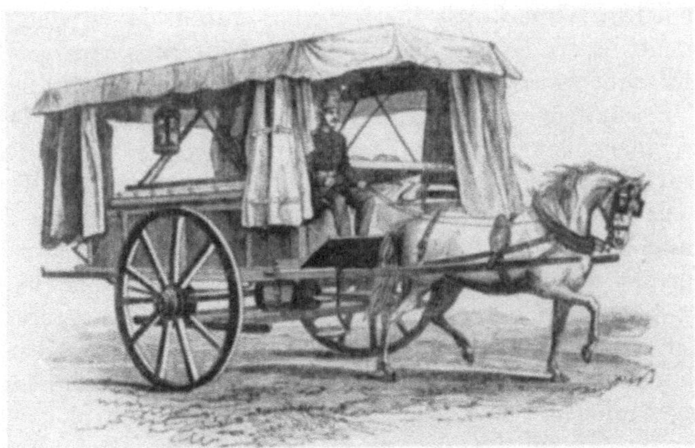

Abb. 1. Englischer Krankenwagen nach Guthrie, Krimkrieg (Nach Longmore)

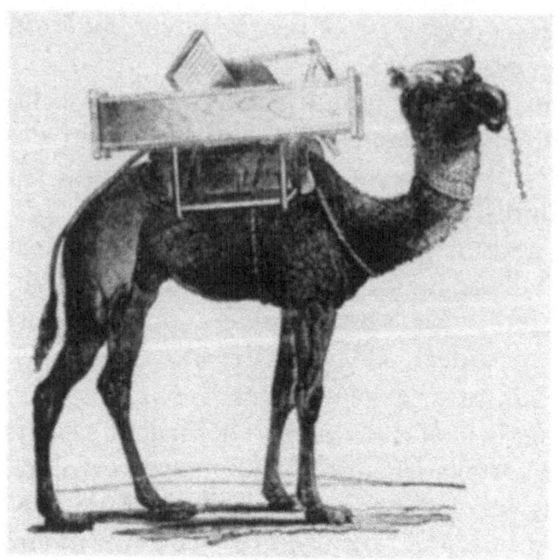

Abb. 2. Litière (Nach Longmore)

meekorps war eine Sanitätskompanie zugeteilt, die 8 vierspännige Sanitätswagen für Leicht- und 8 zweispännige „Federwagen“ für Schwerverwundete mit sich führte. Bei der französischen Armee waren im gleichen Feldzuge vornehmlich Maultiere mit Cacolets und Litières (30 Paar Litières und 170 Paar Cacolets bei jedem Armeekorps) im Gebrauch, die sich auch später in den französischen und englischen Kolonialkriegen, auch unter Verwendung von Kamelen, vielfach bewährt haben (Abb. 2). (MYRDACZ[13]).

Erwähnt sei endlich noch, daß man sich am *amerikanischen Bürgerkrieg* (1861–1865) vorwiegend der Krankenwagen (je Regiment vier vierrädrige, zweispännige Wagen) bediente und durch verschiedene praktische Verbesserungen deren Brauchbarkeit wesentlich steigerte. Auch Cacolets und Litières sowie Krankentragen wurden in beträchtlichem Umfang verwendet.

Im *Deutsch-Französischen Kriege* 1870/71 führte jedes Infanterie-Bataillon auf dem Medizinwagen 2, jede Batterie auf dem Gepäckwagen eine Krankentrage mit; der *Infanteriemedizinwagen* konnte einen liegenden und einen sitzenden oder zwei sitzende Verwundete aufnehmen. Die eigentliche Krankenbeförderung war Aufgabe der *Sanitätsdetachements (Sanitätskompanien)*, deren jedem Armeekorps 3 beigegeben waren. Jedes preußische Sanitätsdetachement besaß 6 zweispännige *Krankentransportwagen* für je 2, von der Rückseite des Wagens hineinzuschiebende Krankentragen, weitere 3 sitzende Verwundete wurden auf dem Bock befördert; das Detachement verfügte im ganzen über 42 Krankentragen, von denen 3 auf Rädergestell aufgebaut waren. Bei den süddeutschen Kontingenten waren z. T. auch vierspännige Wagen in Gebrauch, die im Innern 9 sitzenden oder 2 liegenden und 3 sitzenden, auf dem Bock weiteren 3 Verwundeten Platz boten. Ein württembergischer zweispänniger Krankenwagen war bereits für 4 liegende (je 2 Tragen übereinander) eingerichtet und hat sich dank guter Federung und sonstiger vorzüglicher Einrichtungen (Ventilation) ausgezeichnet bewährt. Die badischen Sanitätsdetachements führten je 45 Krankentragen und 18 Rädertragen mit sich. Der großzügige Ausbau, den in jenem Kriege die Krankenbeförderung mit Lazarettzügen und auch mit Lazarettschiffen erfahren hat, wird später zu würdigen sein.

Geht aus dem Vorstehenden mit aller Eindeutigkeit hervor, daß im Bereich des Militär-Sanitätswesens eine rund hundertjährige, zielstrebige Entwicklung die Krankenbeförderung zu einer vielseitigen Bedürfnissen vollauf entsprechenden Vollkommenheit geführt hat, so vermissen wir auch in dieser auf militärischem Gebiet so überaus fruchtbaren Zeitspanne fast völlig einen selbständigen und verantwortungsfreudigen Willen zum Fortschritt im *zivilen Krankenbeförderungswesen**). Wie schon oben festgestellt wurde, hatte man sich hier zunächst im wesentlichen darauf beschränkt, zwecks Verhütung der Seuchenverbreitung die mit übertragbaren Krankheiten Behafteten in Krankenhäuser zu überführen.

Diese Einstellung begegnet uns als vorherrschender Grundsatz noch während des ganzen vorigen Jahrhunderts und kann im einzelnen durch folgende Angaben belegt werden: am 23. August 1831 wird von dem durch Königliche Verordnung zur Abwehr der Choleragefahr für die Stadt Berlin berufenen „Gesundheits-Comité" eine „Verordnung über das Verfahren bei der Annäherung und dem Ausbruche der Cholera in Berlin" bekanntgegeben, die u. a. Vorschriften über den mit zwei Pferden bespannten, bedeckten und in Federn hängenden Krankenwagen enthält; in seinem Innern befindet sich ein mit Wachsleinwand ausgeschlagener verdeckbarer Tragekorb mit Strohsack und lederbezogenem Kopfpolster, wollenen Decken und Wärmflasche, der bei Beförderungen in der Nähe auch für sich benutzt werden kann; als Begleitpersonal sind „vier zur Sicherung vor der Infektion mit einer Bekleidung von schwarzer Glanzleinwand, einer glanzledernen Mütze und dergleichen Handschuhen versehene Krankenträger und ein Kutscher" bestimmt. Die weiteren in der Verordnung gegebenen sehr ausführlichen Anweisungen sind ausschließlich seuchenpolizeilicher Art. Im gleichen Sinne gehalten ist das preußische „Regulativ vom 28. Oktober 1835, das bei ansteckenden Krankheiten zu beachtende sanitäts-polizeiliche Verfahren betreffend, nebst einer Instruction über das Desinfections-Verfahren und einer populären Belehrung über die Natur und Behandlung der ansteckenden Krankheiten". Auch dieses Regulativ sowie spätere amtliche Verlautbarungen (preußische Ministerialverfügung vom 14. Juli 1864, Hamburger „Verordnung, betreffend die Beförderung von Personen, welche mit einer ansteckenden Krankheit behaftet sind" vom 7. Mai 1890) und endlich das *Reichsgesetz zur Bekämpfung gemeingefährlicher Krankheiten* vom 30. Juni 1900 (RGBl. 1900, S. 306) stehen ausschließlich unter dem Zeichen der Seuchenbekämpfung, und ihre

*) Die auf diesem Gebiet führende frühere militärärztliche Bücherei in Berlin enthielt sehr zahlreiche Schriften über das militärische Krankenbeförderungswesen im Krieg und Frieden, zu Lande und zu Wasser, im Gebirge usw. aus alter und neuerer Zeit, aber nur recht spärliche Mitteilungen über derartige der Zivilbevölkerung dienende Einrichtungen.

spärlichen auf Krankenbeförderung bezüglichen Vorschriften ordnen sich jenem „höheren“ Zweck unter.

Versucht man für die zunächst befremdende Tatsache eine Erklärung zu finden, daß alle diese behördlichen Anordnungen, bei denen die Abbeförderung Kranker zwar eine sehr gewichtige Rolle spielt, dennoch aber recht stiefmütterlich behandelt wird, so muß festgestellt werden, daß die Lagerung der von inneren Krankheiten Befallenen, im allgemeinen wenigstens, erheblich weniger große Sorgfalt erfordert als etwa die Verletzter mit gebrochenen Gliedmaßen, stark blutenden Wunden usw. In einer Zeit aber, wo der Dampfmaschine noch keine ernstliche Bedeutung zukam, wo es in der Industrie, Landwirtschaft und bei den Verkehrsmitteln noch keine Motoren gab, waren naturgemäß die Unfallgefahren noch geringer und daher die Zahl der Unfallverletzten verhältnismäßig niedrig. Es schien für die Versorgung der Zivilbevölkerung der Ausbau der Krankenbeförderungsmittel kein so dringendes Bedürfnis zu sein, wie dies z. B. für das Militärsanitätswesen, das sich ja auch in Friedenszeiten auf die Notwendigkeiten eines etwaigen Krieges einstellen mußte, ganz offensichtlich der Fall war.

Die Fortschritte auf dem Gebiete der Heilkunde und der mit zunehmendem Wohlstand einsetzende *Ausbau des Krankenhauswesens* hatten dann zur Folge, daß die Krankenhäuser mehr und mehr eine Zufluchtsstätte zahlreicher auch mit inneren Krankheiten Behafteter wurden und daß demgemäß auch eine erhöhte Nachfrage nach Krankenbeförderungsmitteln eintrat. Als dann vollends die in der zweiten Hälfte des vorigen Jahrhunderts sich anbahnende *Industrialisierung* die Zahl der Unfallverletzten mehr und mehr ansteigen ließ, ergab sich mit aller Deutlichkeit, daß die kümmerlichen Einrichtungen der zivilen Krankenbeförderung diesen erhöhten Anforderungen nicht mehr gewachsen waren. Nach dieser Richtung hin einen grundlegenden Wandel zu schaffen, erwies sich daher als unumgänglich notwendig. Daß gewisse schüchterne Versuche in diesem Sinne auch früher schon vereinzelt unternommen worden sind, wurde bereits oben bemerkt.

Ein offensichtlicher Umschwung tritt um die Mitte des vorigen Jahrhunderts ein. Das dringende Bedürfnis, die zivile Krankenbeförderung den steigenden Anforderungen anzupassen, macht sich, und zwar bereits Jahrzehnte vor dem beginnenden Ausbau des neuzeitlichen Rettungswesens, *zunächst in den Großstädten* bemerkbar.

Hamburg darf den Ruhm für sich in Anspruch nehmen, als erste deutsche Stadt im Jahre 1850 auf behördliche Anordnung hin einen eigenen Krankenwagen in Betrieb gestellt zu haben. Dieser glich äußerlich einem reichlich lang gebauten Landauer, in dessen Innerem eine bettartig hergerichtete, mit weicher Polsterung versehene Liegestatt eingebaut war. Durch gute Federung des Wagens wurden harte Stöße zwar aufgefangen, jedoch konnte eine schaukelnde und pendelnde Bewegung nicht verhindert werden. Erhebliche

Nachteile waren es aber, daß infolge der hohen Bauart des Wagens der Kranke bei dem von der Seite her erfolgenden Einbringen zu beträchtlicher Höhe emporgehoben werden mußte, daß ferner kein Platz für einen Begleiter sowie keine Fenster vorhanden waren (Abb. 3). Im Jahre 1889 wurden dann von der Behörde mehrere Wagen nach dem in *Wien* gut bewährten Muster mit Gummirädern beschafft, die in ihrem Innern bereits für die Aufnahme von Krankentragen eingerichtet waren, eine mehrmalige Umbettung des Kranken also nicht mehr erforderten. Das Einladen erfolgte gleichfalls von der

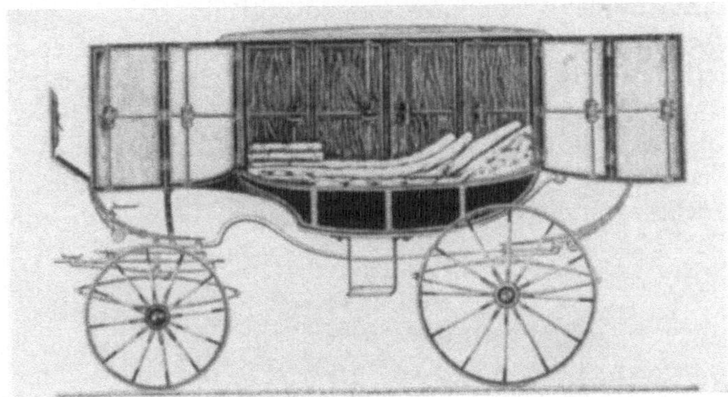

Abb. 3. Krankentransportwagen in Hamburg 1850, geöffnet (Phot. Piper)

Seite her. Die mit zwei Pferden bespannten Wagen waren in einer Zentralstelle im Stadthause sowie bei den Polizeiwachen aufgestellt, wo auch das erforderliche gut ausgebildete Bedienungspersonal bereit stand; die Wagen konnten auf feuertelegraphischen Anruf unverzüglich in Marsch gesetzt werden. Da über das Stadtgebiet verteilt ferner noch Rädertragen, Krankenkörbe und für Krankenbeförderung eingerichtete Kähne an geeigneten Plätzen vorhanden sowie durch umsichtige Maßnahmen auch die Beförderung Seuchenkranker einwandfrei geregelt waren, konnte das Krankenbeförderungswesen in Hamburg anderen deutschen Großstädten lange Zeit hindurch als gutes Vorbild dienen.

Dies ist denn auch der Fall gewesen, und gegen Ende des vorigen Jahrhunderts war in allen *deutschen Großstädten* das Krankenbeförderungswesen befriedigend geregelt, wobei die Durchführung entweder von der Stadt selbst wahrgenommen wurde oder von dieser der Berufsfeuerwehr, freiwilligen Rettungsgesellschaften oder auch privaten Unternehmern übertragen war.

In *Berlin* ist im Jahre 1872 im Hinblick auf die drohende Choleragefahr sowie auf die mit zunehmender Industrialisierung wachsenden Unfallgefahren das Rettungs- und Krankenbeförderungswesen neu geregelt und den Anforderungen entsprechend eingerichtet worden. Es wurden, zunächst von Vereinswegen Rettungswachen geschaffen und eine Reihe von Krankenwagen und anderen Beförderungsmitteln in verschiedenen Teilen der Stadt zur jederzeitigen Benutzung bereitgestellt. Diese Einrichtungen sind in enger Zusammenarbeit mit dem Roten Kreuz immer weiter ausgebaut worden, bis sie im Jahre 1920 von der Stadtgemeinde, im *„Rettungsamt“* zusammengefaßt, übernommen wurden.

Ähnliche Feststellungen ergeben sich aus jener Zeit für eine Reihe anderer europäischer Großstädte. Unter diesen hat sich, wie ausdrücklich hervorgehoben sei, die Stadt *Wien* durch besondere Rührigkeit ausgezeichnet; wie im damaligen Österreich-Ungarn dem Rettungs- und Krankenbeförderungswesen überhaupt schon frühzeitig gesteigerte Aufmerksamkeit geschenkt wurde, so war dieses in Wien bereits in der ersten Hälfte des vorigen Jahrhunderts unter verantwortlicher Einschaltung der verschiedenen Polizeikommissariate vorzüglich geregelt; nachdem für die Krankenbeförderung neben pferdebespannten Wagen (Abb. 4) Sänften, Tragbetten oder Tragsessel

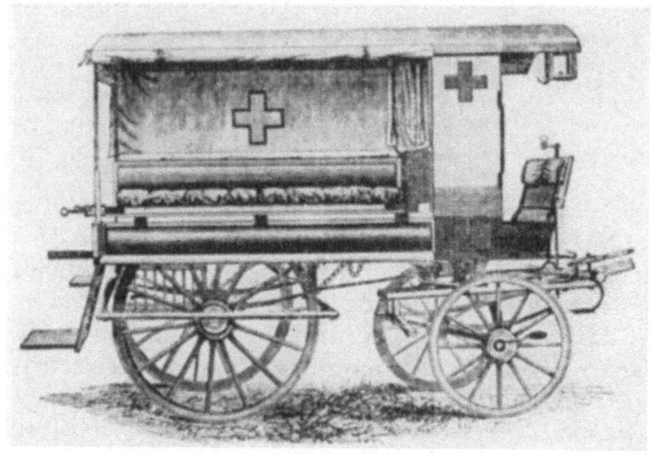

Abb. 4. v. Mundys Krankenwagen, 1867 (Nach Longmore)

verwandt worden waren, führte man später auch Rädertragen und gegen Ende der 70er Jahre besondere Beförderungsmittel für mit übertragbaren Krankheiten Behaftete ein. Im Jahre 1892 erfolgte alsdann eine durch die Verhältnisse gebotene völlige Neuordnung des städtischen Krankenbeförderungswesens, das späterhin durch die ausgezeichneten Einrichtungen der *Wiener Freiwilligen Rettungsgesellschaft* tatkräftig unterstützt wurde.

Ist also seit der zweiten Hälfte des vorigen Jahrhunderts in deutschen und außerdeutschen Großstädten ein erfolgreicher Ausbau des Krankenbeförderungswesens festzustellen, so war dieser erfreuliche Wandel zweifellos durch die Tatsache begünstigt worden, daß hier infolge der dichten, auf engen Raum zusammengedrängten Bevölkerung einmal die Gewähr für die Wirtschaftlichkeit dieser Fürsorgeeinrichtung weitgehend gegeben war, daß weiterhin die für den in Rede stehenden Zweck benötigten Geldmittel im großstädtischen Haushalt aus den verfügbaren Wohlfahrtsfonds ohne erhebliche Schwierigkeiten abgezweigt werden konnten.

Wesentlich anders dagegen lagen die Verhältnisse *in mittleren und kleinen Städten* sowie ganz besonders *auf dem flachen Lande.* In der bereits erwähnten Arbeit über „Das Rettungswesen in der Geschichte und die spätere Entwicklung im Deutschen Reich" (vgl. Seite 3) hat Verfasser bereits den Nachweis erbracht, daß auf dem Lande auch für den Aufbau eines geordneten Rettungswesens wesentlich ungünstigere Voraussetzungen bestanden als in den Großstädten. Die wegen der aufgelockerten Besiedlung zu überwindenden, oft recht großen Entfernungen, schlechte Wegeverhältnisse, die beschränkte wirtschaftliche Leistungsfähigkeit vieler Landgemeinden und nicht zuletzt die frühere Abneigung der Landbevölkerung gegen fortschrittliche Neuerungen standen naturgemäß auch der Errichtung eines jederzeit einsatzbereiten Krankenbeförderungsdienstes hindernd im Wege. Für die erfolgreiche Bekämpfung dieser Schwierigkeiten wurde, genau wie es für die Durchführung des Rettungswesens festgestellt worden ist, die segensreiche Tätigkeit der Freiwilligen Hilfs- und Rettungsgesellschaften von entscheidender Bedeutung.

Die im letzten Drittel des vorigen Jahrhunderts erfolgten Gründungen der *Rotkreuzgesellschaften,* die durch weitschauende und zielbewußte Arbeiten Friedrich von Esmarchs und Jaromir von Mundys ins Leben gerufenen *Samariter- und Rettungsorganisationen* wurden nicht nur zum Ausgangspunkt für die Wiedergeburt und die neuzeitliche Entwicklung des friedensmäßigen Rettungswesens in zahlreichen Kulturländern, sie schufen darüber hinaus zugleich die unerläßlichen Voraussetzungen für die allgemeine Einführung des Krankenbeförderungswesens auch unter den wenig günstigen Verhältnissen der Kleinstadt und des flachen Landes.

In edlem Wettstreit versuchten die in großer Zahl entstandenen und über das ganze Reichsgebiet verteilten Samariterverbände und Rotkreuzgliederungen ihre nach Hunderttausenden zählenden, gut ausgebildeten und mit vorzüglichen Rettungs- und Krankenbeförderungseinrichtungen ausgerüsteten Hilfskräfte in den Dienst der Allgemeinheit zu stellen und so den bestehenden offensichtlichen Mängeln erfolgreich entgegenzutreten. Diese erfreuliche Entwicklung gewann für das gesamte zivile Krankenbeförderungswesen insofern eine überragende Bedeutung, als nunmehr die in enger Zusammenarbeit mit den Militär-Sanitätsdienststellen vielseitig ausgebauten, auf militärischen Erfahrungen beruhenden und auf militärische Erfordernisse weitgehend abgestellten Einrichtungen des Roten Kreuzes ohne weiteres auch für die Zivilbevölkerung nutzbar gemacht werden konnten. So leitete die an anderer Stelle eingehend gewürdigte Geburtsstunde des neuzeitlichen Rettungswesens zugleich auch den Ausbau eines allgemeinen geordneten Krankenbeförderungsdienstes ein, sie hob diesen aus den engen Grenzen einer vorwiegend den Kranken und der Seuchenbekämpfung dienenden Fürsorgeeinrichtung heraus und machte ihn zu einem überaus wertvollen Bestandteil des gesundheitlichen Rettungswesens.

2. Das neuzeitliche Krankenbeförderungswesen

Die besonders seit der Jahrhundertwende eingetretene, vielfach sich geradezu überstürzende Motorisierung und Industrialisierung in Stadt und Land sowie das gewaltige Ausmaß des neuzeitlichen Kraftverkehrs haben bei all' ihren segensreichen Auswirkungen eine Unmenge neuer Gefahrenquellen geschaffen und dazu geführt, daß sich im Deutschen Reiche die Zahl allein der tödlichen Unfälle in den letzten 60 Jahren mehr als verdoppelt hat. Diese für die Volksgesundheit und Volkswirtschaft in gleicher Weise bedenkliche Tatsache erheischte naturgemäß neben einem zielbewußten Ausbau der Unfallverhütung auch die wirksame Bekämpfung der Unfallfolgen, die durch ein zu höchsten Leistungen befähigtes Rettungs- und Krankenbeförderungswesen sehr erheblich gefördert werden konnte.

Daher haben sich denn auch Staat und Gemeinden, nachdem sie dieses verantwortungsvolle Gebiet der öffentlichen Fürsorge zunächst lange Zeit hindurch freiwilligen Hilfsgesellschaften oder privaten Wohlfahrtsstellen überlassen hatten, mehr und mehr veranlaßt gesehen, den zweifellos in ihr eigentliches Arbeitsgebiet fallenden Obliegenheiten erhöhte Beachtung zuzuwenden.

Es war bereits oben festgestellt worden, daß in der zweiten Hälfte des vorigen Jahrhunderts in zahlreichen deutschen und außerdeutschen Großstädten z. T. recht brauchbare Einrichtungen für die Beförderung Kranker oder verletzter Zivilpersonen entstanden waren. Die ungeahnte Blüte, zu der sich Industrie und Technik entwickelten, die gerade zu der schon erwähnten Steigerung der Unfallziffer führte, schuf aber zugleich, nicht zuletzt durch die mit ihr einhergehende Hebung des allgemeinen Wohlstandes, auch die Möglichkeiten, die für Rettungsbetrieb und Krankenbeförderung benötigten Einrichtungen und Geräte nach Zahl und Leistungsfähigkeit immer weiter zu vervollkommnen.

Bereits um die Jahrhundertwende zeigen die *Großstädte* einen in technischer wie in organisatorischer Hinsicht recht beachtlichen Hochstand des Krankenbeförderungswesens: dieses ist in den meisten Fällen zu einer stadteigenen Einrichtung geworden und vorwiegend der Feuerwehr (Bremen,

Breslau, Hannover, Köln, Königsberg, Stettin, Hamburg) oder der Polizei angegliedert, vereinzelt und zusätzlich auch privaten Unternehmern (Berlin, Frankfurt a. M.) und gelegentlich freiwilligen Rettungsgesellschaften (Leipzig, München, Wien, London) übertragen. Fast allenthalben erfolgt die Anforderung benötigter Krankenwagen über die Dienststellen der Polizei oder der Feuerwehr, die für diesen Zweck besondere Fernsprechleitungen mit dem Aufstellungsort der Beförderungsmittel unterhält oder die Feuermeldeeinrichtungen hierfür verwendet. Mehrere Großstädte, so vor allem *Berlin* und *Paris,* haben um diese Zeit bereits die Frage des *zentralen Nachweises freier Krankenhausbetten* grundsätzlich gelöst und damit die schnelle Unterbringung der Aufnahmebedürftigen in den Krankenhäusern sichergestellt. Vielfach ist die Beförderung für Kranke im allgemeinen, für mit übertragbaren Krankheiten Behaftete und für Verunglückte unterschiedlich, und zwar in dem Sinne geregelt, daß die für infektiös Erkrankte verwendeten Wagen nach Gebrauch in einer eigenen Desinfektionsanstalt der Entseuchung unterzogen werden, für Verunglückte aber besonders gut gefederte, mit Tragen, Verband- und Arzneimitteln ausgestattete Wagen bereit stehen (Berlin, Dresden, Breslau, Königsberg, Wien, Marseille, London). Entsprechend den örtlichen Bedürfnissen und ihrer finanziellen Leistungsfähigkeit verfügen die Städte oft über einen ansehnlichen Bestand an Krankenwagen, die den Forderungen der Bequemlichkeit und der Hygiene (Gummiräder, Heizvorrichtung, gefederte Tragengestelle, abwaschbarer Innenanstrich usw., in Brüssel wurde bereits im Jahre 1881 ein von der Rückseite aus zu beladender Krankenwagen verwendet) weitgehend gerecht werden und, in Feuerwachen, größeren Krankenhäusern usw. aufgestellt, jederzeit fahrbereit sind. Auch sonstige Beförderungsmittel (gewöhnliche Rädertragen und solche mit festem Kasten und Verdeck, Krankentransportfahrräder, Krankenkörbe, zerlegbare Tragen, Tragestühle, Tragesitze u. a.) sind in genügender Zahl vorhanden und in Polizei- und Feuerwachen oder in der Nähe offensichtlicher Gefahrenpunkte erreichbar. Bremen hat mit gutem Erfolg Einrichtungen ausgeprobt und in genügender Zahl beschafft, durch die im Bedarfsfalle Landauer oder Pferdedroschken mit wenigen Handgriffen behelfsmäßig zur Beförderung Schwerverletzter umzubauen sind. Die Gebühren für die Krankenbeförderung waren meist sehr niedrig bemessen oder entfielen – bei Unbemittelten und Seuchenkranken – gänzlich. Die Nachfrage nach Krankenbeförderungsmitteln ist allenthalben außerordentlich lebhaft; das Krankenbeförderungswesen wird durch Erlasse von Sondervorschriften für zahlreiche Städte in großzügiger und umsichtiger Weise geregelt.

Mit den geschilderten, in technischer wie in organisatorischer Hinsicht einwandfreien Einrichtungen war die Frage der großstädtischen Krankenbeförderung grundsätzlich gelöst und demgegenüber sind die neuesten Errungenschaften, wie sie durch die Verwendung motorisierter, allen nur denkbaren

Anforderungen entsprechenden Krankenwagen, Alarmsystem, Katastrophendienst usw. gekennzeichnet sind, nur mehr von nachgeordneter Bedeutung.

Auch in den *kleineren Städten* und *auf dem Lande* hatte sich durch die einsatzfreudige Betätigung der freiwilligen Hilfsgesellschaften, wie bereits erwähnt, ein erfreulicher Umschwung angebahnt und mehr und mehr durchgesetzt. War sonach die Krankenbeförderung innerhalb des Wirkungsbereichs der obenerwähnten freiwilligen Hilfsorganisationen hinreichend gesichert, so reichten diese Maßnahmen aber doch nicht aus, um ein für die erschöpfende Versorgung der Gesamtbevölkerung notwendiges, gleichmäßig dichtes Netz von Einrichtungen allenthalben sicherzustellen und vor allem eine dringend gebotene Einheitlichkeit bei Anforderung und Durchführung der Hilfeleistung zu erreichen.

Diese offensichtlichen Mängel und die hieraus für die Allgemeinheit sich ergebenden Nachteile waren mit Aussicht auf Erfolg nur durch eine von hoher Warte aus überwachende und mit unbedingter Autorität ausgestattete Stelle, also am sichersten durch den Staat selbst, zu beheben. In der Arbeit „Das Rettungswesen in der Geschichte ..." (vgl. S. 3) ist sehr eingehend verfolgt worden, wie diese zwar zielbewußten Bestrebungen, die sich in gleicher Weise auf einen fortschrittlichen Ausbau des Teilgebietes der Krankenbeförderung richteten, durch vielseitig bedingte Schwierigkeiten und Hemmungen immer wieder durchkreuzt und unterbrochen wurden. Es seien daher an dieser Stelle nur einige hier besonders interessierende Tatsachen nochmals hervorgehoben:

Am 30. November 1912 wurden den deutschen Landesregierungen durch den Reichskanzler die *„Grundsätze für die Ordnung des Rettungs- und Krankenbeförderungswesens"* zugeleitet, die auf Veranlassung des preuß. Ministers der geistlichen, Unterrichts- und Medizinalangelegenheiten durch das *„Zentralkomitee für Rettungswesen in Preußen"* in überaus mühevoller Kleinarbeit auf Grund eingehender Erhebungen und nach mehrfacher Überarbeitung zusammengestellt worden waren. In diesen Grundsätzen, die den Landesregierungen als Richtschnur für entsprechende landesrechtliche Regelungen dienen sollten, waren neben behördlichen Anweisungen zum Ausbau des Rettungswesens, – ähnliche waren allerdings, wenngleich auch nicht in annähernd gleicher Vielseitigkeit, schon früher für gewisse Teilaufgaben ergangen –, erstmalig auch solche enthalten, die sich sehr ausführlich mit der Schaffung eines geordneten Krankenbeförderungswesens in großen und kleinen Städten sowie auf dem Lande befaßten. Als verantwortlich für die Durchführung wurden die Gemeinden bestimmt, deren hieraus sich ergebende Aufgaben im einzelnen näher bezeichnet wurden. Es sei besonders bemerkt, daß den von vornherein wenig günstigen Verhältnissen auf dem Lande durch weitgehende Empfehlung behelfsmäßig herzustellender Beförderungsmittel Rechnung getragen worden war.

Wenn auch der erste Weltkrieg und die ihm folgenden inneren Wirrnisse einer tiefergreifenden praktischen Auswirkung der vorerwähnten Anregungen wohl allenthalben hindernd im Wege gestanden haben, so sind die in den Grundsätzen niedergelegten Forderungen insofern von nachhaltiger Bedeutung geblieben, als sie die Frage geklärt haben, wer von Staats wegen fortan als zuständiger Träger für die notwendigen Hilfeleistungen anzusehen sei: an Stelle der freiwilligen Wohlfahrtspflege, der bis dahin außer in den Großstädten fast ausschließlich die Hauptlast dieser Aufgaben, meist allerdings unter finanzieller Beihilfe der Gemeinden, überlassen worden war, wurde nunmehr diesen selbst die volle Verantwortlichkeit zuerkannt.

Die in so erfolgversprechender Art von Staats wegen begonnenen Arbeiten konnten jedoch auch nach Beendigung des Krieges zunächst nicht wieder in Angriff genommen werden und es war daher gerade im Hinblick auf den damaligen Tiefstand aller wohlfahrtspflegerischen Einrichtungen mit besonderer Genugtuung zu begrüßen, daß der *Preuß. Landesverein vom Roten Kreuz* sich in verdienstvoller Weise einschaltete: In einem unter dem 7.2.1921 bekanntgegebenen Programm für die künftige Friedensarbeit der Sanitätskolonnen, der Verbände der Genossenschaft freiwilliger Krankenpfleger und der Samaritervereine vom Roten Kreuz wurden diese aufgerufen, ihre Arbeiten auf dem Gebiete des Rettungsdienstes und der Wohlfahrtspflege unverzüglich wiederaufzunehmen und sich hierbei den Heimatbehörden und Gemeindeverwaltungen freiwillig zur Verfügung zu stellen. In erschöpfenden und allen Bedürfnissen Rechnung tragenden Einzelvorschriften, die die Hilfeleistung in kleinen Städten und auf dem Lande, in mittleren und größeren Städten sowie in Großstädten regelten, wurde das Krankenbeförderungswesen ganz besonders gewürdigt und es wurde auf die Beschaffung und Bereitstellung von Beförderungsmitteln, namentlich auch solchen behelfsmäßiger Art sowie auf regelmäßige Übungen in deren Anfertigung gesteigerter Wert gelegt. Bezüglich der Organisation des Krankenbeförderungsdienstes wurde verlangt „Bereitstellung von Krankenkraftwagen, pferdebespannten Krankenwagen, Fahrradtragen, Beförderung Verunglückter oder Kranker innerhalb des Stadt- und Landkreises zum Arzt oder ins Krankenhaus, sowie die Überführung von Kleidungs- und Wäschestücken zur Desinfektionsanstalt. Die sachgemäße Entseuchung der benutzten Fahrzeuge und Gebrauchsgegenstände (Wagen, Tragen, Decken u. dgl.). Übernahme von Bahntransporten Erkrankter, Transport Gelähmter, Erkrankter oder sonstiger Hilfsbedürftiger beim Wohnungswechsel. Dienst bei Geisteskranken bis zur Überführung in eine geschlossene Anstalt, Begleitung solcher Kranker in diese Anstalten. Bereitstellung und Kontrolle des erforderlichen Materials für Massenunglücksfälle in Verbindung mit den zuständigen Behörden, Abschließen von Verträgen mit Fuhrunternehmern wegen Gestellung einer im Ernstfalle notwendig werdenden größeren Anzahl von Bespannungen"*).

Mit diesem vielseitigen, in seiner Vollständigkeit geradezu mustergültigen Programm, hatte der Preuß. Landesverein vom Roten Kreuz die früheren, leider ohne Erfolg gebliebenen Bemühungen der preuß. Regierung nicht nur wiederaufgegriffen, sondern deren praktische Durchführung bereits in die Wege geleitet. Diese wertvolle Vorarbeit gab daher zugleich dem in der Angelegenheit nunmehr zuständigen Preuß. Ministerium für Volkswohlfahrt die lebhaft zu begrüßende Anregung, der immer dringlicher werdenden Neuordnung gesteigerte Aufmerksamkeit zuzuwenden. Der preuß. Landesgesundheitsrat wurde mit der Durchführung der weiteren Arbeiten beauftragt und konnte dem Minister im März 1926 eine unter Mitwirkung sämtlicher am Rettungswesen interessierten Stellen und Organisationen entstandene zeitgemäß ergänzte Neubearbeitung der im Jahre 1912 erstmalig aufgestellten „Grundsätze" vorlegen. Diese wurde mit Runderlaß vom 5. Oktober 1926 unter dem Titel *„Grundsätze für den planmäßigen Aufbau und die Ordnung im Rettungs- und Krankenbeförderungswesen"* bekanntgegeben**).

Wenngleich nicht zu verkennen ist, daß die „Grundsätze" in ihren wesentlichen sachlichen Einzelheiten sich eng an das vorerwähnte, vom Preuß. Landesverein vom Roten Kreuz im Jahre 1921 aufgestellte Arbeitsprogramm anlehnen, so war es doch als ein gewaltiger Fortschritt anzusehen, daß jene zweifellos von genauester Sachkenntnis und ernstem Verantwortungsbewußtsein getragenen Anregungen nunmehr staatlich anerkannt waren und daß staatliche Autorität in Zukunft deren lückenlose Durchführung gewährleisten sollte. Dies wurde insbesondere dadurch sichergestellt, daß die Erledigung der im einzelnen näher bezeichneten Aufgaben *Arbeitsgemeinschaften* übertragen worden war, deren Gründung sowohl für jede Provinz als auch für jeden Stadt- und Landkreis unter Beteiligung von Vertretern des Staates, der Provinzialbehörden, der Selbstverwaltung, der Gemeinden und Gemeindeverbände, der Versicherungsträger, der Ärzteorganisationen, des Deutschen Roten Kreuzes***), der Feuerwehren und aller sonst am Rettungswesen interessierten Verbände und Behörden zur Pflicht gemacht wurden.

Nachdem einige in der Folgezeit ergangene Anordnungen verschiedene für notwendig befundene Ergänzungen gebracht hatten, konnte, wenn auch mit gewissen örtlich bedingten Unterschieden, das Rettungs- und Krankenbeför-

*) Nachrichtenblatt d. Preuß. Landesvereins v. R. K., 1921, Nr. 3.

**) Volkswohlfahrt, Amtsbl. d. Min. f. Volkswohlfahrt 1926, S. 546; s. a. *Hesse*, Das Rettungswesen in der Geschichte. S. 39. (Lit. cf. S. 3).

***) Alle deutschen Vereinigungen vom Roten Kreuz wurden in einer am 25. 1. 1921 in Bamberg abgehaltenen Tagung zum *„Deutschen Roten Kreuz"* (DRK) zusammengeschlossen.

derungswesen in Preußen auch auf dem Lande als weitgehenden Ansprüchen genügend angesehen werden.

Bedauerlicherweise waren gleichartige Regelungen für andere Länder des Reiches noch nicht in Angriff genommen worden und es hatte für die zu betreuende Zivilbevölkerung namentlich der Umstand recht unangenehme Folgen, daß sich im Bereich der vielfach überaus verschachtelten Grenzen der Bundesstaaten Schwierigkeiten ergaben, die mit den berechtigten Forderungen neuzeitlicher und auf das Wohl der Allgemeinheit bedachter Gesundheitsfürsorge schwer vereinbar waren.

Diese wenig erfreulichen Tatsachen haben die *Reichsregierung* wiederholt veranlaßt, im Zuge einer einheitlichen Ausrichtung des gesamten Rettungswesens zu versuchen, auch den Krankenbeförderungsdienst in technischer und verwaltungsmäßiger Hinsicht in den einzelnen Ländern einander anzugleichen. Alle diese Versuche sind trotz jahrzehntelanger Bemühungen erfolglos geblieben; es war daher besonders zu begrüßen, daß die von *einer* Zentralstelle aus gesteuerten Landesvereine des *Deutschen Roten Kreuzes* in vor der Öffentlichkeit verborgener Kleinarbeit der Reichsregierung wertvolle Hilfe geleistet und in erheblichem Ausmaße einer späteren Vereinheitlichung des Rettungswesens die Wege geebnet haben. Auch der *Deutsche Zentralverband für Rettungswesen* hat im Rahmen seiner vielseitigen Aufgaben dem Krankenbeförderungswesen stets ein überaus lebhaftes und infolge seiner positiven Mitarbeit am Ausbau zweckmäßiger Krankenbeförderungseinrichtungen ein besonders erfolgreiches Interesse entgegengebracht.

Die unter dem Hitlerregime durchgeführte rücksichtslose Umgestaltung der inneren Verwaltung des Reiches hat auf unserem Gebiete zweifellos einen günstigen Erfolg gezeitigt: das bis dahin unheilvoll zersplitterte Gesundheitswesen erfuhr die so dringend notwendige Vereinheitlichung. Und wenn diese wegen Eifersüchteleien der verschiedenen Parteiorganisationen, untereinander und dem Staat gegenüber auch nicht lückenlos durchgeführt werden konnte, so fand doch das gesundheitliche Rettungswesen den ihm gebührenden Platz im Rahmen der Medizinalverwaltung und wurde der Beaufsichtigung durch die Gesundheitsämter unterstellt.

Die mit diesem Umbau verbundenen organisatorischen Neuregelungen gaben auch den Anlaß für eine weitgehende Umgestaltung des Deutschen Roten Kreuzes (DRK), die in den Jahren 1933/1937 erfolgte und aus einem lockeren Gefüge von rund 9000 verschiedenen, rechtlich weitgehend selbständigen Vereinen eine einheitliche, straff gegliederte Organisation schuf. Da im Zuge dieser Neugestaltung außerdem einige größere, mit dem Rettungswesen sich befassende Verbände, so der Arbeiter-Samariter-Bund und der Landes-Samariter-Verband Sachsen aufgelöst und ihre Mitglieder zum Teil in das DRK übernommen wurden, war der erste Schritt für die *Vereinheitlichung des Deutschen Rettungswesens* hiermit getan. Der Runderlaß des

Reichs- und Preuß. Ministers des Innern vom 10. 2. 1938, durch den das DRK unter Anerkennung seiner hervorragenden personellen und sachlichen Einrichtungen sowie im Hinblick auf seine in der Genfer Convention begründeten völkerrechtlichen Aufgaben in den Mittelpunkt des gesundheitlichen Rettungswesens in allen seinen Teilgebieten gestellt wurde, bildete dann den vorläufigen und zweifellos sehr befriedigenden, den Geboten der Zeit entsprechenden Abschluß eines jahrzehntelangen Ringens um den einheitlichen Aufbau dieses bisher vernachlässigten Fürsorgegebietes. Es sei jedoch, um keine Mißverständnisse aufkommen zu lassen, ausdrücklich hervorgehoben, daß die überaus erfreulichen, vom gesamten Auslande rückhaltlos anerkannten Fortschritte auf dem Gebiete des Rettungs- und Krankenbeförderungswesens, die im einzelnen später zu würdigen sein werden, zwar während der Nazizeit erreicht worden sind, aber keinesfalls als nazistische Errungenschaften anzusehen sind. Die Pläne hierfür haben vielmehr berufenen Fachleuten schon Jahrzehnte zuvor in allen Einzelheiten klar vor Augen gestanden, sie konnten aber wegen partikularistischer und parteipolitischer Widerstände sowie wegen finanzieller Bedenken nicht verwirklicht werden. Das einzige, unbestreitbare „Verdienst" der Nazis in diesem Zusammenhange hat darin bestanden, daß ihr hemmungsloses Vorgehen auf innenpolitischem Gebiet und ihr über alle Bedenken sich hinwegsetzendes Verfahren der „Gleichschaltung" die Voraussetzungen geschaffen haben, unter denen es ermöglicht wurde, die vorgenannten Widerstände zu beseitigen.

Das DRK hat, nachdem ihm die verantwortliche Führung im Rettungswesen zuerkannt worden war, alle seine hierfür erforderlichen Einrichtungen in großzügigster Weise ausgebaut und auf ein Höchstmaß von Leistungsfähigkeit gebracht. Hierbei wurde auf *organisatorische und technische Verbesserungen im Krankenbeförderungswesen* ganz besondere Sorgfalt verwandt. Wenn auf nähere einschlägige Einzelheiten später einzugehen sein wird, so sei doch an dieser Stelle hervorgehoben, daß das DRK seine insbesondere der Versorgung mittlerer und kleinerer Städte sowie des flachen Landes dienenden Einrichtungen verschiedenster Art in einem der noch immer ständig steigenden Unfallziffer sich anpassenden Umfang beschafft und seinen Gliederungen zur Verfügung gestellt hat; vor allem ist das DRK in der Folge unablässig bestrebt gewesen, die im Gebrauch befindlichen Beförderungsmittel unter Auswertung vielseitiger eigener Erfahrungen immer weiter zu verbessern und alle Fortschritte neuzeitlicher Technik den Zwecken der Betriebssicherheit, der Hygiene und der Bequemlichkeit für die zu Befördernden nutzbar zu machen.

Diese Bestrebungen wurden zu einer zwingenden Notwendigkeit, als mit fortschreitender Motorisierung der pferdebespannte Krankenwagen immer mehr verdrängt wurde und im Kraftwagenbau eine sich geradezu überstürzende Entwicklung Platz griff. In eigenen technischen Büros hat das DRK in enger Zusammenarbeit mit anerkannten Firmen der einschlägigen Industrie alle Neuerungen auf ihre praktische Verwertbarkeit hin durchgeprüft und damit auf die Gestaltung des heutigen *Krankenkraftwagens*, insbesondere auch auf eine angemessene Preisbildung maßgeblichen Einfluß gewonnen.

Einen ungeheuren Fortschritt auf diesem Gebiete bedeutete es, daß in den letzten Jahren vor dem zweiten Weltkriege 4 verschiedene Typen von *DRK-Einheits-Krankenkraftwagen* eingeführt wurden, die allen nur denkbaren Anforderungen des täglichen Lebens, je nach Lage des Einzelfalles, entsprachen und außerdem eine dringend gebotene Vereinheitlichung in der Bauart von Krankenkraftwagen angebahnt haben. Mit besonderem Stolz aber durfte das DRK auf einen letzten einschlägigen Erfolg hinweisen, den auf Grund reicher praktischer Erfahrungen durchgeführten Bau eines Großeinsatzwagens, des *„DRK-Bereitschaftswagens"*, der eine technisch vollendete Neuerung von ungeahnter Vielseitigkeit darstellte und später eingehend zu würdigen sein wird.

Die jahrelangen und von schönen Erfolgen gekrönten Bemühungen des DRK, den Bau und die Einrichtung von Krankenkraftwagen ständig zu verbessern und diese bei günstiger Preisgestaltung allen Anforderungen der Praxis anzupassen, haben damals eine erfreuliche Anerkennung durch den Generalbevollmächtigten für das Kraftfahrwesen beim Beauftragten für den Vierjahresplan gefunden: dieser hat (als eine durch die Kriegsverhältnisse bedingte Maßnahme) mit Schreiben vom 21. 4. 1941 den an den einschlägigen Fragen interessierten Stellen mitgeteilt, daß die sich ständig mehrenden und dringenden Bedarfsanzeigen für Krankenkraftwagen von Bedarfsträgern außerhalb der Wehrmacht die zentrale Bearbeitung durch eine Dienststelle notwendig machten, die als Trägerin des gesamten Rettungswesens eine Gewähr für die den Erfordernissen entsprechende streng sachliche Erledigung böte. Mit dieser zentralen Bearbeitung ist daher das Präsidium des DRK beauftragt worden.

3. Die Krankenbeförderung in außerdeutschen Ländern

Wenn im vorstehenden, soweit es sich um das großstädtische Rettungswesen handelt, andeutungsweise gelegentlich auch der Verhältnisse im *Auslande* gedacht worden war, so dürfte es interessieren, auf die einschlägige Entwicklung, insbesondere auch in den kleinen Städten und auf dem Lande näher einzugehen. Leider sind die selbst aus der neueren Zeit in der Literatur hierüber vorliegenden Mitteilungen außerordentlich spärlich und schwer zugänglich; auch die Berichte der Internationalen Kongresse für Rettungswesen bringen nur einige wenige positive Angaben.

Wir wissen, daß in der früheren *Österreich-Ungarischen Monarchie* die Krankenbeförderung in kleineren Städten und auf dem Lande durch behördliche Anordnungen ausgezeichnet geregelt war und von den meist den Freiwilligen Feuerwehren angegliederten Freiwilligen

Rettungsgesellschaften, in beschränkterem Umfange auch durch Gliederungen des Roten Kreuzes wahrgenommen wurde. Diese Organe verfügten über ein vorzüglich ausgebildetes Personal und über ausgezeichnete sachliche Einrichtungen. An diesem Tatbestand hat sich grundsätzlich auch nichts geändert, als durch den unglücklichen Ausgang des Weltkrieges 1914/18 Österreich und Ungarn zwei selbständige, durch eine kurzsichtige Gewaltpolitik ihrer natürlichen Hilfsquellen beraubte Staatengebilde wurden. Für *Ungarn* wurden im Jahre 1930 durch Gesetzartikel XVI die bis dahin bestehenden Rechtsbräuche und Verordnungen in dem Sinne zusammengefaßt und ergänzt, daß in der Hauptstadt Budapest die Krankenbeförderung (ausschließlich derjenigen für ansteckend Kranke) als Teilgebiet des Rettungswesens dem Budapester Freiwilligen Rettungsverein, in den übrigen Landesteilen dem Landes-Rettungsverein der Städte und Komitate übertragen wurde. In *Italien* hatten bereits seit Beginn des vorigen Jahrhunderts die Gesellschaft der Barmherzigen Brüder „Misericordia" und verschiedene andere humanitäre und religiöse Körperschaften in vielen Teilen des Landes einen gut arbeitenden Krankenbeförderungsdienst eingerichtet. In *Belgien* wurde dieser seit Jahrzehnten vornehmlich durch das Rote Kreuz wahrgenommen, das eine größere Anzahl zeitgemäß eingerichteter Krankenkraftwagen besitzt; sie sind in der Weise über das ganze Land verteilt, daß keine Gemeinde mehr als 40 km von einer solchen zentralen Dienststelle entfernt ist. In *Bulgarien* versieht auf Grund gesetzlicher Anordnungen das Rote Kreuz gleichfalls einen sehr gut ausgebauten Krankenbeförderungsdienst. In *Dänemark* wurde um die Jahrhundertwende das Falcksche Rettungskorps gegründet, das auch einen gut organisierten Krankenbeförderungsdienst eingerichtet hat. 45, über das ganze Land verteilte, mit motorisierten Krankenwagen, Tragen und reichlichem Sanitätsmaterial ausgestattete Zentralstellen standen für diese Aufgaben zur Verfügung. Das Rettungskorps arbeitete mit den zuständigen Behörden und anderen Rettungsverbänden sowie mit der Feuerwehr eng zusammen und genoß für seine Kraftwagen eine Reihe wichtiger verkehrstechnischer Erleichterungen (besonderes Hupensignal, Vorfahrtsrecht, unbeschränkte Fahrgeschwindigkeit). Das Krankenbeförderungswesen in *England* und den *englischen Kolonien* oblag in kleineren Städten und auf dem Lande schon seit dem Jahre 1878 vorzugsweise der „St. John Ambulance Association", die für diese Aufgaben zahlreiche Zweiganstalten unterhielt und von der Polizei weitgehend unterstützt wurde. Behördlicherseits sind in England besondere Vorschriften nur hinsichtlich der Beförderung solcher Kranken erlassen worden, die mit übertragbaren Krankheiten behaftet sind. In der *Schweiz* hatte der mit dem Roten Kreuz eng zusammenarbeitende Schweizerische Samariter-Bund im ganzen Lande und vor allem in den Gebirgsgegenden ein dichtes Netz von Stützpunkten für die Krankenbeförderung geschaffen (in den größeren Städten lag die Krankenbeförderung fast ausschließlich in der Hand privater Unternehmen) und für diese Zwecke eine Anzahl von motorisierten Krankenwagen, zweirädrigen Anhängern, gewöhnlichen sowie fahrbaren Krankentragen bereitgestellt, vor allem aber in großer Zahl Beförderungsgeräte für den Gebirgsrettungsdienst. In der *Tschechoslowakei* war die Beförderung der von übertragbaren Krankheiten befallenen Personen Aufgabe der Gemeinden oder des staatlichen Gesundheitsdienstes, während die aller übrigen Kranken sowie der Verunglückten vom Roten Kreuz allein oder gemeinsam mit anderen privaten oder öffentlichen Stellen durchgeführt wurde. Die Krankenbeförderung in den *Vereinigten Staaten von Nordamerika* gehörte meistens zu den Obliegenheiten der Gemeinden, die sich hierbei auch der mit Beförderungsmitteln reichlich versehenen Krankenhäuser oder privater Unternehmen bedienten.

Angesichts der im vorstehenden wiedergegebenen, wenig umfassenden Kenntnisse von der Regelung des Krankenbeförderungsdienstes in anderen Ländern war es mit um so größerer Genugtuung zu begrüßen, daß sich in jüngster Zeit eine in gleicher Weise unerwartete wie einzigartige Gelegenheit geboten hat, diese Kenntnisse durch Beschaffung neuer und überaus wertvoller Unterlagen ganz wesentlich zu erweitern.

Nachdem zahlreiche Konferenzen und technische Kommissionen des *Internationalen Roten Kreuzes* seit Jahrzehnten sich bereits sehr eingehend mit den Fragen des Rettungs- und Krankenbeförderungswesens befaßt hatten, hielt es das Generalsekretariat der Liga der Rotkreuzgesellschaften, die seit ihrem Bestehen dieses Gebiet friedensmäßiger Rotkreuzarbeit als ihr vornehmstes Betätigungsfeld angesehen hatte, für angezeigt, die bei der Liga nach dieser Richtung hin vorhandenen überaus reichhaltigen Literatur- und Berichtsunterlagen einer sachlichen Prüfung und Auswertung unterziehen zu lassen. Es ist dem Verfasser eine besondere Genugtuung gewesen, im Jahre 1941 einer vom Generalsekretariat an ihn dieserhalb ergangenen Einladung entsprechen zu können.

Aus dem verarbeiteten, wenn auch vorerst noch nicht lückenlosen Material, das seither der allgemeinen Forschung kaum zugänglich war, konnten nun die vorstehenden Angaben in wertvollster Weise ergänzt werden. So hat sich *ergeben,* daß in den Ländern der meisten der Liga angeschlossenen *nationalen Rotkreuzgesellschaften* diese den Rettungs- und Krankenbeförderungsdienst allein oder in einem recht erheblichen Umfange wahrnehmen; die Rotkreuzgesellschaften haben sich dieser verantwortungsvollen Aufgabe entweder aus eigenem Antrieb unterzogen oder sind durch behördliche Anordnungen, Gesetze usw. hiermit beauftragt worden.

Eine derartige Regelung ist außer im früheren Deutschen Reiche in Belgien, Brasilien, Bulgarien, in Cuba und Ägypten, mit gewissen Einschränkungen in Spanien, in Frankreich, Italien, den Niederlanden und in Schweden getroffen worden. In anderen Ländern, wie z. B. in Dänemark, Estland, in den Vereinigten Staaten von Nordamerika, in Großbritannien, Griechenland, Haiti, Ungarn, in Japan, Norwegen, Portugal, in der Schweiz und in der Slowakei*) bestehen zwar keine besonderen Anordnungen, die das Rote Kreuz nach besagter Richtung hin verpflichten, dieses hat sich aber im Laufe der Zeit so erfolgreich mit den Aufgaben des gesamten oder eines Teiles des Rettungsdienstes befaßt, daß es infolge seiner wertvollen Arbeit tatsächlich zu der auf diesem Gebiete unentbehrlichen und führenden Organisation geworden ist.

Oft sogar liegen die Verhältnisse so, daß das Rote Kreuz diejenige Stelle gewesen ist, die überhaupt erstmalig einen geordneten Rettungsdienst eingerichtet hat. Dies ist in der Vergangenheit in einer beträchtlichen Anzahl von Ländern der Fall gewesen, ohne daß es die Regierungen vielfach für notwendig gehalten hatten, von sich aus die nach dieser Richtung hin erforder-

*) Von 1939–1945 war die Slowakei ein selbständiges Staatsgebilde.

lichen Schritte zu unternehmen, eine Entwicklung, die z. B. noch heute in den südamerikanischen Ländern zu beobachten ist.

Endlich gibt es Länder, in denen sich das Rote Kreuz mit anderen freiwilligen Hilfsorganisationen oder mit eigens geschaffenen behördlichen Stellen in die Aufgaben des Rettungsdienstes teilt oder nur zu gewissen Hilfeleistungen, wie z. B. zur Betreuung der bei Volksfesten, Sportveranstaltungen usw. zusammengeströmten Massen herangezogen wird. Aus der großen Gruppe dieser Länder seien z. B. Finnland, Indien, Lettland, Thailand und die Türkei aufgeführt.

Diese allgemeinen Bemerkungen seien durch folgende, insbesondere auf das Krankenbeförderungswesen bezüglichen Einzelangaben ergänzt:

In *Argentinien* besitzt das Rote Kreuz zahlreiche sachliche Einrichtungen für den Krankenbeförderungsdienst und unterhält ein hierfür besonders ausgebildetes Personal.

In *Belgien* bestehen über das ganze Land verteilt 36 Zentralstellen für einen motorisierten Krankenbeförderungsdienst, die fast ausschließlich vom Roten Kreuz betrieben werden.

Die Rotkreuzgesellschaften in *Bulgarien, Costa-Rica, Dominica* und *Spanien* unterhalten einen vielseitig ausgebauten Krankenbeförderungsdienst.

In den *Vereinigten Staaten von Nordamerika* ist die Krankenbeförderung, wie bereits erwähnt, vorwiegend eine Aufgabe der Gemeinden, der Krankenhäuser oder privater Unternehmer. Das Rote Kreuz führt diesen Dienst mit einigen eigenen Wagen nur insoweit aus, wie es die Versorgung der bei größeren öffentlichen Veranstaltungen, Sportfesten usw. hilfsbedürftig gewordenen Personen erfordert. Das im Krankenbeförderungsdienst zu verwendende Personal anderer Stellen wird jedoch ausschließlich nach den Richtlinien und unter Aufsicht des Roten Kreuzes ausgebildet.

Das *französische* Rote Kreuz hat, ganz besonders nach seiner im Jahre 1941 erfolgten Neuordnung, einen weitgehenden Bedürfnissen entsprechenden Krankenbeförderungsdienst eingerichtet, die benötigten Geräte in großer Zahl bereitgestellt und u. a. auch eine von weiblichem Personal versorgte Krankenkraftwagenabteilung geschaffen.

Über die weitverzweigte Tätigkeit der St.-John-Ambulance-Association in *England* und den englischen *Kolonien* war bereits oben kurz berichtet worden. Diese Angaben sind dahin zu ergänzen, daß in ländlichen Gegenden das Rote Kreuz weitgehend am Krankenbeförderungsdienst beteiligt ist und daß es für diese Zwecke sehr gut eingerichtete Krankenkraftwagen verwendet.

In *Griechenland* unterhält das Rote Kreuz einen sehr gut arbeitenden Krankenbeförderungsdienst, der bedürftige Personen völlig kostenlos betreut.

In *Guatemala, Indien* und auf *Island* wird die Krankenbeförderung vom Roten Kreuz, z. T. in Zusammenarbeit mit anderen Stellen (Eisenbahngesellschaften, Automobilklubs, Feuerwehr u. a.) durchgeführt.

Das *italienische* Rote Kreuz unterhält mit rund 400 eigenen Krankenkraftwagen, die alle vom gleichen Typ und für 2 oder 4 Krankentragen eingerichtet sind, durch leichte Handgriffe zur Aufnahme von liegenden oder sitzenden Personen umgestellt werden können, einen sehr ausgedehnten Krankenbeförderungsdienst in Stadt und Land, der, falls nicht besondere Abmachungen anderes bestimmen, unentgeltlich durchgeführt wird.

Das *niederländische* Rote Kreuz betreibt einen regen Krankenbeförderungsdienst vorzugsweise unter Verwendung von auf Fahrrädern angebrachten Krankentragen und von behelfsmäßig hergerichteten Lastkraftwagen.

Das Rote Kreuz von *Portugal* besitzt mehrere Krankenbeförderungsdienststellen, die eine sehr rege Tätigkeit entwickeln. Besondere Lehrgänge vermitteln dem Personal die erforderliche Ausbildung.

In *Schweden* verfügt das Rote Kreuz über 22 Krankenwagen, die in 14 Distrikten des Landes untergestellt sind. Außerdem hat es mit zahlreichen Kraftwagenbesitzern Vereinbarungen getroffen, in denen sich diese verpflichten, ihre Wagen so einrichten zu lassen, daß nach einigen, durch schnelle Handgriffe zu erledigenden Abänderungen liegende Kranke darin befördert werden können. Auf diese Weise kann das Rote Kreuz im Bedarfsfalle auf bis zu 310 Wagen zurückgreifen und damit allen Anforderungen des Krankenbeförderungsdienstes entsprechen. Außerdem besitzt das Rote Kreuz eine größere Anzahl von Sanitätsflugzeugen, die die Krankenbeförderung in entlegenen Gegenden, bei hohem Schnee usw. übernehmen.

Über die erfolgreiche gemeinsame Tätigkeit des *schweizerischen* Roten Kreuzes und des *schweizerischen* Samariter-Bundes ist bereits berichtet worden.

4. Die Krankenbeförderung mit Eisenbahn und Wasserfahrzeugen

Nachdem die *Eisenbahn* zu einem allgemein zugänglichen Verkehrsmittel geworden war, hat man sie auch für die Beförderung kranker Personen nutzbar gemacht. Waren die hieraus erwachsenden Vorteile schon für die Verhältnisse des Friedens offensichtlich, so wurden sie von ausschlaggebender Bedeutung für Kriegszeiten, wenn es galt, Zehntausende von Verwundeten und Kranken den Heimatlazaretten zuzuführen.

Die gleichmäßige, stoß- und erschütterungsfreie Fortbewegung von *Schiffen* und *Kähnen* bietet von vornherein beste Voraussetzungen für eine schonende, dem Kranken angenehme und wegen des auf diesen Fahrzeugen in ausgiebigerem Maße verfügbaren Raumes recht bequeme Beförderungsbedingungen. Wo es daher die Umstände erlaubten oder gar erforderten, wo insbesondere andere Verkehrsmöglichkeiten fehlten oder der Wasserweg die schnelle Verbindung sonst weit entlegener Stadtteile vermittelte, hat man diesen bereits seit langem für die Krankenbeförderung verwendet (z. B. in

Hamburg). Wenn bereits in den friederizianischen Kriegen die Krankenbeförderung mit Wasserfahrzeugen mit gutem Erfolg angewandt worden ist, so spielt sie auch heute noch in der Fürsorge für Kriegsverwundete eine gewichtige Rolle.

Da der Entwicklungsgang jeder der in Rede stehenden Beförderungsarten laufende Übergänge von ihren ersten Anfängen bis zur Gegenwart erkennen läßt, sollen im Interesse einer einheitlichen Darstellung des Gesamtgebietes die aufschlußreichen geschichtlichen Daten später behandelt werden.

5. Die Entwicklung der Krankenbeförderung auf dem Luftwege

Am Schlusse des geschichtlichen Abrisses über die Entwicklung des Krankenbeförderungswesen sei endlich noch des Flugzeuges gedacht, das als jüngstes Beförderungsmittel seine überragende Bedeutung gerade im zweiten Weltkriege sowie bei den Kampfhandlungen in Korea und Indochina in einem alle Erwartungen übertreffenden Ausmaße erwiesen hat; man darf ohne irgendwelche Einschränkung behaupten, daß viele Tausende von Verwundeten Leben und Gesundheit dieser neuesten technischen Errungenschaft verdanken.

Auch das, was über diese Angelegenheit, insbesondere bezüglich des Auslandes, zu sagen ist, entstammt den aus oben bezeichnetem Anlaß bei der Liga der Rotkreuzgesellschaften verarbeiteten Unterlagen (vgl. S. 29). Dem liebenswürdigen Entgegenkommen des Generalsekretärs der Liga, *Graf* DE ROUGÉ, ist es zu verdanken, daß die folgenden Angaben durch einige wichtige neueste Tatsachen in wertvoller Weise ergänzt werden konnten.

Von besonderem Interesse ist die Feststellung, daß das *Internationale Rote Kreuz* und eine Reihe von *nationalen Rotkreuz-Gesellschaften* in richtiger Erkenntnis der Bedeutung für etwaige kriegerische Erfordernisse sich um die Entwicklung des Sanitätsflugwesens in organisatorischer und technischer Hinsicht *hervorragende Verdienste* erworben haben. Es sei übrigens bemerkt, daß die sanitäre Luftfahrt sich keineswegs auf die Krankenbeförderung beschränkt, sondern daß zahlreiche andere Hilfeleistungen, wie z. B. die Beförderung von Ärzten, ärztlichem Hilfspersonal, von Nahrungs-, Arznei- und Verbandmitteln, das Auffinden und die Versorgung der im Gebirge, in der Wüste oder auf See hilfsbedürftig gewordenen Personen auf diesem Wege ermöglicht werden. Es liegt auf der Hand, daß derartigen Hilfeleistungen bei katastrophalen Ereignissen (Erdbeben, Überschwemmungen u. ä.) eine überragende Bedeutung zukommt.

Es ist das unbestreitbare Verdienst weitblickender französischer Sachkenner gewesen, als erste schon bald nach Beendigung des ersten Weltkrieges, der ja die Entwicklung des Flugwesens so ungemein gefördert hat, dessen Bedeutung für die Aufgaben des Gesundheitsdienstes erkannt und dieses Fragengebiet einer Lösung entgegengeführt zu haben. Bereits im Jahre 1920 hatten *praktische Versuche mit der Beförderung Verwundeter in Marokko und in der Levante* zu außerordentlich befriedigenden Ergebnissen geführt. Der große Vorteil dieser Art der Beförderung bestand darin, daß Verwundete oder Kranke mit größter Schonung und ohne die Notwendigkeit einer Umbettung in wenigen Stunden aus den entlegensten Gebieten einem Heimatlazarett zugeführt werden konnten, während der gleiche Transport mit anderen Beförderungsmitteln Tage oder Wochen in Anspruch genommen haben würde. Von französischer Seite ist denn auch die erste Anregung ausgegangen, das sanitäre Flugwesen in die Bestimmungen des internationalen Flugrechtes einzubauen. Es wurden entsprechende Anträge sowohl der im Jahre 1923 in Genf abgehaltenen XI. Internationalen Rotkreuz-Konferenz als auch dem VII. Internationalen Kongreß für Luftfahrtrecht (1925) vorgelegt.

Auf der XII. Internationalen Rotkreuzkonferenz (Genf 1925) wurden diese Fragen nochmals eingehend erörtert; es wurde beschlossen, der schweizerischen Bundesregierung einen in allen Einzelheiten auszuarbeitenden Antrag auf eine Regelung zuzuleiten, die die Anwendung der Genfer Konvention grundsätzlich auch für Sanitätsflugzeuge vorsieht. Insbesondere der Unterstützung durch Frankreich und England war es zu verdanken, daß die Angelegenheit im *Artikel 18 der Genfer Konvention* von 1929 im Sinne des Antrages geregelt wurde durch Sondervorschriften, die in der vierten Fassung des Abkommens vom 12. 8. 1949 erweitert und sehr genau präzisiert, nunmehr von sämtlichen Ländern ratifiziert worden sind. Ein weiterer machtvoller Anstoß für den praktischen Ausbau der sanitären Luftfahrt war es dann, als, wiederum von französischer Seite der XIV. Internationalen Rotkreuzkonferenz (Brüssel 1930) ein Vorschlag unterbreitet wurde, der eine internationale Regelung des Sanitätsflugwesens in *Friedenszeiten* bezweckte. Der Vorschlag wurde in Form einer fertig ausgearbeiteten Druckschrift überreicht und bezog sich im einzelnen auf Erleichterungen für Sanitätsflugzeuge beim Überfliegen der Grenzen (auch außerhalb der hierfür vorgesehenen Zonen), auf Erleichterungen bei Zoll- und Polizeiförmlichkeiten, auf gewisse Vorrechte bei telegraphischen und drahtlosen Übermittelungen sowie bei Benutzung des Landungsgeländes, endlich auf eine mögliche Zusammenarbeit der nationalen Verkehrs- und Handelsflugzeuge in der Durchführung eines Sanitätsflugdienstes im Frieden. Diese Vorschläge wurden von der Konferenz einstimmig angenommen, und die internationalen Organisationen des Roten Kreuzes wurden beauftragt, der Entwicklung des Sanitätsflugwesens in technischer und organisatorischer Hinsicht größte Aufmerksamkeit zu widmen.

Die Liga der Rotkreuz-Gesellschaften hat diese Arbeiten jederzeit tatkräftig gefördert, insbesondere dadurch, daß sie mit allen in Frage kommenden Organisationen der internationalen Luftfahrt und des Welthandels in der Angelegenheit Verbindung aufgenommen und diese Stellen in zweckdienlicher Weise in die Arbeiten eingeschaltet hat. Die Liga hat ferner an allen internationalen Kongressen und Veranstaltungen der Luftfahrt unter Zuziehung der jeweils zuständigen nationalen Rotkreuz-Gesellschaften teilgenommen, bei diesen Gelegenheiten eine vordringliche Behandlung der auf sanitäre Luftfahrt bezüglichen Fragen durchgesetzt und veranlaßt, daß die nationalen Rotkreuz-Gesellschaften in ihren Ländern sich in gleichem Sinne betätigten, bei ihren Regierungen diese Arbeiten in jeder Weise förderten, geeignetes Sanitätspersonal ausbildeten und gegebenenfalls zur Verfügung stellten. Als sich dann die Gründung eines Internationalen Komitees zum Studium der sanitären Luftfahrt als notwendig erwies, war die Liga der Rotkreuz-Gesellschaften an dessen Bildung maßgeblich beteiligt und hat durch positive Mitarbeit für die Lösung zahlreicher Fragestellungen wertvolle Beiträge geliefert. Mehrere vom Internationalen Roten Kreuz einberufene Konferenzen für sanitäre Luftfahrt (Budapest 1937, Tallinn 1938) haben alle mit dem Problem irgendwie zusammenhängenden Fragen eingehend behandelt und die Lösung der vielseitigen und meist völlig neuartigen Aufgaben ganz wesentlich gefördert.

Über die praktische Mitarbeit der einzelnen nationalen Rotkreuz-Gesellschaften in Sachen der sanitären Luftfahrt im Rahmen des Rettungsdienstes ihrer Länder lagen bis 1941 nicht allzuviele Mitteilungen vor; dies dürfte neben anderen Ursachen vor allem in dem Umstande begründet sein, daß für zahlreiche nationale Gesellschaften trotz einer sonst sehr lebhaften Mitwirkung am Rettungsdienst die immerhin kostspielige Einrichtung dieser Neuerungen bisher kein dringendes Bedürfnis gewesen ist, daß weiterhin in gewissen Ländern wohl eine sanitäre Luftfahrt besteht, aber vom Staat oder von Luftverkehrsgesellschaften unterhalten wird und daß daher das Rote Kreuz noch nicht in dem Ausmaße eingeschaltet wurde, das für die Zukunft als erwünscht angesehen werden muß.

Im *Deutschen Reich* war die Entwicklung des Sanitätsflugzeuges infolge der durch das Versailler Diktat uns s. Zt. auferlegten Bindungen sehr verzögert worden. Es ist in erster Linie ein Verdienst des Deutschen Roten Kreuzes gewesen, diesen Gedanken trotzdem in den interessierten Fachkreisen immer wieder aufgerollt und die beteiligte Industrie zum Bau solcher Flugzeuge angeregt zu haben. Von ausschlaggebender Bedeutung wurde es, daß das DRK bei einer im Jahre 1930 abgehaltenen Reichstagung ein aus einem Verkehrsflugzeug behelfsmäßig eingerichtetes Sanitätsflugzeug erstmalig vorführte. Die mit diesem veranstalteten Ein- und Ausladeübungen sowie Probeflüge verliefen so günstig, daß mehrere namhafte Firmen in der Folge an den Bau eigener Sanitätsflugzeuge herangingen. Das Sanitätsflugzeug hat seitdem in Deutschland für die verschiedensten Zwecke, insbesondere für die Versorgung eisblockierter Inseln mit Lebensmitteln, Ärzten und Hebammen sowie für die Verproviantierung von Schiffen verbreitete Anwendung gefunden. Über die ausgiebige Verwendung des Sanitätsflugzeugs für militärische Zwecke wird später zu berichten sein (vgl. S. 119 ff.).

In *Argentinien* hat das Rote Kreuz insofern zum Ausbau der sanitären Luftfahrt beigetragen, als es eine eigene Schule für Samariterinnen und Schwestern zur Pflege von in Sanitätsflugzeugen zu befördernden Personen ins Leben gerufen hat.

Die Australian Aerial Medical Services, in denen das *australische* Rote Kreuz durch den Präsidenten seines Executiv-Komitees vertreten ist, haben 5 Luftfahrt-Stützpunkte errichtet, von denen jeder mit einem Sender und einem Sanitätsfluzgeug ausgerüstet ist; als Pilot ist ein Arzt bestellt.

In *Bulgarien* hat das Rote Kreuz im Sommer 1947 bei den Überschwemmungskatastrophen Flugzeuge mit gutem Erfolg eingesetzt.

Das *chilenische* Rote Kreuz hat einen Flugdienst für ärztliche Hilfe geschaffen, dem Ärzte und Zivilpiloten angehören. Eine ähnliche Einrichtung ist für *Cuba* vorgesehen.

Das *spanische* Rote Kreuz besitzt einige Sanitätsflugzeuge, die sowohl auf dem Lande wie auf dem Wasser starten oder landen können, indem die Fahrgestelle durch Schwimmer ausgetauscht werden.

In den *Vereinigten Staaten von Nordamerika* hat das Rote Kreuz bereits im Jahre 1924 mit der Armee, der Marine, den öffentlichen Flugverkehrseinrichtungen sowie mit privaten Flugorganisationen Abkommen geschlossen, die im Bedarfsfalle die Überlassung von Flugzeugen sichern. Es hat sogar die Genehmigung erhalten, Militärflugzeuge für die beschleunigte Beförderung von Hilfspersonen in Katastrophengebiete zu benutzen. Bei schweren Grubenunfällen wird das Sanitätsflugzeug allgemein verwendet. Bei Epidemien, den so oft eintretenden großen Überschwemmungen und anderen Naturkatastrophen haben die Sanitätsflugzeuge der Vereinigten Staaten, auch in anderen Ländern des Kontinents, durch Beförderung von Ärzten, Krankenschwestern, Seren, Arzneimitteln usw. schon häufig unschätzbare Dienste geleistet. Das Rote Kreuz hat auch in verschiedenen Fällen das Personal von Luftfahrt-Gesellschaften in Erster Hilfe ausgebildet. Mit Hilfe von Hubschraubern wurde kürzlich ein eigener Krankenbeförderungsdienst eingerichtet (Public Health Reports, 1955, Bd. 70, S. 432).

In *Frankreich*, das man nach den einleitenden Ausführungen gewissermaßen als Mutterland des sanitären Flugwesens bezeichnen darf, hat sich dieses zu einem sehr beachtlichen Grad von Vollkommenheit entwickelt. Vor allem in den Kolonien ist das Flugzeug oft das einzige Mittel, mit dem eine geregelte Krankenbeförderung selbst unter schwierigsten sonstigen Voraussetzungen durchgeführt werden kann. So sind z. B., wie vom Oberst Schickele auf der XIV. Internationalen Ausstellung für Luftfahrt, Paris 1934, berichtet wurde, in der Zeit von 1920–1934 während der kriegerischen Ereignisse in Marokko und Syrien 6370 Kranke und Verwundete mit dem Flugzeug befördert worden. Das Rote Kreuz ist in diesem sanitären Flugdienst insofern nachdrücklich eingeschaltet, als es aus den Reihen seiner Angehörigen das erforderliche Personal ausbildet und für den sanitären Flugdienst zur Verfügung stellt. In der Zeit von 1933–1937 haben insgesamt 200 Krankenschwestern des Roten Kreuzes eine zusätzliche Ausbildung für den Sanitäts-Flugdienst erhalten. Die Vorschriften für die Ausbildung und die Erteilung eines Sonderausweises für Krankenschwestern und Gehilfen in der sanitären Luftfahrt sind in Zusammenarbeit von Rotem Kreuz und Zentralkomitee für sanitäre Luftfahrt ausgearbeitet worden. Da diese Krankenschwestern im Notfall auch dem Piloten behilflich sein sollen, erstreckt sich ihre Ausbildung gleichfalls auf technische Hilfeleistungen (Instandsetzungen am Flugzeug und Motor, Führung des Bordbuches u. a.). Angesichts zahlreicher günstiger Erfahrungen wurden dem Roten Kreuz von wohlhabenden Gönnern drei Sanitätsflugzeuge geschenkt. Die französischen Sanitätsflugzeuge haben sich besondere weitere Verdienste in den Kolonien dadurch erworben, daß sie bei gemeingefährlichen Epidemien Ärzte und Sanitätsmaterial, insbesondere Serum und Kulturen für bakteriologische und sero-diagnostische Untersuchungen an Ort und Stelle gebracht haben.

In *Großbritannien,* wo dem Sanitätsflugzeug ebenfalls seit langem großes Interesse entgegengebracht worden ist, wird die Krankenbeförderung im Flugzeug jetzt in erheblichem Umfang durchgeführt. Das Publikum zeigt für diese Neuerung reges Interesse und alle Luftfahrtgesellschaften beteiligen sich an ihr. Es gibt zwar besondere Sanitätsflugzeuge in größerer Anzahl, aber meist werden für Krankenbeförderungen gewöhnliche Verkehrsflugzeuge verwendet, die im Bedarfsfall mit zusätzlichen Vorrichtungen ausgestattet werden. Ein besonders ausgesuchtes und gut geschultes Begleitpersonal von Krankenpflegerinnen ist vom Roten Kreuz für diese Aufgaben zur Verfügung gestellt worden und für die Abbeförderung verwundeter Wehrmachtsangehöriger sind eigene freiwillige Rotkreuz-Bereitschaften, falls dies erforderlich wird, vorgesehen. Die Verwendung der Sanitätsflugzeuge hat in England, in seinen Dominien und in den Kolonien bei Katastrophen und bei Bekämpfung von Epidemien weite Verbreitung gefunden.

In *Ungarn* wurde seitens der Sanitätsabteilung der Königlich Ungarischen Luftfahrtverwaltung ein gut organisierter Sanitätsflugdienst unterhalten, der auch über besonders ausgebildetes Hilfspersonal verfügte. Angeregt durch die vielseitigen Ergebnisse der im Jahre 1937 in Budapest abgehaltenen Konferenz ging das Rote Kreuz unverzüglich an die Aufgabe, sich in Zusammenarbeit mit der Vereinigung der sportlichen Luftfahrt in Budapest einen eigenen sanitären Flugdienst einzurichten, für den die genannte Vereinigung Flugzeugführer und Piloten zur Verfügung stellte. Dieser Luftrettungsdienst des Ungarischen Roten Kreuzes hat sich bei den Überschwemmungskatastrophen der Jahre 1940 und 1941 hervorragend bewährt. Mit 14 Flugzeugen wurden während eines Zeitraumes von 10 Tagen das Überschwemmungsgebiet ununterbrochen überflogen, die besonders gefährdeten Orte ausfindig gemacht und die bedrängte Bevölkerung mit Hilfe von Fallschirmen mit Lebensmitteln und Medikamenten versorgt. 143 Personen sind hierbei aus unmittelbarer Lebensgefahr errettet worden.

Das *indische* Rote Kreuz hat mit den im Lande tätigen Luftfahrtlinien Vereinbarungen getroffen, nach denen ihm im Bedarfsfalle Flugzeuge für sanitäre Aufgaben zur Verfügung gestellt werden.

Während der Kämpfe in *Indochina* hat in dem vielfach wegelosen Gelände die Abbeförderung der Verwundeten im Hubschrauber (Helikopter) durch französische Rotkreuzschwestern, die für diese Aufgaben eine sehr gründliche Sonderausbildung genossen hatten, als einzige Möglichkeit zahlreichen Verwundeten das Leben gerettet (Le Monde et la Croix-Rouge, Vol. XXXV, Nr. 2. S. 25).

In *Japan* sind seitens der Regierung nach den schweren Erdbeben der Jahre 1923 und 1925 in großem Maßstabe Flugzeuge eingesetzt worden; diese haben durch genaue Feststellung der von der Katastrophe betroffenen Gebiete und durch unmittelbare Hilfeleistung ungemein viel zur Linderung der Not beigetragen.

Das *norwegische* Rote Kreuz bringt dem seit dem Jahre 1930 eingeführten sanitären Flugdienst weitgehendes Interesse entgegen und hat in Verbindung mit dem Norwegischen Aeroclub im Jahre 1935 ein Komitee geschaffen, das die Nutzbarmachung der sanitären Luftfahrt, besonders für die nördlichen Teile des Landes, prüfen und vorbereiten soll. Die anfangs entgegenstehenden finanziellen Schwierigkeiten sind durch das verständnisvolle Entgegenkommen von Staat, Gemeinden und Privaten behoben worden.

In *Polen* waren bereits im Jahre 1928 im Hinblick auf die schwierigen Verkehrsverhältnisse 20 Sanitätsflugzeuge in Betrieb, die das in bestimmte Versorgungsdistrikte eingeteilte Land zu betreuen hatten. Allerdings hat die Zahl der in den Jahren 1933–1936 ausgeführten Krankenbeförderungen nur 123 betragen. Im Jahre 1937 ist eine „Studienkommission für die sanitäre Luftfahrt“ ins Leben gerufen worden, in der auch das Rote Kreuz vertreten war. Diese Kommission hatte sich eine Reihe von Aufgaben zum Ausbau des polnischen Sanitätsflugwesens gestellt, wobei dem Roten Kreuz insbesondere die Ausbildung und Bereitstellung des sanitären Hilfspersonals übertragen werden sollte. Weiterhin hatte das Rote Kreuz mit der Liga für die Luftverteidigung Lehrgänge im Fallschirmabspringen für Krankenpflegerinnen eingerichtet.

Das *portugiesische* Rote Kreuz hat Sonderlehrgänge für die Ersthelferausbildung des Flugzeugpersonals der Portugiesischen Luftfahrtgesellschaft eingerichtet.

In *Rumänien* hatte das Rote Kreuz während des 2. Weltkrieges einen sehr gut organisierten Krankenbeförderungsdienst mit dem Flugzeug in Betrieb.

In *Schweden* wurde bereits im Jahre 1924 aus Mitteln des Staates und des Roten Kreuzes ein Sanitätsflugzeug beschafft, dessen Betrieb das Rote Kreuz übernahm. Das Flugzeug wurde im Norden des Landes stationiert und hatte ein vorwiegend aus Wald, Seen und Gebirge bestehendes, wenig besiedeltes Gebiet von rund 140 000 Quadratkilometern, in dem sonst nur sehr spärliche Verkehrsmöglichkeiten bestanden, zu versorgen. Diese Einrichtung hat sich so gut bewährt, daß das Rote Kreuz auch in anderen Teilen des Landes einen Sanitätsflugdienst organisiert hat. Die Flugzeuge sind so eingerichtet, daß sie auch unter schwierigen Verhältnissen landen können. Der Pilot wird durch vereinbarte, einfache Signale unterrichtet, wo er landen soll. In der Zeit von 1924 bis zum August 1940 wurden insgesamt 1729 Kranke mit dem Flugzeug befördert. Diese vorbildliche Rotkreuzarbeit hat den Staat veranlaßt, bisher 4 Sanitätsflugzeuge zu beschaffen und dem Roten Kreuz zur Verfügung zu stellen. Angesichts der besonderen Bedeutung für das Land wurde später der Sanitätsflugdienst in staatseigene Regie übernommen. Auch der Königliche Aero-Club interessiert sich sehr für die vielseitige Verwendung des Sanitätsflugzeugs in Schweden; er hat ein Komitee für sanitäre Luftfahrt gebildet, in dem auch das Rote Kreuz am weiteren Ausbau dieses Flugdienstes mitarbeitet. Wie hoch das Sanitätsflugzeug von der schwedischen Regierung bewertet wird, geht auch aus einer kürzlich gefaßten Regierungsentschließung hervor: Für die Ärzte, die in Lappland Dienst tun wollen, soll ein obligatorischer Unterricht im Fallschirmabsprung eingeführt werden, da weite Gebiete Lapplands nur mit Hilfe von Flugzeugen ärztlich versorgt werden können. (Ärztliche Praxis, 1955, Nr. 23, S. 21.)

Die Regierung von *Thailand* hatte im Hinblick auf die äußerst ungünstigen Verkehrsverhältnisse des Landes bereits im Jahre 1922 Flugplätze und einen regelmäßigen Flugdienst eingerichtet, der sofort auch für Zwecke der Krankenbeförderung nutzbar gemacht wurde. Sehr bald wurden die Flugzeuge dann auch für die Beförderung von Ärzten, Pflegepersonal, Arzneimitteln, Serum usw. im allgemeinen Gesundheitsdienst, insbesondere für die Seuchenbekämpfung mit bestem Erfolg verwendet. Nach älteren Angaben hatte das Rote Kreuz von Thailand schon Ende der 20er Jahre einen eigenen und gut organisierten Sanitätsflugdienst eingerichtet.

In *Jugoslawien* endlich hatte das Rote Kreuz mit der Gesellschaft für Lufttransport „Aéroput“ Vereinbarungen eingeleitet mit dem Zwecke, im Bedarfsfalle Flugzeuge für Krankenbeförderung zu erhalten.

Auf jeden Fall lassen die vorstehenden Angaben erkennen, daß der Einsatz von Flugzeugen und Hubschraubern im Rettungsdienst und in der Krankenbeförderung sich zu einer überaus wichtigen Einrichtung herausgebildet hat, die wie kein anderes Mittel geeignet ist, bedrohten Menschen zu helfen und vor allem die durch einen Krieg geschlagenen Wunden sehr erheblich zu lindern. Mit großer Befriedigung darf festgestellt werden, daß zu dieser erfreulichen Entwicklung die selbstlose humanitäre Tätigkeit der internationalen und der nationalen Rotkreuz-Organisationen ungemein viel beigetragen hat.

Es sei zum Schluß noch bemerkt, daß in vielen Ländern, in denen kein eigentlicher Sanitätsflugdienst besteht oder bestanden hat, die im öffentlichen Verkehr eingesetzten Flugzeuge seit jeher für Hilfeleistungen der verschiedensten Art benutzt worden sind. So hat man schon vor 30 Jahren auf diesem Wege die genaue Lage von im Eis eingeschlossenen oder gestrandeten Schiffen ermittelt und diese mit Lebensmitteln versorgt; ferner sind es Flugzeuge verschiedener nordeuropäischer Länder gewesen, die der seinerzeit in kritische Lage gekommenen Polarexpedition Nobiles Hilfe und Rettung gebracht haben. Schon seit Jahren haben endlich Flugzeuge im Hochgebirge verirrte Bergsteiger oder in der Wüste in Not geratene Reisende gerettet oder in Ländern ohne geregelten Verkehr Ärzte, Arzneien usw. in weit entlegene Gegenden befördert.

Literatur

1 *Haberling,* W. Die Verwundetenfürsorge in den Heldenliedern des Mittelalters. Jenaer medizinisch-historische Beiträge 10, Jena, 1917.

2 *Brunner,* F. Die Verwundeten in den Kriegen der alten Eidgenossenschaft. Tübingen, 1903.

3 Sigerist, H. E. Sudhoff's Archiv für Geschichte der Medizin. Ausgewählte Abhandlungen von Karl Sudhoff zum 75. Geburtstage. 21, 266. Leipzig, 1929.

4 *Myrdacz,* P. Das Deutsche Militärsanitätswesen, Geschichte und gegenwärtige Gestaltung. Wien 1896.

5 *Dietrich,* E. Geschichtliche Entwicklung der Krankenpflege. Handbuch der Krankenversorgung und Krankenpflege von G. *Liebe,* P. *Jacobsohn* und G. *Meyer.* Berlin 1899, I, und *Meyer,* G. ebenda, II., 341.

6 *Larrey,* J. D., Medizinisch-chirurgische Denkwürdigkeiten aus seinen Feldzügen. I. Leipzig 1813.

7 *Frölich,* H. Geschichte des Kgl. Sächs. Sanitätskorps. Leipzig 1888.

8 *Gurlt,* E. Zur Geschichte der Internationalen und Freiwilligen Krankenpflege im Kriege. Leipzig 1873.

9 *Wendt,* J. C. W. Über Transportmittel der verwundeten und kranken Krieger. Kopenhagen 1816.

10 *Myrdacz,* P. (s. u. Nr. 4), und *Kimmle,* L. Kriegschirurgen und Feldärzte in der Zeit von 1848–1868, III. Teil. Veröff. a. d. Geb. des Mil.-Sanitätswesens. Berlin 1904.

11 *v. Esmarch,* F. Verbandplatz und Feldlazareth. Berlin 1868.

12 *Myrdacz,* P. Sanitäts-Geschichte des Krimkrieges 1854/1856. Wien 1895.

13 *Myrdacz,* P. Sanitäts-Geschichte des Feldzuges 1859 in Italien. Wien 1896.

Zweites Kapitel

DIE AUFGABEN DER KRANKENBEFÖRDERUNG UND IHRE DURCHFÜHRUNG

Nachdem im vorstehenden in großen Zügen ein Einblick in die geschichtliche Entwicklung des Krankenbeförderungswesens gegeben worden ist, sollen nunmehr die verschiedenen Aufgaben und Bedürfnisse, denen dieses überaus wichtige Teilgebiet öffentlicher Fürsorge gerecht zu werden hat, sowie die in der Durchführung anzuwendenden Verfahren und Hilfsmittel einer näheren Prüfung unterzogen werden. Bei dieser Darstellung wird naturgemäß auch des öfteren auf Entwicklung und Vorgeschichte einzelner Geräte einzugehen sein, wobei gelegentliche Berührung bereits erwähnter Tatsachen nicht immer zu vermeiden ist.

1. Allgemeines zur Durchführung der Krankenbeförderung

Bereits eingangs waren als oberste Gebote einer gut arbeitenden Krankenbeförderung beschleunigte Durchführung, unbedingte Betriebssicherheit, Gewährung jeder nur denkbaren Erleichterung und Bequemlichkeit, Sicherstellung hygienischer Erfordernisse sowie weitestgehende Rücksichtnahme auf den körperlichen Zustand des Verletzten oder Kranken bezeichnet worden. Diese Forderungen bedürfen in mannigfacher Hinsicht der Erläuterung und Erweiterung.

Es liegt auf der Hand, daß die eine Krankenbeförderung veranlassende Stelle sich über die Natur der Erkrankung bzw. der Verletzung und die hiernach zu treffende Wahl der Beförderungsart völlig im klaren sein muß. Soweit es sich um Kranke handelt, die in ärztlicher Behandlung sind und deren Krankheitszustand dem Arzt genau bekannt ist, wird dieser die jeweils erforderlichen näheren Anweisungen geben. Er kennt die Gefahren, die eine Beförderung von Personen mit Blutungen aus inneren Organen, bei drohendem Durchbruch von Eiter oder Steinen, bei Knochenbrüchen, bei Hochschwangeren oder aber bei Geisteskranken mit sich bringt und er wird hiernach das zu verwendende Beförderungsmittel, die Lagerung und Unterbringung des Kranken, den einzuschlagenden schonenden Beförderungsweg bestimmen und die sonstigen zu beachtenden Vorsichtsmaßnahmen (Schutz vor Witterungseinflüssen!), nach Beförderung infektiös Erkrankter auch die anschließende Desinfektion der benutzten Geräte anordnen. Anders ist es, wenn derartige Erwägungen im Anschluß an geleistete Erste Hilfe vom Nichtarzt, dem DRK-Helfer oder einem vielleicht völlig unerfahrenen

Laien angestellt werden müssen. Es wird und muß dann immer wieder vorkommen, daß diese Personen nicht über alle im Einzelfall gebotenen Notwendigkeiten hinreichend unterrichtet sind und die erforderlichen Rückschlüsse nicht zu ziehen vermögen, Tatsachen, die bei Aufstellung der Unterrichtspläne und bei Durchführung des Unterrichtes in der Ersten Hilfe oder auf Anweisungen für Hilfeleistungen bei Unfällen gebührende Beachtung verdienen.

Aber auch *äußere Umstände* werden in erheblichem Ausmaße die Wahl der anzuwendenden Beförderungsart bestimmen. Im städtischen Betrieb, wo die Bereitstellung ausreichender sachlicher und personeller Einrichtungen sowie deren schnelle Einsatzbereitschaft gewährleistet ist und wo überdies günstige Wegeverhältnisse einwandfreie Vorbedingungen für beschleunigte und schonende Beförderung schaffen, wird deren Durchführung in einem allen nur denkbaren Erfordernissen entsprechenden Ausmaße möglich sein. Wenn dagegen auf dem Lande und vor allem in gebirgigen Gegenden bei weit verstreut wohnender Bevölkerung die vorhandenen, in Zahl und Ausstattung oft unzureichenden Beförderungsmittel erst über größere Entfernungen herangeholt werden müssen, wenn schlecht gepflegte Straßen oder erhebliche Steigungen zu größeren Umwegen zwingen, wird sich oft genug die Notwendigkeit ergeben, auf behelfsmäßig hergerichtete Wagen zurückzugreifen oder auch behelfsmäßig hergestellte Krankentragen zu verwenden, um einen Verletzten oder Kranken vom Unfallort oder von seiner Wohnung bis zu der Stelle zu bringen, die für einen pferdebespannten Wagen oder ein geländegängiges Motorfahrzeug gerade noch erreichbar ist. Unter solchen Gegebenheiten ist unter allen Umständen zu versuchen, die behelfsmäßig zu fertigende Trage von vornherein so bequem und betriebssicher zu gestalten, daß vor Erreichen des Endziels auf ein nochmaliges Umbetten verzichtet werden kann. Die vielseitigen Möglichkeiten, mit recht einfachen Hilfsmitteln auch ohne gelernte Handwerker solche Behelfseinrichtungen schnell herzustellen, müssen ebenfalls Gegenstand der Ausbildung in der Ersten Hilfe sein. Schwierigkeiten können ferner dann eintreten, wenn ein Kranker über enge und steile Treppen, durch winklige Gänge, in schwierigem Gebirgsgelände usw. befördert werden muß. Sind die für solche Fälle gebräuchlichen Stiegensessel, Dachkammertragen, Kraxen usw. nicht greifbar, so bieten auch hier Behelfseinrichtungen vollwertigen Ersatz. Für Beförderungen, bei denen voraussichtlich keine allzu großen Entfernungen zu überwinden sind, kann meist auf einen Krankenwagen verzichtet werden; es genügt dann oft die Krankentrage, die zum Schutz gegen Witterungseinflüsse und die Blicke Neugieriger mit einem zurückschlagbaren Verdeck versehen wird und die, zumal wenn sie auf einem Rädergestell angebracht ist, die schonende Beförderung, auch über den Bereich unmittelbarer Nachbarschaft hinaus, gestattet. Wichtig ist endlich noch, daß bei der Beförderung ernstlich Kranker oder Schwerverletzter die Frage der Abstellung überzähliger, in der Ersten Hilfe unterrichteter Begleiter erwogen wird und daß die unterwegs vielleicht benötigten Arznei- und Verbandmittel, bei Beförderung von längerer Dauer auch Erfrischung und Verpflegung, Decken usw. mitgeführt werden.

Alles in allem dürfte feststehen, daß die Entscheidung ob und in welcher Weise die Abbeförderung eines Kranken oder Verletzten nach einem anderen Ort stattfinden soll, nicht nur sorgfältigste Würdigung dessen erfordert, was dem zu Befördernden zugemutet werden darf, sondern auch eingehende Kenntnis über die verfügbaren Beförderungsmöglichkeiten, die in Betracht kommenden örtlichen Verhältnisse sowie eine von Verantwortungsbewußtsein und selbständigem Denken getragene freie Entschlußfreudigkeit.

2. Die in der Krankenbeförderung anzuwendenden Verfahren und Geräte

Wenn wir den Begriff der Krankenbeförderung in seinem weitesten Sinne auffassen, so müssen wir hierunter auch jede Fortbewegung eines Kranken oder eines Verunglückten vom Erkrankungs- oder Unfallort nach seiner Wohnung, zum Arzt oder in ein Krankenhaus verstehen, gleichgültig, ob sie mit *eigener Kraft,* unter Mitwirkung eines oder mehrerer Begleiter oder unter Verwendung von Beförderungsgeräten erfolgt. Es leuchtet ein, daß bei dieser Auslegung der zahlenmäßige Anteil der mit eigener Kraft durchgeführten Beförderungen, angefangen beim Leichtkranken, der zu Fuß ohne jede Schwierigkeit die ärztliche Sprechstunde aufsucht, bis zu jenen Schwerkranken oder Schwerverletzten, die in Ermangelung eines geeigneten Beförderungsmittels sich mühsam in das nächste erreichbare Krankenhaus schleppen, ungeheuer groß ist und im täglichen Leben eine hinreichend bedeutsame Rolle spielt, um einige kurze diesbezügliche Ausführungen zu rechtfertigen.

a) Die Krankenbeförderung mit menschlicher Kraft ohne sachliche Hilfsmittel

Selbstverständlich ist nichts dagegen einzuwenden und es ist zwecks Vermeidung ungebührlicher Belastung einer dem Gemeinwohl dienenden Fürsorgeeinrichtung nur zu begrüßen, wenn Leichtkranke oder Leichtverletzte, die hierzu in der Lage sind, allein oder gegebenenfalls in Begleitschutz die Stätte notwendiger gesundheitlicher Betreuung *zu Fuß* aufsuchen. Es ist im allgemeinen auch gar nicht erforderlich, den Kreis dieser Kranken allzusehr einzuengen. Auch zahlreichen mit chronischen Krankheiten Behafteten, ja selbst an den unteren Gliedmaßen Geschädigten, diesen notfalls unter Benutzung von Stöcken, Krücken oder Prothesen, kann unbedenklich die *Fortbewegung mit eigener Kraft* gestattet werden, sie kann sogar, wie z. B. im Kriege beim Aufsuchen des Truppenverbandplatzes von recht erheblichem

Nutzen sein, weil so Kälteschäden und Erfrierungen weitgehend vorgebeugt wird. Immerhin ist es erforderlich, die Art der Erkrankung, ihre Ursachen sowie den Allgemeinzustand des Betreffenden genauestens zu prüfen und gegen die dem Kranken zuzumutenden Anstrengungen (Entfernung, Wetterlage!) abzuwägen, da bei etwaigen unliebsamen Überraschungen, die in vielfacher Gestalt unterwegs oder später eintreten und für den Betreffenden von recht unangenehmen Folgen sein können, der einweisenden Stelle, sei dies nun der Arzt, der Ersthelfer oder eine andere als maßgeblich angesehene Person, begründete Vorwürfe gemacht werden würden; es kann für diese Personen auch keine Entschuldigung sein, wenn sie die Einwilligung, zu Fuß in das Krankenhaus zu gehen, auf dringende Bitte des Kranken erteilt haben.

Besondere Vorsicht ist dann geboten, wenn es sich um mit *übertragbaren Krankheiten* Behaftete oder solcher Verdächtige (nicht geklärtes Fieber!) handelt, die, sich selbst überlassen, nicht nur die eigene Gesundheit, sondern auch die ihrer Mitmenschen zu gefährden in der Lage sind. Denn wer bietet eine Gewähr dafür, daß z. B. ein Scharlachkranker auf dem Wege zum Krankenhaus nicht eine zufällig in der erstrebten Richtung fahrende Straßenbahn benutzt und hierbei die von ihm abgesonderten Krankheitskeime auf den Mitmenschen überträgt!

In diesem Zusammenhang ist es von Interesse, auf eine Statistik hinzuweisen, die vor etwa 60 Jahren von MEYER*) auf Grund der Unterlagen aus drei großen Berliner Krankenhäusern aufgestellt worden ist: diese hat ergeben, daß von rund 68 000 Kranken, die in den Jahren 1892–1894 aufgenommen worden sind, weit über die Hälfte das Krankenhaus zu Fuß aufgesucht hat; 19 v. H. der Kranken haben sich öffentlicher Verkehrsmittel (vorzugsweise Droschken) und nur 1 v. H. besonderer Krankenbeförderungsmittel bedient. Unter den mit öffentlichen Verkehrsmitteln in die Anstalten gelangten Kranken waren 287 nachweislich mit übertragbaren Krankheiten Behaftete; deren Zahl würde aber vermutlich noch wesentlich höher gewesen sein, wenn die erst *nachträglich* ermittelten Infektionskranken mit eingerechnet worden wären! Wenn man berücksichtigt, daß außerdem zweifellos zahlreiche der in unzweckmäßiger Weise Beförderten selbst in ihrer Gesundheit geschädigt worden sind, läßt sich die große Bedeutung ermessen, die einem geordneten Krankenbeförderungswesen für den einzelnen wie für die Allgemeinheit zukommt.

Ein weiteres praktisch äußerst bedeutsames Verfahren der Krankenbeförderung ohne Verwendung sachlicher Hilfsmittel besteht in der *Mitwirkung hierfür geeigneter* und *gut geschulter Personen.* Es kommt dann in Frage, wenn der Erkrankte selbst nicht in der Lage ist, sich ohne fremde Hilfe fort-

*) *Meyer,* G. Lit. vgl. S. 39 Nr. 5. Bd. II, S. 450.

zubewegen oder wenn z. B. bei größeren Unglücksfällen und Katastrophen, bei Unfällen an schwer zugänglichen Stellen Beförderungsgeräte nicht schnell genug oder überhaupt nicht herangeschafft werden können.

Bei dieser Art von Hilfeleistungen, die insbesondere auch für die auf dem Schlachtfeld Verwundeten zunächst meist die einzige Versorgungsmöglichkeit sind, stützt sich der zu Betreuende entweder auf die ihn führende Person oder er wird von dieser auf den Armen, bzw. dem Rücken getragen (Huckepackverfahren, RAUTEK-Griff). Steht für diesen Zweck noch eine zweite oder gar eine dritte Person zur Verfügung, von denen dann eine die notwendigen Befehle erteilt, so kann auch ein Schwerverletzter im „Drei- und Vierhändesitz" ohne Gefahr und ohne allzugroße Belastung für die Träger selbst über eine größere Wegstrecke befördert werden.

Es braucht nicht besonders hervorgehoben zu werden, daß diese Arten der Beförderung stets peinliche Sorgfalt und weitgehende Rücksicht auf den Zustand des Kranken oder Verletzten erfordern und dabei gründliche Schulung der hierfür zu verwendenden Hilfskräfte zur unerläßlichen Voraussetzung haben müssen. Bezüglich dieser Schulung, die sich auf das schonende Aufheben, auf das Tragen und die Lagerung des Hilfsbedürftigen sowie auf zahlreiche Einzelhandgriffe (bei den mit Erster Hilfe sich befassenden Verbänden wird eine Reihe von Rettungsgriffen geübt, die auch für kürzere Beförderungen geeignet sind) zu erstrecken hat, muß auf die hierfür maßgeblichen Unterrichtsbücher für Erste Hilfe und Krankenpflege hingewiesen werden.

b) Die Krankenbeförderung mit menschlicher Kraft unter Verwendung von Geräten

Wenn die in der Krankenbeförderung verwendeten Geräte sich im wesentlichen auf eine verhältnismäßig geringe Zahl verschiedener Grundformen zurückführen lassen, so sind doch die für die einzelnen Gerätegruppen bekannten, teils früher, teils heute gebräuchlichen Muster, auch ohne daß immer besondere Zweckbestimmung berechtigten Anlaß für abweichende Bauarten gegeben hat, sowie die in Betracht kommenden Anwendungsverfahren so außerordentlich zahlreich und vielseitig, daß eine auch nur einigermaßen vollständige Berücksichtigung aller hierher gehörenden Gegenstände und Einrichtungen unmöglich ist. Es können daher im nachstehenden nur die wichtigsten „Leittypen" oder solche Verwendungsformen herausgegriffen werden, die aus geschichtlichen oder sonstigen, jeweils zu erörternden Gründen besonderes Interesse beanspruchen dürfen. Dies wird vor allem notwendig sein bei gewissen von uns behelfsmäßig verwendeten Einrichtungen, wie sie aber auch heute noch bei weniger hochstehenden Völkern in ständigem Gebrauch sind.

Es erscheint zweckmäßig, die Fülle des zu behandelnden Stoffes in der Weise aufzuteilen, daß zunächst die *Krankenbeförderung zu Lande* durch Einrichtungen zum Tragen (durch Menschen und Tiere), durch solche zum Fahren (durch Menschen, Tiere und Kraftantrieb), sodann die *Krankenbeförderung zu Wasser* und mit dem *Flugzeug* besprochen werden. Die beiden letzterwähnten Beförderungsarten werden unter weitgehender Verwendung solcher Maßnahmen und Hilfseinrichtungen durchgeführt, die bereits im Rahmen der Krankenbeförderung zu Lande zu behandeln sein werden.

α) die Krankentrage und ähnliche Geräte*

Im geschichtlichen Teil unserer Ausführungen konnte bereits nachgewiesen werden, daß die Krankentrage eine ungeheuer lange Entwicklung hinter sich hat und daß Einrichtungen dieser Art, über deren nähere Einzelheiten wir freilich nicht unterrichtet sind, schon im 2. Punischen Kriege bekannt gewesen sind. Da nun die Krankentrage zweifellos dasjenige Beförderungsgerät ist, das am häufigsten, oft auch in größerer Zahl und vielfach ganz unerwartet benötigt wird, ist es nicht zu verwundern, daß ihre Entwicklung, von der jeweiligen Zweckbestimmung weitgehend beeinflußt, außerordentlich mannigfaltig gewesen ist, und daß gerade hier die Notwendigkeit, behelfsmäßig hergestellte Geräte zu verwenden, seit jeher und bis zum heutigen Tage eine hervorragende Rolle spielt. Da nun die vorerwähnten Fälle eines plötzlichen hohen Bedarfs insbesondere auf dem Schlachtfeld eintreten werden, so wird verständlich, daß gerade die Erfahrungen des Kriegssanitätsdienstes nach dieser Richtung hin ungemein wertvolle Anregungen gegeben haben.

Wenn bereits oben bemerkt wurde, daß die Zahl der Krankenbeförderungsmittel, auch im Rahmen der einzelnen Gruppen selbst, ungeheuer groß ist, so gilt dies im besonderen Ausmaße für die Krankentragen. Versucht man nun, die hierher gehörenden Gerätschaften ihrer Art nach zu ordnen, so erscheint es zweckmäßig, sich nicht von vornherein zu eng an den recht geläufigen Begriff „Krankentrage" zu binden, sondern hier alle diejenigen Einrichtungen einzubeziehen, die zum *Tragen Verwundeter oder Kranker durch menschliche Kraft* bestimmt sind, gleichgültig, ob die *Beförderung im Sitzen oder im Liegen* vor sich geht. Unter diesem Gesichtswinkel bietet sich die willkommene Möglichkeit, die hiernach in Betracht kommenden Beförderungsmittel im wesentlichen auf drei Grundformen zurückzuführen, den *Stuhl* für die Beförderung Sitzender, die *Hängematte* und die *eigentliche Krankentrage* für die Beförderung Liegender. Man könnte nun ver-

* Es sei gestattet, an dieser Stelle auf einen namentlich in Süddeutschland weitverbreiteten sprachlichen Unfug, die Bezeichnung „Kranken*bahre*" oder „Trag*bahre*", hinzuweisen. Die „Bahre" ist nach unserem heutigen Sprachgebrauch ein Gerät zum Aufbebahren von Leichen und hat mit der Versorgung Erkrankter und Verwundeter nichts zu tun.

sucht sein, bei Betrachtung der einzelnen Gruppen von Geräten in den zahllosen behelfsmäßigen Einrichtungen gewissermaßen die technischen Vorstufen der endgültigen Gebrauchsform zu erblicken und hiernach die Gliederung der Einzelgegenstände festzusetzen. In gewissen Fällen mag ein solches zweifellos verlockendes Vorgehen berechtigt sein, es wird aber sehr häufig dem wahren Entwicklungsgang nicht entsprechen, da sehr viele der behelfsmäßigen Geräte tatsächlich erst auf dem Boden fertiger, in der Praxis bereits bewährter Einrichtungen entstanden sind. Es sollen daher diejenigen Beförderungsmittel, auf die näher einzugehen sein wird, im allgemeinen nach der zeitlichen Folge ihrer Entwicklung behandelt werden.

β) Die Beförderung Sitzender

Die Besprechung der Beförderung Kranker ohne Geräte war bereits oben auf den Drei- und Vierhändesitz als ein recht brauchbares Verfahren, Verwundete schnell und schonend aus der vordersten Schlachtlinie zu entfernen, hingewiesen worden. Dieses Verfahren wurde wesentlich verbessert dadurch, daß man den zu Befördernden auf einen behelfsmäßig aus *Stroh geflochtenen Ring* setzte, der von den beiden Trägern mit der jeweils dem zu Tragenden zugekehrten Hand gefaßt wurde, während der Kranke mit den Armen die Schultern der Träger umfaßte. Als noch zweckmäßiger erwies es sich, drei lederne *Leibriemen*, die ja dem Soldaten stets zur Hand sind, nach Art einer Kette ineinander zu fügen; während die zwei äußeren Riemen von den Trägern über die Schultern genommen werden und diesen so das Tragen außerordentlich erleichtern, bildet der mittlere einen leidlich bequemen Sitz für den Verwundeten. Dieser Gedanke liegt auch dem bereits von GOERCKE unter der Bezeichnung *„Tragsessel"* (Abb. 5) eingeführten Tragsitz zugrunde, der wegen seines geringen Gewichtes und seiner leichten Unterbringung in mehrfacher Gestaltung auch später weitgehende Verwendung gefunden hat. Auf ähnlichen Grundsätzen beruht ferner die *Tornistertrage*, die trotz ihres behelfsmäßigen Charakters in mechanischer Hinsicht eindeutige Vorteile (günstige Kräfteverteilung) bietet. Eine ausgezeich-

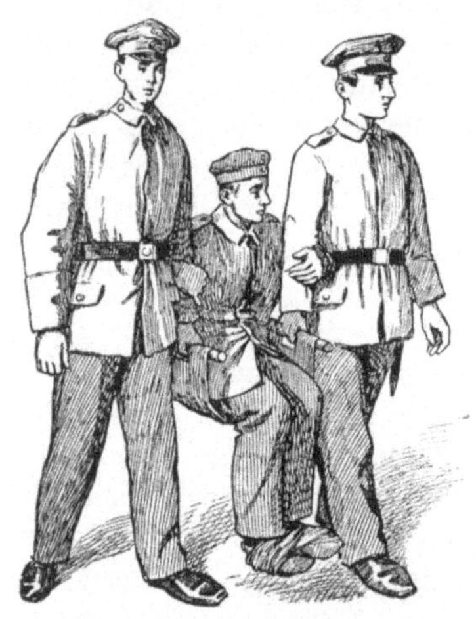

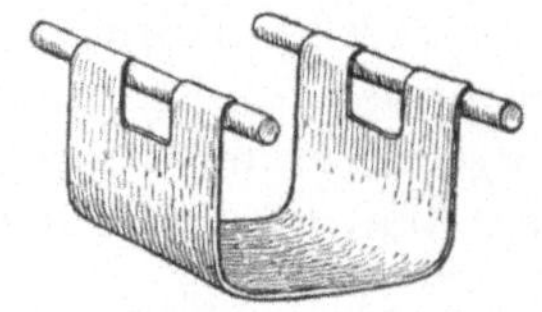

Abb. 5. Tragtuch, aus einem Stück Läufer oder einem Handtuch und zwei Stäben hergestellt (Nach v. Esmarch)

nete technische Vervollkommnung hat dieses Verfahren in der von der Firma Fischer in Heidelberg um die Mitte des vorigen Jahrhunderts hergestellten „*Stuhltrage mit beweglicher Rückenlehne und Fußstütze*“ (Cacolet) gefunden.

Hatte sich sonach die Beförderung Kranker unter Verwendung behelfs- und fabrikmäßig hergestellter Sitzgelegenheiten als recht brauchbar erwiesen, so ist auch der *Stuhl* selbst in seiner ursprünglichen Gestalt oder in mannigfach abgeänderter Form diesen Zwecken nutzbar gemacht worden. Ist schon jeder gewöhnliche Stuhl, der von einem Träger an der Rückenlehne, von einem zweiten an den vorderen Beinen angefaßt wird, ein recht geeignetes Behelfsmittel, das im Notfall wertvolle Dienste zu leisten vermag, so kann dessen Brauchbarkeit zum Nutzen des auf ihm sitzenden Verletzten sowie seiner Träger dadurch wesentlich erhöht werden, daß zwei Tragholme unter der Sitzfläche durchgesteckt und beiderseits am Sitzbrettrahmen befestigt werden (Abb. 6). Wird statt der aufrechten Haltung des zu Befördern-

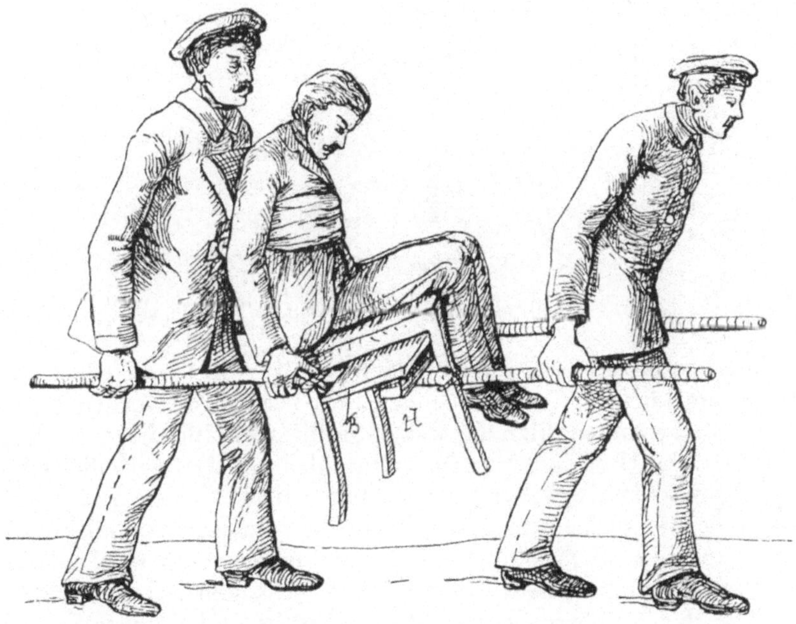

Abb. 6. Nottrage aus zwei Stangen und einem Stuhl (Nach v. Esmarch)

den eine mehr zurückgelehnte bevorzugt, so kann dem durch dem vorderen Teil der Sitzfläche untergelegte Holzleisten leicht entsprochen werden. Der mit vorstehenden behelfsmäßigen Einrichtungen entwickelte Grundsatz der *Stuhltrage* hat für verschiedene Sonderaufgaben seine praktisch bedeutsame Verwertung gefunden: In den achtziger Jahren des vorigen Jahrhunderts empfahl der bekannten Wiener Rettungsfachmann v. Mundy seinen *Stiegen-*

sessel, der mit Hilfe zweier seitlich befestigter Tragholme auf engen Treppen und Gängen besondere Vorteile bot. Der gleiche Grundsatz, wenn auch in wesentlich verfeinerter Durchführung, kehrt in der v. Mundyschen *Dachkammertrage* wieder (Abb. 7); sie kann mit Tragholmen von zwei, mittels eines Traggurtes aber auch von einem Träger (auf dem Rücken) getragen werden, ist weitgehend zerlegbar und besitzt eine Schutzvorrichtung, die den Getragenen gegen Abgleiten sichert. Ein ähnlich gebauter *Tragsessel* ist im Rettungsmuseum in Graz vorhanden, der, mit Rädern versehen, zugleich

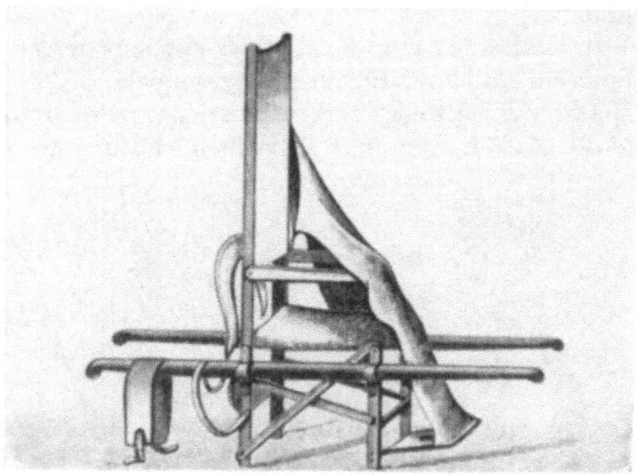

Abb. 7. Dachkammertrage nach v. Mundy (Phot. Piper)

zum Fahren benutzt werden kann und früher für die Krankenbeförderung bei den österreichischen Eisenbahnen vielfach verwendet worden ist. Neben ihrer bereits erwähnten Eignung dieser Stuhltragen für die Beförderungen unter schwierigen Umständen haben sie sich als besonders vorteilhaft für den Gebirgsrettungsdienst erwiesen, wo sie unter dem Namen *Tiroler Kraxe*, *Stigler-Trage* usw. allgemein bekannt sind. In diesem Zusammenhang sind schließlich auch die *Sänften* zu erwähnen, die, ursprünglich wohl vorwiegend als Fortbewegungsmittel hochgestellter Persönlichkeiten gedacht, stellenweise auch für die Krankenbeförderung Anwendung gefunden haben; eine solche Sänfte ist z. B. von der Salzburger freiwilligen Rettungsgesellschaft zur Beförderung Schwerkranker und Schwerverletzter noch bis zur Jahrhundertwende vielfach benutzt worden, wobei als Träger des wenig einladenden Beförderungsmittels meist Dienstleute oder die Hausknechte des ehemaligen St.-Johann-Spitals herangezogen wurden(!).

Wenn es bereits bei Besprechung der v. Mundyschen Dachkammertrage als ein besonderer Vorteil hervorgehoben worden war, daß diese notfalls von nur einem Mann auf dem Rücken getragen werden kann, so sei bemerkt, daß in gleicher Weise auch jeder gewünschte Stuhl mit Hilfe eines um Stuhlbeine und Rückenlehne geschlungenen Riemens oder Seiles verwendbar ist, oder daß ein Stuhl, mit den rückwärtigen Beinen in eine Schubkarre eingestellt, ausgezeichnete Dienste leisten kann. Es sei endlich noch einer hierher gehörenden Einrichtung gedacht, die um das Jahr 1865 von dem bereits erwähnten Mechaniker Fischer hergestellt worden ist, der *Fischerschen Rückentrage.*. Sie lehnt sich an das oben besprochene gerätlose Rückentrage-(„Hukkepack"-) Verfahren an und besteht aus einem auf dem Rücken zu tragenden, an Schultertraggurten befestigtem herzförmigem Brett, das durch entsprechenden Ausschnitt der Lendengegend des Trägers angepaßt ist; der mit einem Unterstützungsgürtel zusätzlich festgehaltene Verwundete sitzt auf diesem Brett und umklammert den Hals des Trägers (Abb. 8). Auch diese sehr zweckmäßige Vorrichtung hat im Laufe der Zeit eine Reihe von sinnreichen Abänderungen erfahren, die sich für gewisse Sonderaufgaben des Rettungsdienstes, namentlich im Gebirge, als überaus nützlich erwiesen haben.

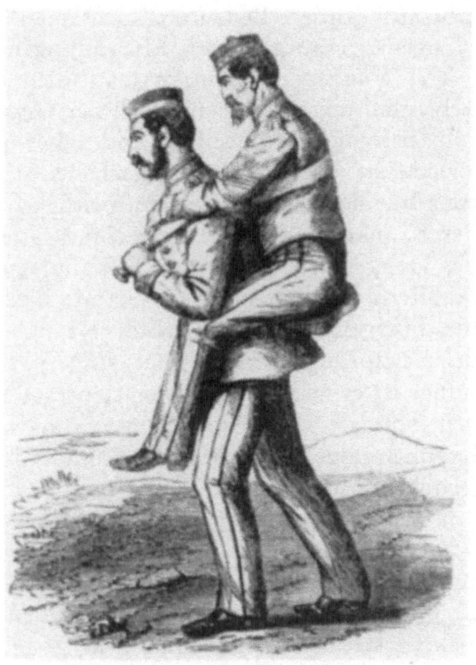

Abb. 8. Fischers Schulterntrage mit Rücksitz. Um 1865 (Nach Longmore)

γ) Die Beförderung Liegender

Die Geräte zur Beförderung liegender Kranker oder Verwundeter lassen sich, wie bereits erwähnt, auf zwei Grundformen zurückführen, die *Hängematte* und die eigentliche *Krankentrage.* Wenngleich zwischen beiden Formen laufende Übergänge bestehen, die vor allem unter den zahllosen behelfsmäßigen Geräten zu finden sind, so wäre es doch ein großer Irrtum, daraus folgern zu wollen, daß eine dieser Grundformen sich aus der anderen entwicklungsmäßig ableiten ließe. Ein gewichtiger Unterschied zwischen den aus beiden Grundformen hervorgegangenen Geräten besteht nämlich insofern, als die auf der Grundlage der Krankentrage entwickelten Beförderungsmittel ungleich zahlreicher sind und gerade für das neuzeitliche Rettungswesen eine erheblich größere Bedeutung gewonnen haben als die auf dem Grundsatz der Hängematte aufgebauten Einrichtungen.

Die *Hängematte*, ein in tropischen und subtropischen Gebieten für die Lebenshaltung fast unentbehrlicher Gegenstand, ist für die Krankenbeförderung besonders gut geeignet und daher in den genannten Landstrichen diesem Zweck seit jeher nutzbar gemacht worden. Die Technik der Krankenbeförderung mit der Hängematte entspricht grundsätzlich fast völlig derjenigen mit der Krankentrage und die wesentlichsten Unterschiede bestehen darin, daß die Hängematte im allgemeinen nur *einer* Tragstange bedarf, die auf den Schultern der Träger ruht. Gerade hierin liegt aber ein großer Vorteil, der die Hängematte als beliebtes Krankenbeförderungsmittel auch außerhalb ihrer ursprünglichen Heimat eingeführt hat: infolge ihrer einzigen Tragstange ist es mit der Hängemattentrage möglich, enge Gänge, winklige Treppen, schmale Gebirgspfade usw. ungehindert zu durchschreiten, ohne den Kranken oder Verletzten der Gefahr des Abgleitens auszusetzen. Außerdem schmiegt sich die Matte ganz von selbst dem Körper an, umschließt ihn seitlich zu einem mehr oder weniger erheblichen Teil und bietet so für ein sicheres, nachgiebiges Lager und eine schonende Beförderung vorzügliche Voraussetzungen. Die *Mattentrage* hat schließlich den großen Vorzug, daß sie im Bedarfsfalle mit stets vorhandenen Mitteln (Bettuch, Zeltbahn usw.) in kürzester Zeit behelfsmäßig hergestellt werden kann und daher jederzeit greifbar ist. Um den Oberkörper und Kopf des zu Befördernden eine gelegentlich erwünschte Bewegungsfreiheit zu sichern, braucht nur das Kopfende der Matte mit einer der Körperbreite entsprechenden Querstange gespreizt zu werden. Ist aus besonderen Gründen eine Lagerung mit gebeugten Knien erforderlich, so wird in Höhe der Kniekehlen unter der Matte eine an der Tragstange beiderseits aufgehängte, gepolsterte Querstange eingezogen (Abb. 9). Alle diese offensichtlichen Vorteile haben die Hängemattentrage

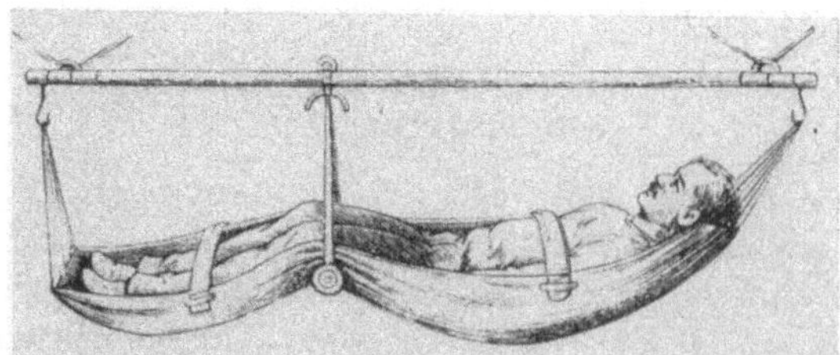

Abb. 9. Hängemattentrage mit Kniestütze (Phot. Vennemann)

oder Tragmatte zu einem vielseitig angewandten Hilfsmittel des praktischen Rettungsdienstes gemacht, und die auf diesem Grundsatz beruhende, mit reichlichen Schnürvorrichtungen versehene *Marinetrage* (Transporthängematte) ist neben ihrer eigentlichen Zweckbestimmung (auf Schiffen) für eine ganze

Reihe verschiedener Rettungsaufgaben (Rettungsdienst im Gebirge, in industriellen Betrieben, in Bergwerken, bei den Feuerwehren usw.) zu einem überaus wichtigen Gerät geworden (Abb. 10). In besonders großem Umfange wird die behelfsmäßig hergestellte Mattentrage seit jeher und noch heute im Militärsanitätsdienst verwendet, sei es, daß man, wie z. B. im Krimkriege, für diese Zwecke eine gewöhnliche Zeltbahn benutzte, sei es, daß man zwei Gewehre (oder je zwei mit den Läufen festzusammengeschnürte Gewehre) oder Lanzenschäfte durch die nach innen gestülpten Ärmel eines zugeknöpften Militärmantels *(Manteltrage)* steckte. An dieser Stelle ist einer von dem spanischen Militärarzt Dr. LANDA um das Jahre 1865 angegebenen sehr praktischen *Tragschürze* zu gedenken, die wegen ihres geringen Gewichtes und ihrer Handlichkeit von der Truppe in großer Zahl mitgeführt werden kann und ebenfalls auf dem Grundsatz der Mattentrage beruht: der hintere Träger hängt sich die mit einem Traggurt versehene Schürze um den Hals, während der vordere das Fußende an einer durchgezogenen Querstange mit beiden Händen anfaßt. Der hier vorliegende Gedanke ist übrigens bei neuzeitlichen Geräten, der sehr zweckmäßigen *Alkamed-Hebetrage* und dem auch von nur einem Träger zu bedienenden *Esetragetuch* mit großem Vorteil verwertet worden.

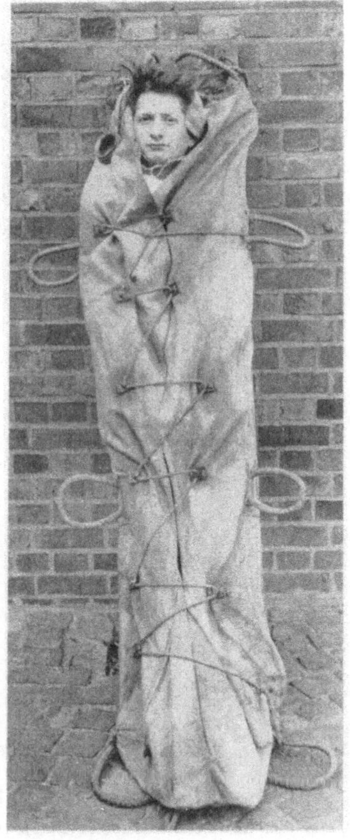

Abb. 10. Marinetrage (Nach Grähs)

Ein ähnlich eingerichtetes „*Krankentragetuch*" wurde übrigens von den Gebirgseinheiten des Heeres verwendet; es wird an je 3 an den Längsseiten angebrachten Handgriffen getragen oder mit Hilfe von Stangen, die quer oder auch in der Längsachse durch die Handgriffe gesteckt werden.

In diesem Zusammenhang ist endlich auch das *K-S-Gerät* zu erwähnen, eine aus federnden, durch Schnallgurte verbundenen Latten bestehende Vorrichtung, die den Kranken in überaus schonender Weise umschließt. Die Beförderung geschieht wie bei den vorbeschriebenen Geräten an Traggurten oder auch auf der Schulter eines einzigen Trägers. Das K-S-Gerät ist vorzugsweise geeignet für die Beförderung bei Brüchen der Wirbelsäule, des Beckens und der unteren Extremitäten, es ist aber auch im Gebirge, in Bergwerken, bei engen Treppen und Mauerdurchbrüchen sehr zu empfehlen.

Wenn bereits oben auf gewisse Übergänge zwischen den beiden Grundformen, der Hängematte und der Krankentrage, hingewiesen wurde, so sei auf zwei Vertreter solcher Zwischenstufen näher eingegangen, die Dhoolies und die Trage der Eingeborenen von Neuseeland.

Die „*Dhoolies*" (eine vermutlich aus dem Sanskrit sich ableitende Wortbildung) haben in einigen Teilen Asiens, so vor allem in Indien, im Himalayagebiet und in China in früheren Zeiten als Krankenbeförderungsmittel weitverbreitete Anwendung gefunden. Sie bestehen aus einer bettstellenartigen Liegestatt, die zum Schutze gegen Witterungseinflüsse überdacht und auch an den Seiten verschlossen ist; das Gerät ist an einer oberhalb seiner Längsachse angebrachten Tragstange aufgehängt und wird auf den Schultern getragen (Abb. 11). Der massige Bau der Einrichtung bedingt naturgemäß ein erhebliches Gewicht, so daß für die Fortbewegung im allgemeinen vier Träger notwendig sind. Trotzdem hat es, wie LONGMORE[1] berichtet, sogar in jenen mit arbeitsgewöhnter Bevölkerung dicht besiedelten Ländern immer erhebliche Schwierigkeiten bereitet, geeignete Träger für die Dhoolies zu finden. Die europäischen Truppen in Indien haben dieses Gerät im Frieden wie im Kriege regelmäßig benutzt; es diente nicht nur Beförderungszwecken, sondern, auf die an der Unterfläche befindlichen Füße gestellt, auch als Krankenbett in den Lazarettzelten. Ein Versuch, die Dhoolies um die Mitte des vorigen Jahrhunderts auch in Europa (Türkei) einzuführen, hat anscheinend keinen nachhaltigen Erfolg gehabt.

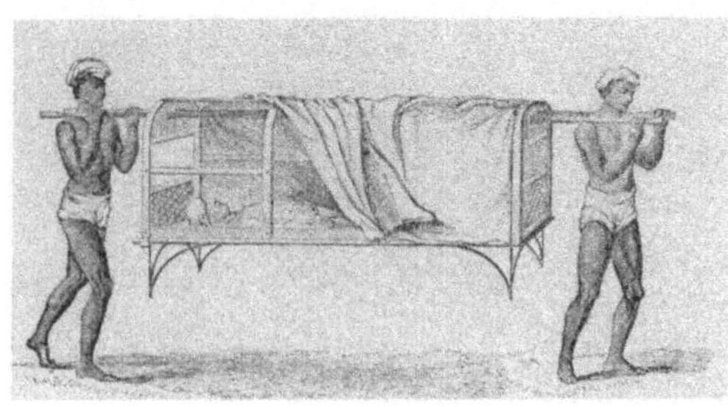

Abb. 11. Dhoolies (Nach Longmore)

Während also bei den Dhoolies die Liegestatt derjenigen der Krankentrage, die Tragevorrichtung aber der der Hängemattentrage entspricht, so ist das umgekehrte bei der *Trage der Eingeborenen von Neuseeland* der Fall. Die dort schon längst gebräuchliche Einrichtung besitzt zwei Tragstangen aus elastischem Bambusrohr, die durch Querhölzer in dem erforderlichen gegenseitigen Abstand gehalten werden; zwischen dem so entstandenen Rahmen ist nach Art einer Hängematte ein Geflecht von aus wildem Flachs hergestellten Schnüren angebracht, das dem zu Befördernden eine bequeme und federnde Liegestatt bietet. Die Träger nehmen die durch Schnüre nochmals gesicherten und fest zusammengehaltenen freien Enden der Tragstangen auf die Schultern (Abb. 12). Sollen bei dieser in jeder Beziehung einwandfreien Beförderungsart größere Wegstrecken zurückgelegt werden, so ist die Mitführung von Ersatz-

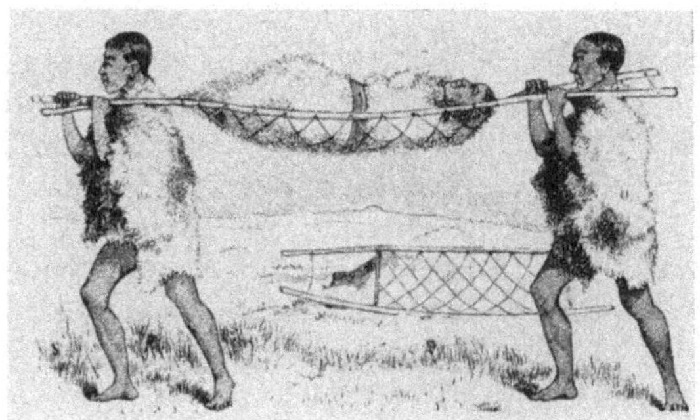

Abb. 12. Trage der Eingeborenen in Neuseeland (Nach Longmore)

trägern erforderlich. Ähnliche Einrichtungen sind übrigens auch bei den Hottentotten und anderen primitiven Völkern im Gebrauch. Der Nachteil, daß diese Tragen keine Füße haben und daher während einer längeren Ruhepause oder am Endziel nicht ohne weiteres abgestellt werden können, wurde in sehr einfacher Weise dadurch behoben, daß man sie, sofern eine eigene Stützvorrichtung nicht vorhanden ist oder von den Ersatzträgern nicht mitgeführt wird, auf gabelförmige, in den Boden getriebene Äste aufsetzt.

Haben wir also in den beiden letzterwähnten Geräten Einrichtungen kennengelernt, die sowohl ihrer Bauart wie ihrer Handhabung nach zwischen der Hängematte und der Krankentrage stehen, so wollen wir uns nunmehr dieser selbst als dem verbreitetsten und wichtigsten Krankenbeförderungsgerät zuwenden.

Die überragende Bedeutung, die der *Krankentrage* für das gesamte Rettungs- und Krankenbeförderungswesen zukommt, sowie die Unzahl der für sie vorgeschlagenen und mehr oder weniger gut bewährten Bauarten lassen es gerechtfertigt erscheinen, einige allgemeine und grundsätzliche Bemerkungen vorauszuschicken.

Im Gegensatz zu den vorstehend besprochenen mattenartigen Einrichtungen, bei denen Bauart und Körpergewicht in gegenseitigem Zusammenwirken eine sichere und schonende Lagerung gewährleisten, hat die *Krankentrage*, in ihrer ursprünglichsten Form aus Holz zusammengezimmert, eine glatte, harte Tragfläche, die von vornherein für die Lagerung Kranker oder Verletzter wenig geeignet ist. Dieser Nachteil kann durch entsprechende Polsterung leicht behoben werden. Die meist notwendige erhöhte Kopflage wird ebenfalls durch ein Polster oder, bei den neueren Bauarten, durch eine besondere Stellvorrichtung am Kopfende erreicht. Weitere Polstermittel sind zum Abstützen und schonenden Lagern verletzter Körperteile vorzusehen. Durch Anbringen von Füßen unter der Trage werden alle Unannehmlichkeiten für den auf ihr Liegenden beim gelegentlich erforderlichen Absetzen und Wiederaufnehmen behoben. Weitgehenden Schutz gegen Sonne, Regen und sonstige Witterungseinflüsse oder gegen die den Kranken stets lästigen Blicke neugieriger Unbeteiligter bietet ein das Kopfende oder die ganze Trage verschließendes Dach aus Segeltuch, das im Bedarfsfalle schnell zurückgeschlagen werden kann. Der Sicherung des Kranken gegen Abgleiten während des Tragens dienen verstellbare Leder- oder Stoffgurte, die am besten über Brust- und Oberschenkelgegend angelegt werden. Die beim Tragen unvermeidlichen Erschütterungen lassen sich durch Verwendung federnder Rohstoffe, durch die Auswahl gleichgroßer Träger und durch deren zweckmäßige, in besonderer Ausbildung einzuübende Gangart (Gebirgsschritt, alle Bewegungen nach besonderem Kommando eines der Träger) auf ein durchaus erträgliches Ausmaß herabsetzen; im gleichen Sinne wirkt der zusätzliche Gebrauch von um die Tragholmenden geschlungenen Schultertraggurten, die überdies den Trägern ihre anstrengende und verantwortungsvolle Arbeit wesentlich erleichtern. Wenn es die Umstände erfordern, insbesondere auch bei Beförderungen von längerer Dauer, müssen Verband- und Arzneimittel, gegebenenfalls auch Erfrischungen und Beköstigung mitgeführt werden; bei den neuzeitlichen Krankentragen ist ein hierfür geeigneter Aufbewahrungsort unter dem Kopfgestell vorgesehen.

Den vielseitigen und recht weitgehenden Anforderungen, die an eine gut brauchbare Krankentrage zu stellen sind (niedriges Eigengewicht, große Tragfähigkeit, einfache Bedienung, geringe Raumbeanspruchung, Wetterfestigkeit, Möglichkeit gründlicher Reinigung und Desinfektion), kann durch die Verwendung geeigneter und hochwertiger Rohstoffe sowie durch sinnvolle Bauart weitgehend entsprochen werden.

Als wichtigste *Rohstoffe* kommen in erster Linie Metall (Eisen, Leichtmetall), heutzutage fast ausschließlich in Gestalt dünnwandiger Rohre, Holz (Esche, Buche, Bambus- und Malaccarohr), Segeltuch und endlich auch Maschendraht in Frage.

Die *Bauart* hängt vorwiegend von der beabsichtigten Zweckbestimmung ab und hat im Laufe der Zeiten entsprechend den Fortschritten der Technik recht mannigfaltige Wandlungen erfahren. Wenn heute die *zerlegbare Krankentrage* wegen ihrer sinnfälligen Vorzüge im Vordergrund des Interesses steht und es möglich geworden ist, durch Verwendung von Längs- und Querscharnieren und durch sonstige technische Hilfsmittel diese Geräte zu einem erstaunlichen Grad von Vollkommenheit zu entwickeln, so sei daran erinnert, daß dieser Gedanke bereits in den französischen Revolutionskriegen erwogen und auch mit immerhin beachtlichem Erfolg durchgeführt worden ist. (Vgl. S. 9.)

Diese allgemeinen Bemerkungen vorausgeschickt sollen nunmehr im folgenden die wichtigsten Bauarten von Krankentragen nach den Gesichtspunkten der zeitlichen Entwicklung und ihrer besonderen Zweckbestimmung kurz besprochen werden.

Es ist bereits darauf hingewiesen worden, daß die ältesten Krankentragen aus Brettern und Latten roh zusammengefügt waren und in dieser Form dem darauf befindlichen Verwundeten zweifellos kein sehr angenehmes Lager geboten haben. Auch eine aus dem Jahre 1790 stammende, aus Holz gefertigte, mit Blech ausgeschlagene und einem Luftloch versehene *Krankentruhe*, die im früheren Salzburger Rettungsmuseum aufbewahrt wurde, mutet uns heute mehr wie ein Sarg denn als ein für die Beförderung Kranker und Schwerverletzter geeignetes Gerät an, umsomehr, als zu jener Zeit schon andere hochwertige Einrichtungen jener Art bekannt waren. Dies gilt z. B. von den *Tragkörben*, die bereits in früheren Jahrhunderten wegen ihrer vielseitigen Vorzüge in verschiedener Bauart verbreitete Anwendung gefunden und sich stellenweise bis in die heutige Zeit erhalten haben. Ein solcher Tragkorb, der sich ausgezeichnet bewährt hat, war bereits im Jahre 1769 bei der Hamburger Rettungsgesellschaft in Gebrauch, er ist auf S. 8 näher beschrieben worden.

Von einer für seine Zeit geradezu erstaunlichen technischen Vollkommenheit war das vom dänischen Obermedicus WENDT[2] im Jahre 1816 beschriebene *„englische hängende Tragbett“*: Von einem länglich-viereckigen, mit endständigen Hangriffen versehenen Holzrahmen wird ein ebenso gestalteter, mit 4 Querbügeln als Stützen für ein Zeltdach überspannter, federnder Metallrahmen getragen, in den ein der Aufnahme des Kranken dienender, durch Seitenwände gesicherter Kasten eingehängt wird. Den Forderungen nach guter Federung einerseits und nach bequemer, einwandfreier Lagerung (ausgiebige Polster) andererseits ist hier also in einer fast verschwenderischen Weise entsprochen. Es muß jedoch festgestellt werden, daß die beschriebene Einrichtung trotz all' ihrer Vorzüge viel zu schwerfällig, zu umständlich in der Bedienung und auch zu teuer war, um in einen Wettbewerb mit der Krankentrage treten zu können.

Hier ist auch des von MEISSNER angegebenen *Drahtbettes* zu gedenken, das auf gewöhnlichen Bauernkarren untergebracht werden und nach beendeter Beförderung im Krankenhaus als Liegestatt aufgestellt werden konnte. Es hat sich nicht bewährt, da die zwar leichte Bauart nicht die erforderliche Festigkeit gewährleistete.

Der bereits wiederholt nachgewiesene fördernde Einfluß, den der *militärische Sanitätsdienst* auf das gesamte Krankenbeförderungswesen ausgeübt hat, läßt sich nun auch bei den planmäßigen, mit unbeirrbarer Folgerichtigkeit durchgeführten Bestrebungen erkennen, eine allen Anforderungen des *Felddienstes* entsprechende Krankentrage zu entwickeln.

Während in der preußischen Armee ursprünglich und bis in das 19. Jahrhundert hinein der an seinen Längsseiten mit Gurtschlaufen versehene Strohsack vielfach als Krankenbeförderungsmittel *(Strohsacktrage)* gedient hat und behelfsmäßig im Kriege auch jetzt noch verwendet wird, war bereits im Jahre 1814 eine von GOERCKE gebaute Krankentrage eingeführt worden, die „aus einem von gutem Zwillich verfertigten Sacke (oder auch einem einfachen Stück Zwillich, auf jeder Seite mit einer Scheide versehen) besteht, der durch zwei seitwärts eingeschobene leichte hölzerne Tragebalken (Kiefernholz), sowie durch 2 an letzterem befestigte und eingehakte Eisenstäbe angespannt wird. Jeder Tragbahre sind 2 Traggurte zugefügt, um durch das Umlegen der letzteren über die Schultern der Träger die Last mehr zu verteilen. Durch Verlängerung der Tragbalken kann leicht eine solche Vorrichtung getroffen werden, daß das Tragen der Schwerverwundeten durch Esel, Maultiere und andere sicheren und vorsichtigen Schritt gehende Tiere bewerkstelligt wird"[3]. Da es sich aus mehrfachen Gründen, insbesondere aus Rücksichten auf den Verwundeten als notwendig erwies, die Goerckesche Trage mit Füßen auszustatten, wurden solche, je 2 durch eine Querstange miteinander verbunden und zum Aufschieben auf die Tragstangen eingerichtet, eingeführt. Ganz ähnlich wie die ursprüngliche Form der Goerckeschen Krankentrage war übrigens eine in der USA-Armee noch um das Jahr 1865 gebrauchte Trage beschaffen, bei der die mit Gelenken versehenen Handgriffe, nach unten geschlagen und festgestellt, als Füße dienten.

Einen sichtlichen Fortschritt der Goerckeschen Trage gegenüber bedeutete die *Krankentrage 1853;* sie bestand aus einem festen Rahmen von Eschenholz mit darunter angebrachten Füßen und hatte ein mit Hilfe seitlich befestigter eiserner Zahnstangen verstellbares bewegliches Kopfgestell. Verschiedene beim Gebrauch sich ergebende Mängel machten aber bald einige Abänderungen notwendig: der aus Zwillich bestehende Überzug wurde für Lager und Kopfgestell geteilt, das Kopflager selbst mit Heu oder Seegras gepolstert. Die Füße wurden, um ein stoßfreies Verschieben der Trage auf dem Erdboden oder im Krankenwagen zu ermöglichen, mit bügelförmigen Eisenbändern überspannt, eine Neuerung, die sich praktisch ausgezeichnet bewährte und dazu führte, daß man später auf die Holzfüße gänzlich verzichtete. Dieses sowohl zum Tragen wie auch als Lagerstätte im Krankenwagen gut brauchbare Gerät wurde unter der Bezeichnung *Krankentrage 1860* beim Heere eingeführt. Die auf Grund ständiger Versuche und Prüfungen in der Folge durchgeführten Verbesserungen der beschriebenen Trage erstreckten sich vorzugsweise auf einen Ersatz der früher meist verwendeten Bezugstoffe durch Segeltuch, auf einschiebbare Hangriffe zwecks Verkürzung der Trage (Anpassung an die Raumverhältnisse der Krankenwagen!), auf Vorrichtungen zur Befestigung der Trage auf einem Rädergestell, auf Ersatz der gepolsterten Seitenlehnen durch Schutzklappen, die über dem Verwundeten zusammengeschnallt wurden u. a.

Gesteigerte Aufmerksamkeit wurde wegen der hiermit verbundenen Vorteile auch seit langem auf den Bau einer guten *zusammenlegbaren Krankentrage* gelegt, deren erstes, in Eschenholz ausgeführtes, mit Eisenbeschlägen versehenes und in der Querachse zusammenlegbares Muster nach vorausgegangenen Versuchen im Jahre 1866 eingeführt wurde. Die Trage war 57 cm breit, 250 cm lang und hat sich im deutsch-französischen Kriege 1870/71 recht gut bewährt. Im Hinblick auf die erwünschte Steigerung der Tragfähigkeit und die Notwendigkeit einer Anpassung an die Ausmaße der Sanitäts- und Krankenwagen sind in der Folge verschiedene Abänderungen ausgeprobt worden, die schließlich zu der aus Mannesmannrohr von rechteckigem Querschnitt gefertigten zusammenlegbaren *Krankentrage 1913* führten. Diese wird, wie übrigens auch ihre Vorläufer, über ein unter den Tragstangen gelegenes Gelenk in der Querachse zusammengeklappt und kann nach Art eines Tornisters an den Schultergurten von einem Mann auf dem Rücken getragen werden. Ihr Gewicht beträgt einschließlich Bespannung rund 18 kg.

Es seien zum Schluß noch die beiden letzten in der Armee eingeführten *Feldtragen 1934* und *1937* kurz erwähnt.

Die *Feldtrage 1934* besteht aus zwei gleichen Halbtragen, deren jede nach Lösung der Spreizvorrichtung und unter Benutzung ohnehin vorhandener Riemen, Schnallen und des Bezuges so eng verschnürbar ist, daß sie mit Hilfe des Tragengurtes wie ein Karabiner umgehängt und getragen werden kann. Der Träger ist aber auch in der Lage, ohne Schwierigkeiten auf jeder Schulter je eine Hälfte und somit die gesamte Trage mit allem Zubehör zu befördern. Das Fertigmachen der Trage sowie das spätere Wiederzusammenlegen sind denkbar einfach und bei einiger Übung innerhalb kürzester Zeit durchzuführen (vgl. Krankenträgerordnung vom 20. 12. 1934, HDV 100, S. 12). Das Gestell der Trage besteht aus Vierkantstahlrohr und Holz, der Bezug aus Segeltuch; die Erhöhung des Kopfendes wird durch Kopflehnsäulen ermöglicht. Seitliche Ausläufer des Tragenbezuges in Brust- und Kniehöhe, die über dem zu Befördernden verschnürt werden, gewährleisten dessen sichere und ruhige Lage.

Die *Feldtrage 1937* ist im wesentlichen nach den gleichen Grundsätzen gebaut, weist aber eine Reihe beachtlicher Verbesserungen auf und wurde im letzten Kriege fast ausschließlich bei der Truppe verwendet (Abb. 13). Das Fertigmachen bzw. Zusammenlegen wird durch einfaches Ineinanderhaken der Einzelteile wesentlich erleichtert. Die Kopflehnsäulen sind weggefallen; dafür wird das Kopfpolster durch Kleidungsstücke usw. gebildet, die in eine aus umgeschlagenen Tragenbezug gebildete Tasche eingelegt werden. Die Trage, deren Gesamtgewicht 16 kg beträgt (Länge mit ausgezogenen Tragholmen 242 cm, Breite 57 cm), kann in allen Kranken- und Sanitätswagen des Heeres und des DRK eingestellt werden, sie gestattet auch das Anbringen von Skikufen, Rädern oder Gleitschienen.

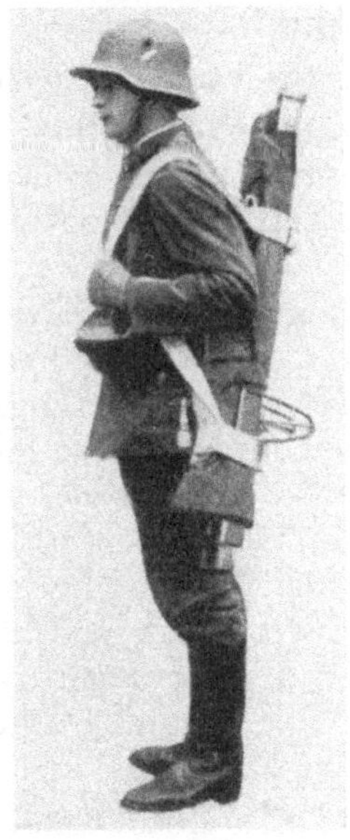
Abb. 13. Feldtrage 1934

Überprüfen wir nochmals den Weg, der in rund 130 Jahren von der noch recht einfachen und bescheidenen Krankentrage Goerckes zu der höchsten Anforderungen entsprechenden Feldtrage 1937 geführt hat, so läßt dieser eine durch laufende Übergänge gekennzeichnete ununterbrochene Fortentwicklung erkennen. Die reichen Früchte aber, die die zielstrebigen, von ausgezeichneter Sachkunde geleiteten Arbeiten der Heeressanitätsverwaltung gezeitigt haben, sind auch der Allgemeinheit in ausgiebigstem Maße zugute gekommen, indem den für das zivile Krankenbeförderungswesen maßgeblichen Stellen die militärischen Erfahrungen für ihre eigenen einschlägigen Bedürfnisse bereitwilligst zur Verfügung gestellt wurden.

So begegnen uns denn auch unter den für *zivile* Aufgaben bestimmten Geräten immer wieder solche, die den einzelnen zeitlichen Etappen des militärischen Entwicklungsweges mehr oder weniger entsprechen oder nach deren Grundsätzen gestaltet sind. Bei den Sanitätskolonnen, den Verbänden der Genossenschaft freiwilliger Krankenpfleger im Kriege vom Roten Kreuz, den Samaritervereinen usw. ist lange Zeit hindurch bis zu Beginn unseres Jahrhunderts eine zusammenlegbare Krankentrage für Übungszwecke wie auch für den praktischen Gebrauch verwendet worden, die in ihrer Bauart große Ähnlichkeit mit der militärischen Krankentrage 1853 (S. 56) besitzt. Die beim Leipziger Samariterverein vor rund 60 Jahren gebrauchte Krankentrage glich in fast allen ihren Einzelheiten dem Modell 1891 der Heeressanitätsverwaltung, allerdings mit dem grundsätzlichen Unterschiede, daß diese in der Querachse, die erstgenannte dagegen in der Längsachse zusammenlegbar war.

Der, wie wir gesehen haben, keineswegs neuartige Grundsatz der *zerlegbaren Krankentrage* hat der Technik mannigfaltige Anregungen gegeben und immer wieder neue Aufgaben gestellt, die nicht allein auf eine bequeme, sichere und schonende Beförderung abzielten, sondern die Tragen auch für gewisse Sonderzwecke geeignet machen sollten. So ist bei der Rettungsabteilung der Freiwilligen Feuerwehr in Graz eine Trage („Grazer Normaltrage") mit dreiteiligem Tragbett in Gebrauch gewesen, die durch Verstellung ihrer Einzelteile Lagerungen von der liegenden bis zur sitzenden Haltung in allen gewünschten Zwischenstufen ermöglichte. Da jeder Einzelteil mit einem eigenen, aus isolierten Zellen bestehenden Luftkissen, das bei Gebrauch aufgeblasen wurde, bedeckt war, bot diese Trage in hervorragendem Maße die Möglichkeit, selbst Schwerverletzte schonend zu lagern oder über enge, schwer gangbare Wege zu befördern. Ein ähnliches Muster ist übrigens unter der Bezeichnung *„Clerk's Feldtrage"* bei der englischen Armee mit gutem Erfolg benutzt worden. Von gewisser historischer Berühmtheit ist ferner das von Dr. Reiss angegebene *Tragbett* geworden, das im letzten Viertel des vorigen Jahrhunderts in verschiedenen Rettungsstationen der Stadt Wien benutzt wurde. Es bestand aus einem zusammenlegbaren eisernen Rahmen und stellte eine auf Füßen ruhende, mit ausziehbaren Griffen versehene

Krankentrage dar, die, nach Art einer eisernen Bettstelle zusammengelegt, sehr wenig Platz beanspruchte. Die im übrigen reichlich schwere Trage konnte durch eine Plane vollkommen verdeckt werden, deren Stütze ein aus Eisenstäben gefertiges Gestell bildete.

Als Musterbeispiel technischer Vollendung sei schließlich noch der vom früheren östereichischen Generalstabsarzt Dr. TINTNER empfohlenen „*Univerversal-Rettungstrage*" gedacht. Die Längsholme werden gebildet durch je 4 gelenkig miteinander verbundene Rohrteile, die durch je ein Querrohr am Kopf- und Fußteil zusammengehalten werden. Durch sinnvoll eingerichtete weitere Gelenke werden zahlreiche Winkelstellungen verschiedenster Art ermöglicht, so daß der Kranke unter völliger Berücksichtigung aller durch seinen Zustand bedingten Erfordernisse in jeder gewünschten Lage befördert werden kann. Die im zusammengelegten Zustande einen Raum von 40×40×16 cm beanspruchende Trage kann aufgeschlagen über enge Treppen, auf steilen Gebirgspfaden usw. getragen und in jedem nur denkbaren Fahrzeug, sogar in einem Personenkraftwagen oder in einem kleinen Fahrgastflugzeug aufgestellt werden, so daß eine Umbettung während der Abbeförderung bis zu deren Beendigung nicht mehr erforderlich wird. Leider ist es bisher noch nicht möglich gewesen, die anscheinend sehr weitgehenden Anforderungen entsprechende Trage fabrikmäßig herzustellen, so daß die praktische Erprobung dieses vielleicht etwas empfindlichen Gerätes noch aussteht.

Als neueste Erzeugnisse (Februar 1954) dieser Art sind von der Firma Miesen-Bonn 2 genormte Krankentragen entworfen worden, die „Deutsche Einheitskrankentrage" (Din 13024) und die „Krankentrage mit Rollen" (Din 13025). Sie zeichnen sich bei geringem Gewicht (11,5 bzw. 17,5 kg) durch besonders große Stabilität und Tragfähigkeit sowie durch gute Federung aus.

Handelte es sich bei den bisher besprochenen Krankentragen um solche, die im Krankenbeförderungsdienst ganz allgemein verwendet werden, so ist noch einiger Geräte zu gedenken, deren Bauart wegen besonderer Zweckbestimmung von der üblichen abweicht.

Es war bereits wiederholt bemerkt worden, daß die Krankenbeförderung *im Gebirge* oftmals auf steile, schmale und schwer begehbare Wege angewiesen ist, bei deren Benutzung eine gewöhnliche Krankentrage nicht allein vom Kranken oder Verletzten wenig angenehm empfunden, sondern auch, insbesondere wegen ihres verhältnismäßig großen Gewichtes, den Trägern recht erhebliche Anstrengungen und Schwierigkeiten zumuten würde. Beides läßt sich dadurch vermeiden, daß die Trage in ihrer Längsausdehnung ganz erheblich herabgesetzt wird, was letzten Endes darauf hinauskommt, daß der zu Befördernde anstatt einer liegenden eine halbsitzende oder sitzende Körperhaltung einnimmt. Wir finden daher unter den Tragevorrichtungen für den Gebirgsdienst sowohl reine Tragsitze, wie sie oben bereits erwähnt wurden, als auch Krankentragen, die entweder für eine Beförderung im Sitzen eingerichtet oder aber, unter Ausnutzung hervorragender Hilfsmittel der neuzeitlichen Technik, so weitgehend verstellbar sind, daß dem Kranken alle Zwischenstufen zwischen Sitzen und Liegen ermöglicht werden.

Der älteste und einfachste Vertreter der hierher gehörenden Tragsitze ist die *Tiroler Kraxe*, die nach Art eines Tragkorbes von einem Mann auf dem Rücken getragen wird und im Hinblick auf ihre große Bedeutung insbesondere für die Gebirgsbevölkerung unter geschickter Auswertung der technischen Fortschritte zu einem recht beachtlichen Grad von Vollkommenheit entwickelt worden ist. Von den eigens für den Gebirgsrettungsdienst gebauten verstellbaren Krankentragen ist vor allem der *Stiglertrage* zu gedenken, die durch weitgehende Verstellbarkeit eine Anpassung an jede nur irgendwie erwünschte Körperhaltung ermöglicht, zum Tragen in schwierigstem Gelände, zum Schleifen sowie zum Abseilen verwendet und in zusammengelegtem Zustande von einem Mann bequem getragen werden kann (Abb. 14). Die Stiglertrage hat sich bei regelmäßigem Gebrauch durch den Alpinen Rettungsausschuß in Wien seit langem bestens bewährt. Ausgezeichnete Dienste leisten ferner die eigens für die Bedürfnisse im Hochgebirge gebaute *Bergwacht-*

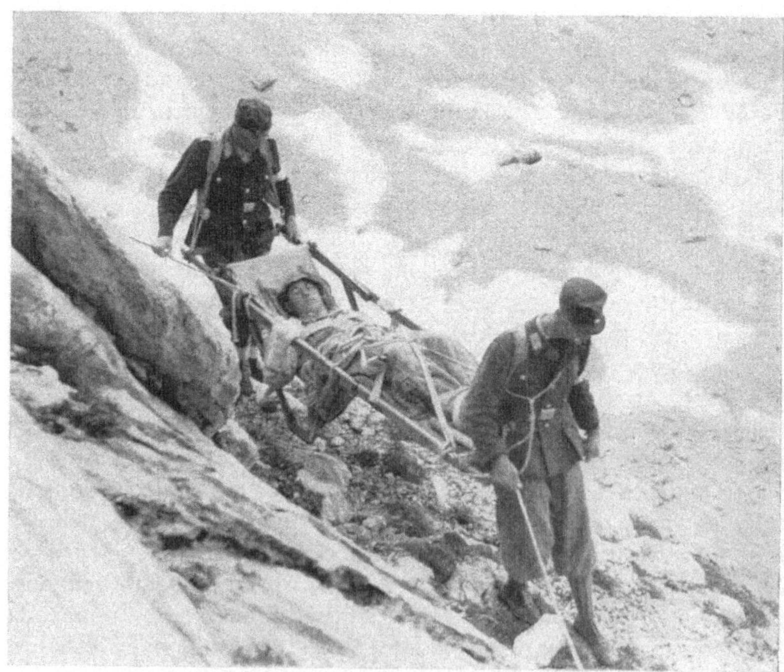

Abb. 14. Stiglertrage beim Abtransport

Stahlrohr-Trage (vgl. Abb. 27 S. 77) sowie die aus Holz gefertigte *Alpenvereins-Trage.* Für die Bergung im Schrofengelände ist es u. U. notwendig, die Unterseite der Trage mit Gleitschienen zu versehen, um den Verletzten gegen Schäden durch vorstehende Felsteile zu schützen*).

Welche vielseitigen Wechselvorrichtungen bei geschickter Auswertung aller Hilfsmittel neuzeitlicher Technik ermöglicht werden, beweist eine von dem bereits erwähnten *Dr. Tintner* angegebene *Gebirgsrettungstrage,* die sowohl für liegende wie für sitzende Kranke benutzt und an ausziehbaren Handgriffen oder auch an besonderen Bügeln, schließlich sogar nach Art einer Kraxe auf dem Rücken getragen werden kann. Die gleiche Trage ist ferner als feststehendes Lager, als Operationstisch oder als Krankenstuhl verwendbar und kann, zusammengelegt, von einem Mann wie ein Tornister auf dem Rücken getragen werden. Leider ist auch diese Trage, die rund 12 kg wiegt in der Rettungspraxis noch nicht hinreichend ausgeprobt, so daß ein abschließendes Urteil vorerst nicht gefällt werden kann; im übrigen sei bemerkt, daß für Krankenbeförderung im Gebirge die Zeltbahn- und Strohsacktragen mancherlei Vorteile bieten und bei der Wehrmacht ausgiebige Verwendung gefunden haben.

Da nun im Gebirgsrettungsdienst die Beförderung Verletzter vielfach über schwerbegehbares Gelände erfolgen muß, ist es erforderlich, die Tragevorrichtung so einzurichten, daß sie gegebenenfalls *an Seilen aufgehängt* durch die Luft befördert werden kann. Hierzu sind die schon erwähnten Stigler- und Tintner-Gebirgstragen sowie die oben beschriebenen Marinetrage und das K-S-Gerät (S. 51) ohne weiteres geeignet. Ein weiteres, gerade unter den schwierigsten Verhältnissen im Hochgebirge unentbehrliches Gerät zum Abseilen eines Verletzten ist der vom ehemaligen stellvertretenden Landesführer Bayern der Deutschen Bergwacht, Ludwig GRAMMINGER in München, angegebene *Trag-* und *Abseilsitz* (Abb. 15), der sich in vielfacher praktischer Erprobung ausgezeichnet bewährt hat**) und in abgeänderter Form s. Z. auch bei der Wehrmacht eingeführt worden ist. (Vgl. hierzu auch S. 78.)

Noch größere Schwierigkeiten als im Gebirge treten der Abbeförderung Kranker und Verletzter in *Bergwerken* entgegen, wo die ohnehin oft schwer zu überwindenden Strecken meist recht eng und niedrig sind oder aber, z. B. nach einem Grubenunglück, vielfach überhaupt mehr oder weniger ungangbar werden. Die Beförderung kann unter solchen Verhältnissen höchstens in gebückter Haltung, u. U. überhaupt nur kriechend durchgeführt werden,

---

*) Nähere Einzelheiten sind zu entnehmen dem „Lehrbuch des alpinen Sanitäts- und Rettungsdienstes" von Dr. Franz *Friedrich.* Verlag Morgenroth-Gotteswinter, München. S. ferner Ligue des Sociétés de la Croix Rouge, Serie 1943 Nr. 4 „Le transport des blessés en montagne".

**) Ausführliche Beschreibung mit Abbildungen in der Zeitschrift „Das Deutsche Rote Kreuz", 1942, Heft Januar/Februar, S. 34.

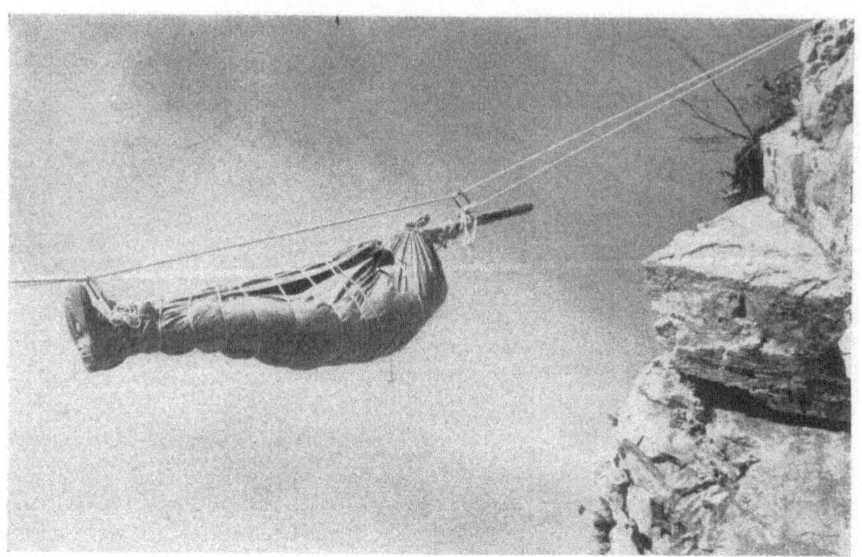

Abb. 15. Abtransport mit Seilbahn (Phot. Schulze)

und die zu verwendenden Beförderungsgeräte müssen sich diesen Notwendigkeiten anpassen. Der mit besonderer Umsicht und Sorgfalt ausgebaute *Grubenrettungsdienst* hat für die ihm nach dieser Richtung hin gestellten Aufgaben sehr befriedigende Lösungen gefunden. Das einfachste Gerät dieser Art dürfte das sogen. *Schleifbrett* sein, ein mit Handgriffen, Schnallvorrichtungen und Polsterung versehenes kräftiges Brett, auf dem der Verunglückte gelagert und vom Unfallort solange schleifend abbefördert wird, bis ein gut begehbarer Stollen erreicht ist. Nunmehr kann die Weiterbeförderung durch einen unter das Schleifbrett geschobenen Rollbock oder durch ein Fahrgestell, deren Räder auf den Schienen der Grubenbahn laufen, leicht und schonend zu Ende geführt werden. Auf dem gleichen Grundsatz beruht der bereits wesentlich besser entwickelte *Schleifkorb* (Abb. 16), eine körpergroße, mit Polsterung, Anschnallvorrichtung und Kopfschutz versehene Blechwanne; diese kann ebenfalls in Verbindung mit Rollbock oder Fahrgestell benutzt, außerdem aber zwecks Einladens in einen Krankenwagen ohne nochmalige Umbettung auf eine Krankentrage aufgepaßt werden. Örtlichen Erfahrungen und Bedürfnissen entsprechend sind noch verschiedene andere nach ähnlichen Gesichtspunkten gebaute Tragvorrichtungen mit gutem Erfolg im Grubenrettungsdienst verwendet worden (Melzer, Dr. Brinkmann-Peter u. a.), ebenso haben sich hierbei die bereits erwähnten Stiegensessel, die Marinetrage (vgl. S. 51), Tragtücher u. a. bewährt.

Den besonderen Bedürfnissen des *Luftschutzes* entspricht die nach langwierigen Erwägungen berufener Sachverständiger eigens gebaute und genormte *Luftschutztrage* Din Fanok 25; sie ist aus Einheitsmetall hergestellt, kann in engsten Räumen und Fluren benutzt werden und ermöglicht notfalls sogar ein Herablassen des festgeschnallten Kranken an steilen Wänden; um etwaige Kampfstoffspritzer leicht und sicher zu entfernen, sind bei dieser Trage alle nicht unbedingt erforderlichen Winkel, Vorsprünge und Taschen vermieden worden. Das Gewicht beträgt 14 kg (Abb. 17).

Gewisse Abweichungen von der Normalform sind ferner bei solchen Krankentragen notwendig, die der Krankenbeförderung in *Eisenbahnzügen* dienen sollen; sie müssen in ihrer Breite so bemessen sein, daß sie ohne Schwierigkeiten durch die Wagentüren eingeschoben werden können (vgl. S. 113). Eine eigene *Eisenbahntrage* war auf den österreichischen Bahnen bereits Ende des vorigen Jahrhunderts in Gebrauch; sie war durch ein abnehmbares Dach aus Segeltuch geschützt und an der Unterseite mit Rollen versehen.

Besondere Tragen zur Beförderung unruhiger Geisteskranker wurden namentlich in früheren Jahren vielfach benützt. Diese *Irrentragen* waren am Kopf- sowie am Fußende mit Schnallvorrichtungen aus breiten, dick gepolsterten Riemen versehen, die einerseits, ohne die Atmung zu behindern, über die Schultern, andererseits über die Knie des Kranken angelegt wurden und damit unerwünschte Zwischenfälle während der Beförderung unmöglich machten.

Es sei an dieser Stelle noch einer von Prof. Dr. Loebker angegebenen *Trage für Wirbelbruchverletzte* gedacht, bei der durch Beckenhochlagerung eine

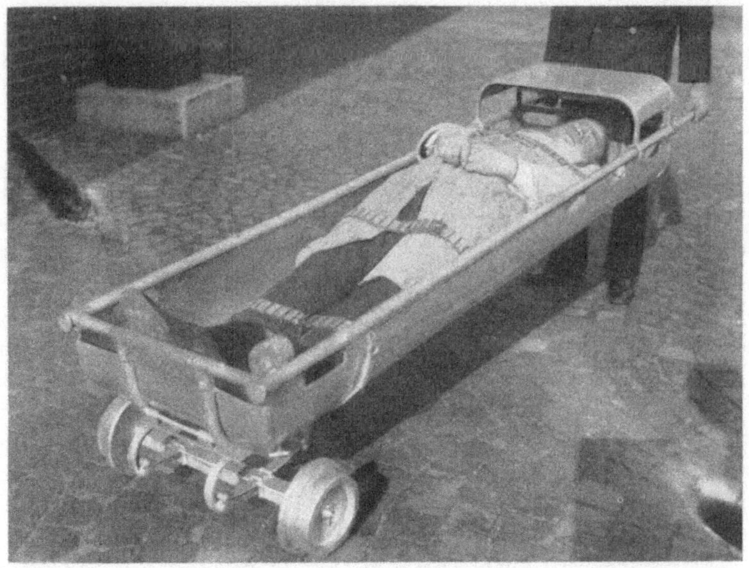

Abb. 16. Schleifkorb mit Rollbock

schonende Beförderung sichergestellt werden sollte. Dieses Gerät, das der Zeit vor Einführung röntgenologischer Untersuchungen seine Entstehung verdankt, ist heute lediglich von geschichtlichem Interesse.

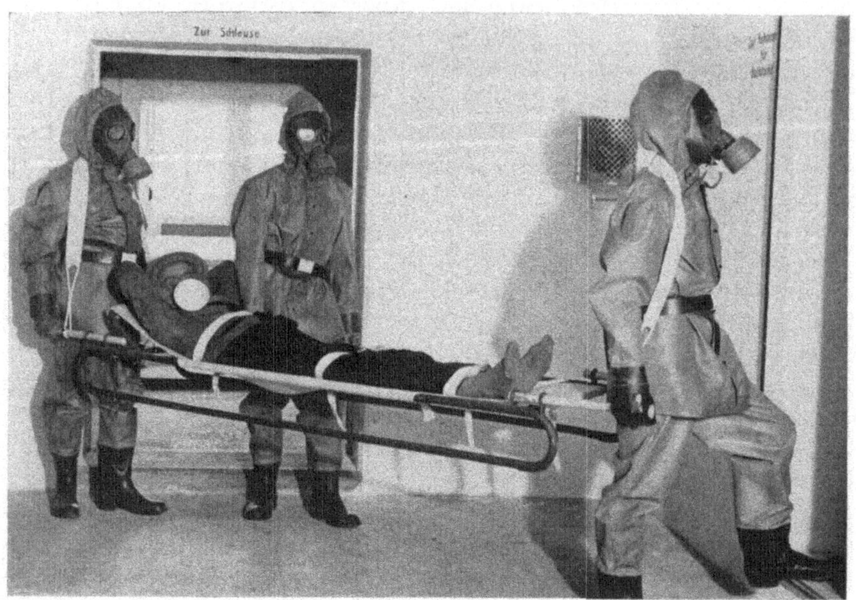

Abb. 17. Luftschutztrage (Phot. Krack)

Bereits oben (vgl. S. 53) war darauf hingewiesen worden, daß für den Fall der Notwendigkeit einer längeren Krankenbeförderung mit der Krankentrage die Möglichkeit gegeben sein muß, mit Rücksicht auf die Träger oder auf den Kranken selbst zeitweilige Ruhepausen einzuschalten. Dieser Forderung kann bei den mit Füßen versehenen Tragen durch einfaches Niedersetzen ohne weiteres Rechnung getragen werden. Bei Besprechung der neuseeländischen Trage (vgl. S. 52) war bereits erwähnt worden, daß diese im Bedarfsfalle auf eine mitgeführte Stützvorrichtung oder auf gabelförmige, in den Boden getriebene Äste abgestellt werden kann. Eine solche Vorrichtung, die sich auch bei einer Reihe anderer Tragen als zweckmäßig und notwendig erwiesen hat, tritt uns in der späteren Entwicklung des Krankenbeförderungswesens in verschiedener Gestalt immer wieder entgegen: es sei hier auf den von GURLT[4] beschriebenen, überaus zweckmäßigen Tragenbock hingewiesen, der heute, wenn auch erheblich verbessert und zusammenlegbar eingerichtet, so doch im wesentlichen in der gleichen Bauart als *Krankentragen-Aufstell-Bock* fabrikmäßig hergestellt wird. Die Vorteile dieses Hilfsgerätes beschränken sich nicht auf die bereits erwähnte Möglichkeit, eine längere Beförderung durch eingeschobene Ruhepausen erträglicher zu gestalten, sie sind vor allem darin zu erblicken, daß der Kranke solange auf der gleichen Trage liegen kann, bis ihm eine dauernde Liegestatt zugewiesen wird, sowie daß er auch bei Anlegen von Verbänden oder bei notwendigen kleineren Eingriffen nicht umgelagert zu werden braucht. Endlich kann die dem Gerät aufgesetzte Trage auch in jeden Kranken- oder sonstigen Wagen eingestellt und so über größere Entfernungen hin befördert werden. Für diesen letzterwähnten Zweck hat man übrigens die Krankentragen auch auf Rollen gestellt, die ein leichtes Einschieben in den Krankenwagen gestatten, eine Einrichtung, deren man sich bei der Pariser Krankenbeförderung bereits um die Jahrhundertwende bediente.

Die vielseitigen Verwendungsmöglichkeiten der Krankentrage sowie die Tatsache, daß dieses wichtigste aller Krankenbeförderungsmittel namentlich bei vorkommenden Massenunfällen meist nicht in genügender Zahl und mit der unerläßlichen Beschleunigung greifbar ist, sind der Anlaß dafür gewesen, daß man dem *behelfsmäßig hergestellten Ersatz* der Krankentrage seit jeher besondere Aufmerksamkeit zugewandt hat.

Es würde zu weit führen, an dieser Stelle auf die zahllosen Behelfseinrichtungen näher einzugehen, die unter Verwendung von Leitern, Stühlen, Stangen und Brettern, Strohseilen und -matten, Strauchwerk, Kleidungsstücken, von Maschendraht, Zeltbahnen, Hängematten usw. bei einiger Geschicklichkeit an dem vielleicht weit entfernt gelegenen Unfallort schnell und in staunenerregender Vollkommenheit hergerichtet werden können. Tatsache ist jedenfalls, daß diesen behelfsmäßigen Beförderungsmitteln im Frieden (Massenunfälle!) wie besonders im Kriege eine überaus große praktische Bedeutung zukommt. Das für Erste Hilfeleistung ausgebildete Personal wird daher auch in den einschlägigen Arbeiten unterwiesen, und die hierbei gebräuchlichen Unterrichtsbücher befassen sich eingehend mit diesem Aufgabengebiet[5].

c) Die Verwendung von Tieren zum Tragen Kranker

Bereits in der geschichtlichen Einleitung dieser Bearbeitung war erwähnt worden, daß zum Tragen Kranker und Verwundeter schon im frühen Mittelalter auch Tiere (Pferde und Maultiere) verwendet wurden, auf denen der Kranke im Sattel sitzend, ggf. mit fremder Hilfe, oder mittels einer dem Tier an- bzw. aufgeschirrten Krankentrage fortbewegt wurde.

Diese Verfahren sind, vorwiegend bei der Versorgung Kriegsverwundeter, in den verschiedensten Teilen der Welt und zu den verschiedensten Zeiten geübt worden, sie finden in gewissen Ländern auch heute noch Anwendung. So wurden in der Schlacht bei Liegnitz (1760), im spanischen Erbfolgekrieg (1701–1714) und in den Napoleonischen Kriegen Verwundete vielfach ohne irgendwelche Hilfsgeräte im Reitsitz nach dem Verbandplatz geschickt, oder der Sattel wurde durch Rückenlehne und Neigung nach hinten in eine Art

Reitstuhl oder Lagerstuhl umgewandelt, auf dem der Verwundete bequem sitzen konnte, nötigenfalls noch gestützt durch einen neben dem Pferd gehenden Begleiter (Abb. 18).

Seitens der Franzosen und der Engländer ist diese Art der Krankenbeförderung namentlich in deren Kolonialkriegen, im Krimkrieg usw. in großem Umfang angewandt worden und hat sich, durch sinnreiche Vorrichtun-

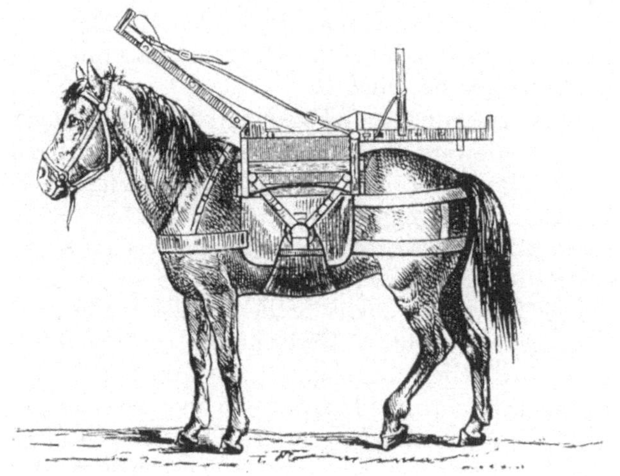

Abb. 18. Tragevorrichtung auf Pferd befestigt (Phot. Vennemann)

gen entsprechend verbessert, ausgezeichnet bewährt. Vielfach konnten hierbei in den betreffenden Ländern die der eingeborenen Bevölkerung abgelauschten Erfahrungen ausgewertet und ihre Einrichtungen mit gewissen Abänderungen übernommen werden; so kam es auch, daß außer den ursprünglich verwendeten Pferden und Maultieren in tropischen und subtropischen Gegenden auch Kamele und Elefanten für diese Zwecke nutzbar gemacht worden sind. Ein besonderer Vorteil dieser Beförderungsart besteht darin, daß sie auch in unwegsamem Gelände, das die Benutzung von Krankenwagen unmöglich macht, schnell und ohne Schwierigkeiten durchgeführt werden kann; gelegentliche Unfälle, die durch Sturz, Stolpern oder Scheuen der Tragtiere, namentlich unter dem Einfluß benachbarter kriegerischer Ereignisse, bedingt sein können, müssen allerdings in Kauf genommen werden.

Für die Unterbringung des Kranken auf dem Tragtier kommen im wesentlichen zwei grundsätzlich verschiedene Vorrichtungen in Anwendung, das „Cacolet“ zur Beförderung im Sitzen und die „Litières“ (mule litters) für diejenige im Liegen.

Das *Cacolet* (vermutlich von der südfranzösischen Bezeichnung „caque au lait" = Milchbottich abgeleitet) besteht in seinem mittleren Teil aus einem sattelartigen Gebilde, das dem Tragtier aufgeschnallt wird und an dessen Seitenflächen je ein gepolsterter Armstuhl mit Fußstütze befestigt ist (Abb. 19). Leichtkranke oder Leichtverwundete haben also eine außerordentlich bequeme Sitzgelegenheit und können mit dieser Einrichtung ohne Beschwerden über große Strecken befördert werden. Die *Litières* (vgl. Abb. 2, S. 14) sind nach Art einer zerlegbaren Krankentrage gebaut, deren Kopf- und Fußteile verstellbar und deren Seitenwände durch Riemenspannung gesichert sind. Zum Schutz gegen Witterungseinflüsse ist das Ganze mit einer an den Kopfverschlag anschließenden Segeltuchplane überspannt. Die Litières sind abnehmbar und können dem Tragtier einseitig oder beiderseitig angeschnallt werden, sie sind als ein in jeder Hinsicht angenehmes und einwandfreies Beförderungsmittel anzusehen, dessen einfache Bedienung in der englischen Armee durch eingehende Dienstvorschriften sichergestellt wurde[6].

Cacolets und Litières sind in den verschiedenen Ländern, in denen sie in größerem Ausmaß verwendet worden sind (z. B. in Italien, Portugal, den Vereinigten Staaten von Nordamerika, Mexiko, Südamerika, Indien, Neuseeland) in verschiedenen Bauarten hergestellt worden, von denen hier nur die um die Mitte des vorigen Jahrhunderts in der nordamerikanischen

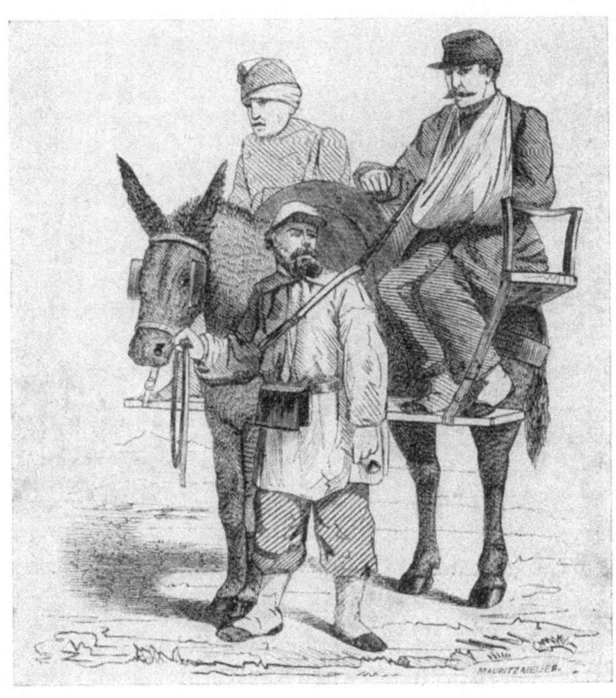

Abb. 19. Cacolet (Nach Grähs)

Armee gebräuchlichen „*Mule-Panniers*", eine Art geschlossener Krankenkörbe, erwähnt seien (Abb. 20).

Trotz ihrer großen Vorzüge haben die vorbeschriebenen Geräte aber einen ernsten Nachteil, der ihrer allgemeinen Verwendung vielfach hindernd im Wege steht, ihr ziemlich erhebliches Gewicht, zu dem ja noch das der zu befördernden Personen, ihrer Ausrüstung, Waffen usw. zugerechnet werden muß. Das in mancher Hinsicht als Tragtier besonders geeignete Maultier erwies sich, falls nicht besonders kräftige Tiere verfügbar waren, für solche Lasten als zu schwach, es versagte vor allem aber in dichten Waldungen; man hat daher mit recht guten Erfolgen Pferde und Ponnies verwandt. Als ein noch leistungsfähigeres Tragtier, namentlich in den heißen und trockenen Gegenden Asiens und Afrikas, hat sich das Kamel erwiesen, das infolge seiner erheblich größeren Körperkraft, seiner Ausdauer und Widerstandsfähigkeit gegen Hunger und Durst für eine schnelle und gesicherte Krankenbeförderung auch dort noch vorzüglich geeignet ist, wo der Gebrauch von Pferden und Ponnies sich verbietet. Es sei nur an die, wenigstens unter bestimmten Voraussetzungen, hervorragenden Ergebnisse erinnert, über die der bereits oben erwähnte LARREY aus den napoleonischen Feldzügen in

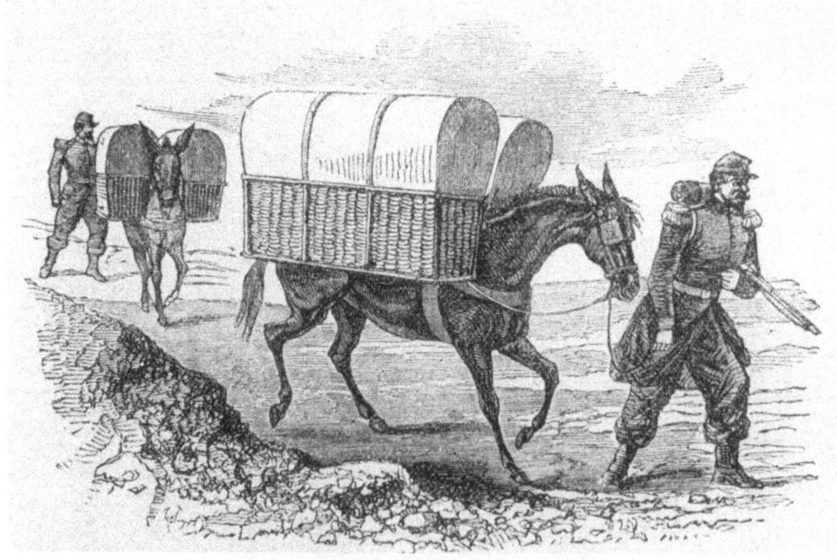

Abb. 20. Mule-Panniers (Nach Longmore)

Ägypten und Syrien berichtet hat und bei denen sich die von ihm selbst angegebenen, sinnreich gebauten Litières in Gestalt geräumiger, überdachter Tragkästen bestens bewährt haben. Als weitere Verbesserung der

Krankenbeförderung durch das Kamel ist zweifellos auch die vom bengalischen Regierungsarzt Dr. BRETT im Jahre 1839 vorgeschlagene Verwendung der bereits beschriebenen Dhoolies (vgl. S. 52) anzusehen, mit denen in einer Nacht Entfernungen bis zu 40 Meilen ohne Nachteil für den Kranken bewältigt werden konnten (Abb. 21). Es sei endlich erwähnt, daß, wenigstens in Indien, gelegentlich auch der *Elefant* zum Tragen von Kranken verwendet worden ist. Seine hervorragende Eignung für diesen Zweck steht außer Zweifel, jedoch ist im Hinblick auf die hohen Kosten, die nicht nur in der Beschaffung, sondern vor allem in der Unterhaltung des Elefanten begründet sind, diese Art der Beförderung nur auf gewisse Sonderzwecke beschränkt geblieben.

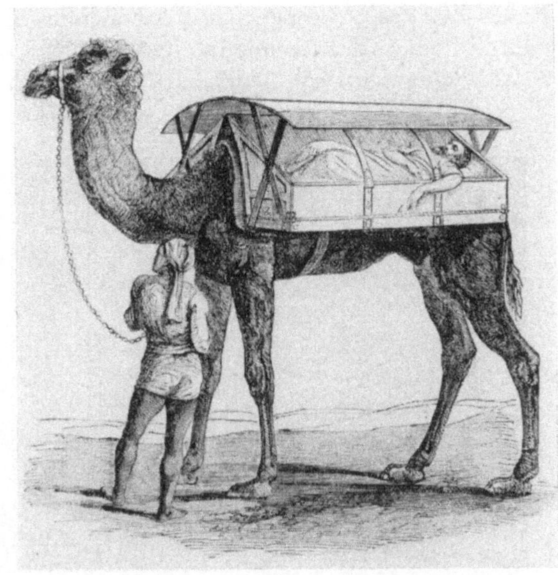

Abb. 21. Dhoolies durch Kamel befördert (Nach Longmore)

Neben den vorgeschriebenen, eigens zum Aufsatteln auf Tragtiere gebauten Vorrichtungen kann aber auch die gewöhnliche Krankentrage ohne weiteres von Tragtieren befördert werden, indem sie zwischen zwei nebeneinander oder hintereinander gehenden Tieren in geeigneter Weise befestigt wird. Den letztgenannten Weg hatte bereits GOERCKE im Jahre 1814 empfohlen; er hatte vorgeschlagen, die Tragstangen der Krankentrage auf eine Gesamtlänge von etwa 6 m zu bemessen und sie in die Steigbügel von zwei hintereinandergehenden Pferden einzuhängen.

An dieser Stelle sei endlich noch einiger vorwiegend behelfsmäßig herzurichtender Krankenbeförderungsmittel gedacht, bei deren Gebrauch das Tier weniger zum Tragen als vielmehr zum Ziehen verwendet wird, Einrichtungen, die gewissermaßen als Überleitung zu der im nächsten Abschnitt zu besprechenden Krankenbeförderung mit Hilfe von Fahrzeugen anzusehen sind.

Eine namentlich für den ländlichen Rettungsdienst wichtige Behelfseinrichtung ist die *Dungschleppe* (Abb. 22), ein auf breiten Kufen gleitender niedriger Schlitten, der, auch wenn kein Schnee liegt, in der Landwirtschaft zur Fortbewegung von Dünger u. a. verwendet wird. Die mit Stroh und Kissen gut gepolsterte Dungschleppe hat sich namentlich in früheren Zeiten auf dem Lande oft als ein ausgezeichnetes und schonendes Krankenbeförderungsmittel erwiesen. Dieser Einrichtung nahe verwandt ist die *„Gebirgsschleife"* oder *„Schleifbahre"*, die im Bedarfsfall schnell aus einigen Stangen herzurichten ist. Sie ist nach Art einer Krankentrage gebaut, deren vordere Tragstangen

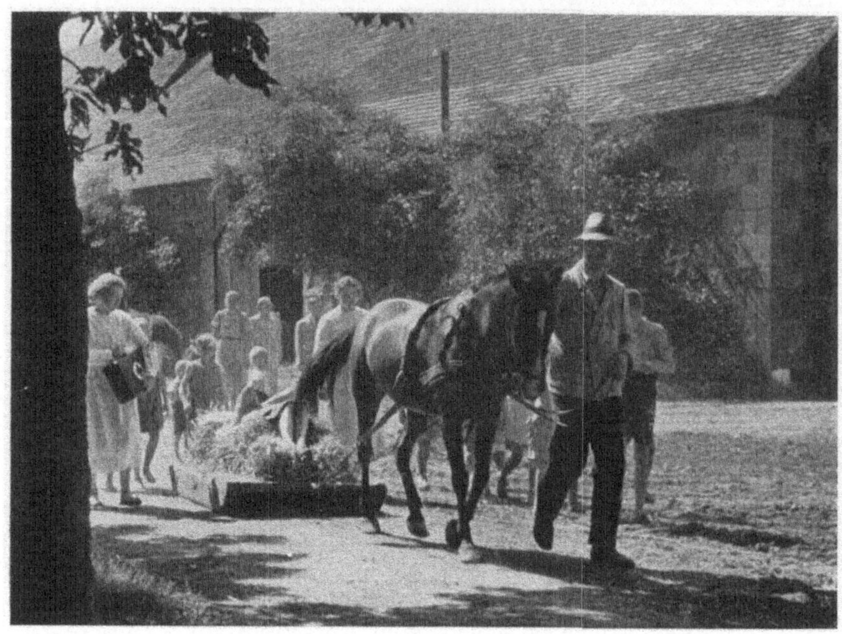

Abb. 22. Dungschleppe (Phot. Piper)

in eine Gabel zum Einspannen des Zugtieres (Pferd, Maultier, Kuh) auslaufen, während die hinteren auf der Erde schleifen. Die aus der abschüssigen Lagerung des Beförderten sich ergebenden Unzuträglichkeiten lassen sich durch Kniehochlagerung (Polster) weitgehend ausgleichen. Die großen Vorteile, die das beschriebene Gerät namentlich in schwierigem Gebirgsgelände bietet, werden u. a. von *Friedrich von Esmarch* in seinem Samariter-Leitfaden außerordentlich anerkennend hervorgehoben. Ähnliche Beförderungsgeräte sind übrigens auch bei den Indianern Nordamerikas früher in Gebrauch gewesen und dann von der Unions-Armee übernommen worden; sie sind die Vorläufer der später dort eingeführten *Travois* gewesen und haben endlich auch als wertvolle Behelfsmittel im zweiten Weltkriege bei schwierigen Geländeverhältnissen verbreitete Anwendung gefunden[7].

An dieser Stelle ist schließlich auch des *Ajak* oder *Akja* zu gedenken, einer aus Finnland stammenden, aus Sperr- oder Massivholz hergestellten bootähnlichen Wanne, die im Winter oder in morastigem Gelände, von Menschen, Hunden oder Pferden gezogen, so wertvolle Dienste geleistet hat, daß sie, fabrikmäßig hergestellt, im letzten Kriege, namentlich im Osten sowie im Gebirgsrettungsdienst vielfach mit großem Vorteil verwendet worden ist. Zum Schutz gegen Kälteeinwirkung wird der Verwundete auf vorgewärmtes Stroh gelegt, oder mit chemischen Heizkissen, heißen Steinen, Papierschutzkleidung, Wolldecken, Pelzsäcken, Filzstiefeln, Kopfhauben usw. ausgestattet[8]. An der zu benutzenden Straße sind in angemessenen Entfernungen geheizte Stuben zum Aufwärmen des Verletzten vorzusehen, in denen auch die in Thermosflaschen mitgeführten heißen Getränke nachgefüllt werden können.

d) Die Krankenbeförderung mit Hilfe von Fahrzeugen

Die vorstehenden Ausführungen dürften den eindeutigen Nachweis erbracht haben, daß die Fortbewegung Kranker und Verwundeter im Wege des Tragens, sei es von Hand, mit Geräten oder mit Hilfe von Tieren im Rahmen des gesamten Krankenbeförderungswesens einen außerordentlich breiten Raum einnimmt, zumal ja der plötzlich Erkrankte und der Verunglückte vom Erkrankungs- bzw. Unfallort oder aus dem Gefahrenbereich fast ausnahmslos erst einmal fortgetragen werden muß, ehe er einem fahrbaren Beförderungsmittel übergeben werden kann. Es wurde ferner wiederholt darauf hingewiesen, daß eine Beförderung mit der Krankentrage, insbesondere wenn Ablösungspersonal verfügbar ist oder zeitweilige Ruhepausen unter Verwendung geeigneter Stützvorrichtungen eingeschaltet werden können, auch über größere Wegstrecken durchaus möglich ist. Hiervon sollte aber sowohl mit Rücksicht auf den Kranken selbst als auch auf die Krankenträger nur in wirklich begründeten Ausnahmefällen Gebrauch gemacht werden.

In der Tat stehen denn wohl auch allenthalben so viele ausgezeichnete fahrbare Krankenbeförderungseinrichtungen zur Verfügung, daß sie im Bedarfsfalle jederzeit greifbar sind.

α) Durch menschliche Kraft fortbewegte fahrbare Beförderungsmittel

Zur Beförderung Kranker und Verunglückter sind fahrbare, von menschlicher Kraft fortbewegte Beförderungsmittel zweifellos sehr viel früher verwendet worden, als aus einschlägigen Literaturberichten zu entnehmen ist. Wenn in der geschichtlichen Einleitung nur festgestellt werden konnte, daß zu den verschiedensten Zeiten, vom grauen Altertum beginnend, die Kriegsverwundeten mit pferdebespannten Wagen und durch mannigfaltige Tragevorrichtungen aus der vorderen Schlachtlinie zurückgebracht wurden, so ist wirklich nicht einzusehen, warum der findige Soldatenkopf nicht auf den sehr nahe liegenden Einfall gekommen sein sollte, die beschwerliche und zeitraubende Arbeit des Tragens durch Benutzung leicht beschaffbarer Handkarren ganz erheblich zu erleichtern.

Genauere Angaben in der Literatur liegen hierüber jedoch erst aus der Zeit der Freiheitskriege vor: nach der Schlacht bei Bautzen (1813) wurde ein erheblicher Teil der Verwundeten, zumeist durch Zivilpersonen, auf *Schubkarren* nach dem annähernd 60 km weit entfernten Dresden geschafft. Diese Beförderung soll, wie *Larrey*[9] als Augenzeuge ausdrücklich hervorhebt, in jeder Weise einwandfrei, schonend und schnell vonstatten gegangen sein. In der Tat kann eine Schubkarre, gut gepolstert und für die Aufnahme eines Verletzten behelfsmäßig hergerichtet, ebenso aber auch jede ein- oder zweiachsige *Handkarre,* ein durchaus brauchbares Beförderungsmittel sein.

Das verbreitetste und praktisch wichtigste, durch Menschenkraft fortbewegte fahrbare Krankenbeförderungsmittel ist die *fahrbare Krankentrage* oder *Rädertrage;* sie ist in ihrer auch heute meist noch gebrauchten Urform eine gewöhnliche Krankentrage, die man auf einem Rädergestell befestigt hat. Die offensichtlichen Vorteile dieses mit Federn versehenen Gerätes bestehen in einer stoßfreien und schonenden Beförderung, die bei günstigen Wegeverhältnissen auch über größere Entfernungen hin ausgeführt werden kann - die mittels herabzulassender Fußstützen erfolgende Feststellung gestattet jederzeit die Einschaltung von Ruhepausen -, ferner in einer sehr erheblichen Erleichterung für die Krankenträger, in einer Verkürzung des für die Beförderung notwendigen Zeitablaufs und, da unter günstigen Umständen sogar eine einzige Bedienungsperson ausreicht, in einer beachtlichen Einsparung an Arbeitskraft. Da schließlich die meisten der heute gebrauchten Rädertragen durch einfachen Handgriff in ihre Urbestandteile, Krankentrage und Fahrgestell, zerlegbar sind, kann der Verletzte mit der abgenommenen Krankentrage ohne weiteres von dem vielleicht schwer zugänglichen oder nur über Treppen erreichbaren Unfallort abgeholt und dann unter Benutzung des Fahrgestells schonend weiterbefördert werden. Wenn die Rädertrage heute infolge der großzügigen Organisation des auch über das flache Land sich erstreckenden Krankenbeförderungsdienstes viel von ihrer früheren Bedeutung verloren hat, so ist sie doch in kleineren Ortschaften, in Fabriken usw. ein außerordentlich wertvolles Gerät.

Es ist schwer festzustellen, wann die erste Rädertrage benutzt worden und welcher Art sie gewesen ist. Man darf aber wohl annehmen, daß die Geschichte dieses Gerätes sehr weit zurückreicht und daß die verwendeten Formen nicht weniger mannigfaltig gewesen sind als die der Krankentragen.

Verhältnismäßig frühzeitig scheint der oben erwähnte *Krankenkorb* (vgl. S. 12) in Verbindung mit einem Fahrgestell verwendet worden zu sein, er hat sich wegen seiner vielseitigen Vorzüge auch verhältnismäßig lange behauptet (Abb. 23). Eine außerordentlich sinnreich erdachte und für eine Reihe verschiedener Aufgaben bestimmte „bequeme chirurgische Lagerstätte, die zugleich als Krankenstuhl, Krankenheber und Transportvorrichtung mit oder ohne Räder gebraucht werden kann“, ist im Jahre 1831 von dem bayerischen

Stabsarzt KOPPENSTÄTTER vorgeschlagen worden. Es handelt sich um eine, in ihren Einzelteilen weitgehend verstellbare Lagerstätte, die auf einem gut gefederten Fahrgestell ruht und in zusammengeklapptem Zustande einen so geringen Raum beansprucht, daß 25 derartiger Gefährte auf einem Leiterwagen untergebracht und nach der Unfallstelle befördert oder im Kriege mitgeführt werden können. Einen besonderen Vorzug sah Koppenstätter in der Verwendbarkeit seines Gerätes als geeignete Lagerstätte für einen vom Arzt zu untersuchenden oder zu behandelnden Kranken.

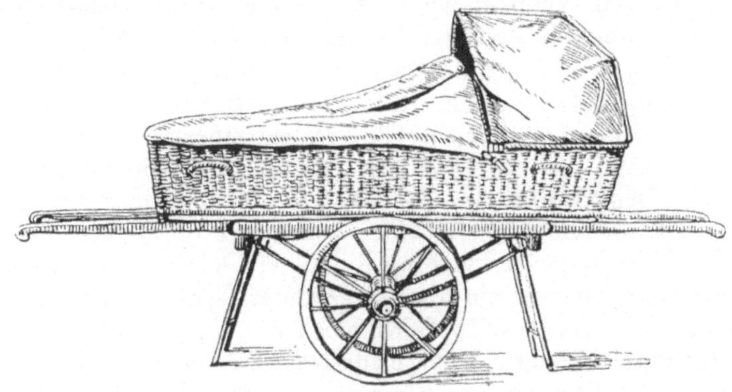

Abb. 23. Fahrbare Korbkrankentrage mit Verdeck (Nach v. Esmarch)

Von den zahlreichen, im Laufe des vorigen Jahrhunderts in Deutschland und im Auslande vorgeschlagenen Geräten dieser Art seien nur einige wenige herausgegriffen.

Nachdem bereits um die Mitte des vorigen Jahrhunderts die Rädertrage in verschiedenen deutschen Armeen Eingang gefunden hatte, führte der Badener GABLENZ auf der Weltausstellung Paris 1857 ein derartiges von ihm angegebenes Gerät vor, das wegen seiner Zweckmäßigkeit allgemein anerkannt und in der Badenschen Armee eingeführt wurde. Ähnliche Rädertragen sind übrigens auch von den Franzosen und Engländern im Krimkrieg und in den chinesischen Feldzügen (1860) verwendet worden.

Um das Jahr 1860 wurde in der preußischen Armee eine von *Neuß* in Berlin gebaute Rädertrage erprobt, die der heute geräuchlichen bereits recht nahe kam, im Dänischen Kriege (1864) sich ausgezeichnet bewährte und nach einigen, beim praktischen Gebrauch als notwendig erkannten Verbesserungen bei den preußischen Truppenteilen allgemein eingeführt wurde. Diese Neuß'sche Rädertrage ist wegen ihrer offensichtlichen Vorzüge übrigens auch in England vielfach verwendet worden. Als recht zweckmäßig hat sich weiterhin die gegen Ende des vorigen Jahrhunderts von Oberstabsarzt STECHER vorgeschlagene, auch heute noch gebrauchte Rädertrage erwiesen, die durch ein aus Segeltuch hergestelltes Dach weitgehenden Schutz gegen Witterungseinflüsse bietet.

Ein sehr sinnreich gebautes Fahrgestell, aus Rad, Fußstützen und Verkupplungsvorrichtungen bestehend, das an jeder beliebigen Krankentrage angebracht werden kann, ist von dem Würzburger Ingenieur *Helldörfer* unter der Bezeichnung *„Tragbahren-Vehikel"* vorgeschlagen worden. Das Gestell ist mit nur einem umklappbaren Rad ausgerüstet, das die Benutzung schmalster Wege gestattet. Die am Fußende der Trage befindlichen Fußstützen gewährleisten, wenn sie herabgelassen sind, eine völlige Ruhestellung der Trage, die dann im Bedarfsfalle auch als Operationstisch verwendet werden kann. Durch einfache Kuppelungsvorrichtung können 2 oder sogar 3 Krankentragen, auf je einem derartigen Fahrgestell befestigt, seitlich nebeneinander verbunden werden; die so entstehende zwei- bzw. dreirädrige Trage kann bei größeren Unglücksfällen selbstverständlich von großem Nutzen sein. Eine *Einradtrage* wurde übrigens auch von der Deutschen Bergwacht mit bestem Erfolg, und zwar dort verwendet, wo schlechte und schmale Gebirgswege den Gebrauch anderer Gefährte verbieten. Wegen seiner Zweckmäßigkeit war ein ähnlich gebautes Gerät auch bei der Wehrmacht für den Gebirgskrieg eingeführt worden.

Waren die bisher beschriebenen Rädertragen so gebaut, daß *ein* Fahrgestell für *einen* zu Befördernden benötigt wird, so ist bereits im Jahre 1864 von dem österreichischen Universitätsprofessor für Chirurgie Dr. NEUDÖRFER (Prag) auf Grund seiner im Feldzug gegen Italien gesammelten Erfahrungen eine Rädertrage gebaut worden, die für die Aufnahme eines liegenden und eines sitzenden Verwundeten Platz bietet, eine Einrichtung, die in ähnlicher Gestalt, nach dem Vorschlag des Pariser Zahnarztes EVANS gebaut, im Krimkrieg verwendet wurde. Ganz ähnlich war übrigens ein um die Jahrhundertwende bei der Frankfurter Freiwilligen Feuerwehr benutzter *zweirädriger Sanitätswagen* (nach Roehm) beschaffen (Abb. 24), auf dem 8 Krankentragen, ein Verbandkasten und sonstiges Gerät untergebracht sind. Durch einfachen Handgriff kann über dem Wagen ein Traggestell aufgerichtet werden, in dem 2 mit Kranken belegte Tragen eingehängt werden.

Zum Schluß sei noch eine von Baron von MUNDY um das Jahr 1880 angegebene Rädertrage erwähnt, die nach Art eines beiderseits mit Tragstangen versehenen Liegestuhles mit seitlichen Armstützen eingerichtet ist. Ungefähr unter der Mitte befinden sich zwei durch eine Achse verbundene niedrige Räder; zwei am rückwärtigen Teil angebrachte Stützen ermöglichen, wenn sie herabgelassen werden, eine völlige Ruhestellung. Der Fahrstuhl, dessen niedrige Räder bei Unebenheiten der Fahrbahn Stöße und Erschütterungen nur in unvollkommener Weise aufzufangen in der Lage sind, dürfte für die Beförderung Kranker und Verunglückter nicht sehr zweckmäßig gewesen sein, er hatte aber als bequemes und angenehmes Fortbewegungsmittel auf guten Straßen zweifellos große Vorteile und bildet einen Übergang zu jenen Geräten, die als *Krankenstühle* verschiedener Bauart, *Selbstfahrer* usw. zur Fortbewegung Gebrechlicher, Gelähmter und sonst körperlich Behinderter, sei es für vorübergehenden Aufenthalt im Freien, sei es zum Aufsuchen der Arbeitsstätte oder des Arztes, zur Teilnahme an Veranstaltungen usw. in großer Zahl benutzt werden. Derartige Gegenstände, die

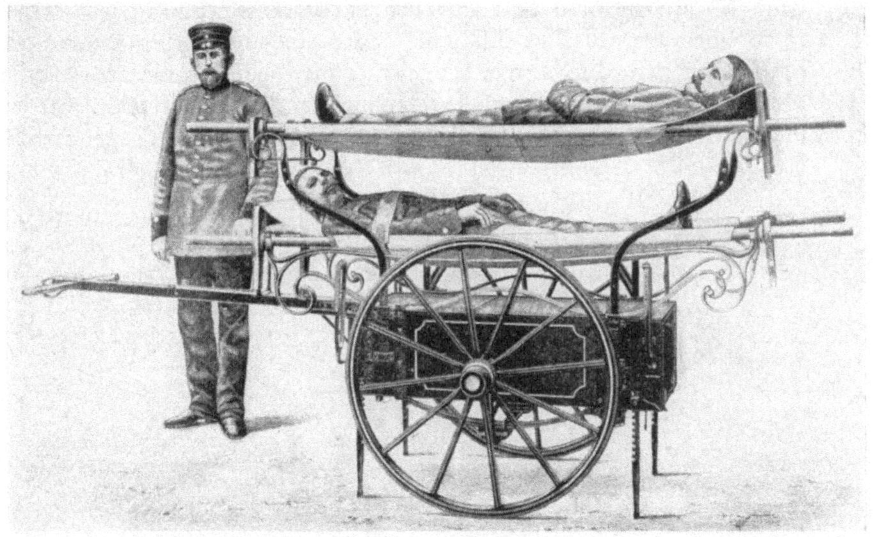

Abb. 24. Sanitätswagen der Frankfurter Freiwilligen Feuerwehr mit zwei Tragen nach Roehm (Phot. Piper)

sich zumeist im Besitz des Kranken oder von Leihinstituten befinden oder auch zur Ausrüstung von Kranken- und Kuranstalten gehören, ebenso wie die in der Krankenanstalt vielfach verwendeten Fahrgestelle, die der Überführung Kranker in der Verbandraum, in die Röntgenstation usw. dienen, sollen nicht als Krankenbeförderungsmittel im eigentlichen Sinne angesehen und daher hier nicht näher behandelt werden. Dagegen muß der *Krankenstuhl*, wie er auf *Bahnhöfen* zum Einladen nicht gehfähiger Kranker in das Eisenbahnabteil vielfach verwendet wird, als vollwertiges Krankenbeförderungsgerät gelten. Diese in zusammengelegtem Zustande nur geringen Raum beanspruchenden Stühle werden auf allen größeren Bahnhöfen bereitgehalten (vgl. S. 115).

Es ist endlich noch zu erwähnen, daß in manchen Ländern, so z. B. in Frankreich, England und in den Niederlanden das *Fahrrad* als Krankenbeförderungsmittel früher vielfach verwandt wurde und auch noch heutzutage verwendet wird, und zwar zumeist in der Weise, daß die Krankentrage auf einem Gestell befestigt wird, das 2 parallel nebeneinander ausgerichtete Fahrräder (Zweiräder) fest verbindet; die beiden Begleitpersonen, die natürlich geübte Radfahrer sein müssen, bedienen die Räder in der üblichen Weise (Abb. 25). Bei entsprechender Verwendung des *Dreirades* wird dessen Hinterachse ein auf 2 Rädern laufendes Fahrgestell festangefügt und so die für Aufnahme der mit einer Plane überdachten Krankentrage erforderliche Bühne geschaffen; die Fortbewegung erfolgt hier durch nur einen Mann.

Die Firma Miesen in Bonn hat kürzlich ein leichtes zweirädriges Fahrgestell (durch eine Querachse verbundene Räder eines beliebigen Fahrrades) herausgebracht, auf dem durch zwei Flügelschrauben jede Krankentrage oder ein Grubenschleifbrett (besonderer Anfertigung) mühelos befestigt werden kann. Eine leicht anschraubbare Bodenstütze gestattet, die Trage zwecks

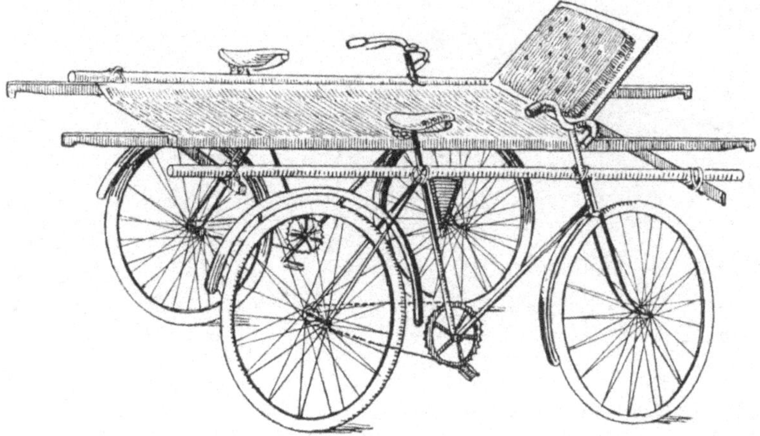

Abb. 25. Trage, auf einem mit zwei Fahrrädern gebildeten Gestell ruhend (Nach v. Esmarch)

Versorgung des Verletzten ruhig zu stellen. Wird diese Stütze nach vorn geklappt, so bildet sie gewissermaßen eine Verlängerung der Tragenholme und kann an ein Fahrrad, Motorrad oder auch an einen Kraftwagen angehängt werden. Bei Schneelage werden die beiden Räder durch Skikufen ersetzt. Das sehr leichte Gestell ist mit wenig Handgriffen zusammengelegt und nimmt dann einen äußerst geringen Raum in Anspruch (Abb. 26).

Unter den fahrbaren Krankenbeförderungsgeräten, die mit menschlicher Kraft fortbewegt werden, kommt auch dem *Schlitten* eine u. U. recht erhebliche Bedeutung zu. Im allgemeinen wird der für die Krankenbeförderung etwa behelfsmäßig hergerichtete Handschlitten oder der Rodelschlitten als Ersatz für die Rädertrage in der Ebene wohl nur selten herangezogen. Anders freilich in ausgesprochenen Gebirgsgegenden, wo der Schlitten bzw. die Skier während eines langen und schneereichen Winters oft für eine Reihe von Monaten das einzige Verkehrsmittel sind; hier kommt den genannten Geräten insbesondere für die Versorgung der zahlreichen Unfallgeschädigten, die alljährlich auf Rechnung des Wintersports zu setzen sind, eine überaus weitgehende Bedeutung zu. Daher sind Schlitten und Skier in großem Umfang

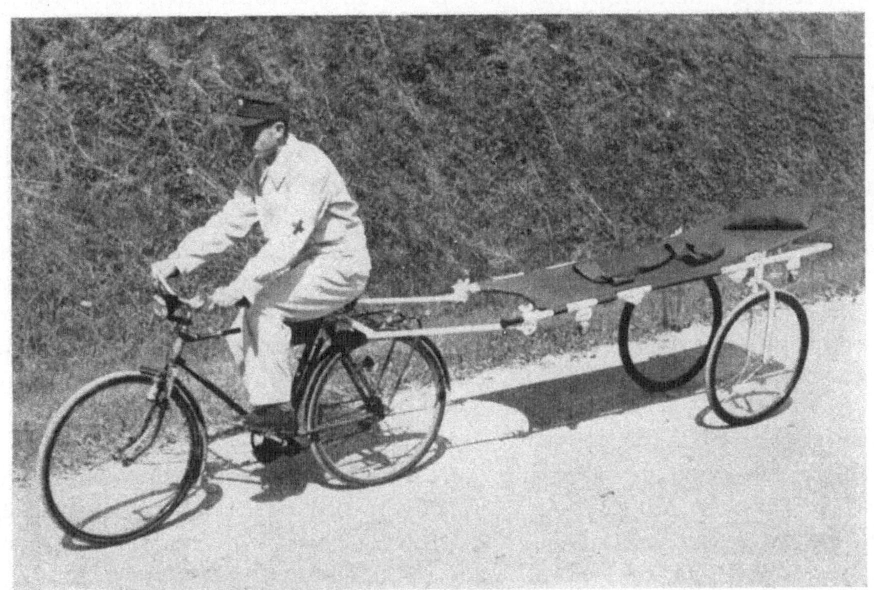

Abb. 26. Zerlegbares Fahrgestell nach Miesen

für den wintersportlichen Rettungsdienst nutzbar gemacht worden, eine Maßnahme, die in den betreffenden Gegenden vor allem auch der eingesessenen Bevölkerung zugute kommt. Ebenso haben diese Behelfsmittel bei der Wehrmacht verbreitete Anwendung gefunden.

Ein für den in Rede stehenden Zweck hervorragend geeignetes Gerät ist der *Bergwacht-Skischlitten*, der aus 2 an beiden Ende aufgebogenen Ski-

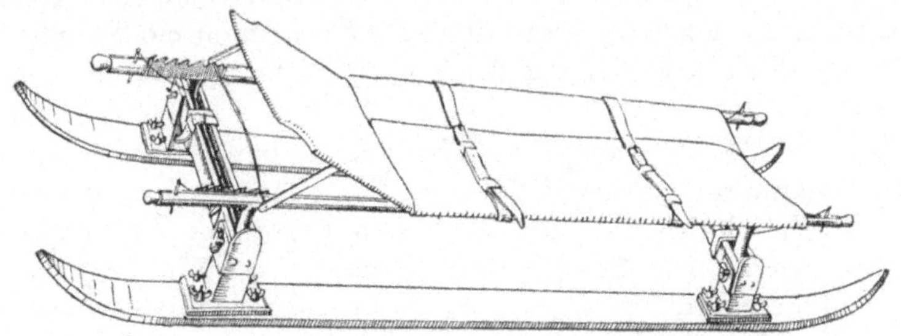

Abb. 27. Bergwachtschlitten mit Stahlrohrtrage (Nach Friedrich)

kufen besteht, die durch verschraubbare Querverbindungsteile zu einem Schlitten vereinigt sind. Auf die Querverbindungen wird die Krankentrage gestellt und mit Riemen festgeschnallt (Abb. 27). Die Einzelteile dieses Gerätes sind zwar zerlegbar, leicht zu verpacken und bequem zu tragen, sie müssen aber im Bedarfsfalle doch erst zum Unfallort geschafft werden. Es ist daher als ein Fortschritt anzusehen, daß mittels der *Bergwacht-Skischlittenverschraubung* eine Möglichkeit gegeben wird, in kürzester Zeit aus 4 Skiern einen starren Bergungsschlitten herzustellen. Die hierzu benötigten und mitzuführenden Teile sind im wesentlichen nur die beiden verschraubbaren Querverbindungen, eine Schutzdecke und zwei Zugseile; einige Rucksäcke für die bequeme Lagerung gehören ohnehin zur bergsteigerischen Ausrüstung und sind daher stets greifbar. Der Verletzte kann entweder auf den Skiern unmittelbar oder auf einer diesen aufgesetzten und festgeschnallten Trage gelagert werden. Die Querverbindungen können im Notfall durch zersägte Skistöcke ersetzt werden, die übrigens bei Knochenbrüchen auch als Behelfsschienen gut verwendbar sind. Ähnliche Einrichtungen sind wegen ihrer anerkannten Zweckmäßigkeit auch bei der Wehrmacht eingeführt worden. Es sei endlich noch bemerkt, daß sich aus 2 Skiern leicht eine *Skischleife* herrichten läßt, mit deren Hilfe ein Verletzter in gleicher Weise wie auf der S. 70 beschriebenen Gebirgsschleife bequem befördert werden kann*).

In diesem Zusammenhang muß mit dankbarer Anerkennung der segensreichen Tätigkeit der seit 1945 dem Bayerischen Roten Kreuz eingegliederten *Bergwacht* gedacht werden, die seit 1946 über 3200 verunglückte Bergwanderer geborgen oder aus Bergnot gerettet, fast 13 000 verunglückte Skiläufer zu Tal geschafft hat und bei 60 Lawinenunglücken zu Hilfe gerufen worden ist. Für diese Hilfeleistungen hat sie außer den bereits erwähnten Skischlitten, der im Rucksack mitzuführenden 4-Ski-Verschraubung, der Bergwacht-Stahlrohrtrage (auch mittels Einrad fahrbar) mit besten Erfolgen den Bergwacht-Abseilsitz, Behelfsseilbahnen zur Überwindung von Schluchten und Steilgelände (der Verletzte wird seilverschnürt in das Tragetuch verpackt) und einem zweigeteilten Leichtmetallakja (Bergwachtkonstruktion) verwendet. Die Bergwachtleute werden in geländegängigen Kraftwagen möglichst nahe an den Berg gebracht und führen dann ein Sprechfunkgerät mit sich, so daß sie jederzeit mit der Talstation in Verbindung stehen (vgl. auch S. 59 f.).

Die vorbeschriebenen, durch menschliche Kraft bewegten fahrbaren Krankenbeförderungsmittel lassen sich, wie im Text bereits verschiedentlich erwähnt, durch allerlei im täglichen Leben benötigtes und daher überall vorhandenes Gerät wie Schub- und Handkarren, Krankenstühle, Fahrräder und Handschlitten in einem den praktischen Bedürfnissen weitgehend Rechnung tragendem Maße *behelfsmäßig* herrichten, so daß sie bei größeren Unglücksfällen jederzeit schnell zur Hand sind, Möglichkeiten, die natürlich

*) Nähere Einzelheiten sind dem bereits erwähnten „Lehrbuch des alpinen Sanitäts- und Rettungsdienstes“ von Dr. Franz *Friedrich* zu entnehmen (vgl. S. 61).

von besonderer Bedeutung unter den Gegebenheiten eines Krieges sind; die einschlägigen militärischen Sanitätsvorschriften enthalten daher auch genaue diesbezügliche Anweisungen*).

β) *Durch Tiere fortbewegte fahrbare Krankenbeförderungsmittel*

Konnte im vorstehenden der Nachweis erbracht werden, daß menschliche Kraft mit Hilfe zweckmäßiger, den jeweiligen Bedürfnissen angepaßter Fahrzeuge innerhalb gewisser Entfernungen sehr wohl in der Lage ist, eine auch weitgehenden Anforderungen entsprechende Krankenbeförderung durchzuführen, so bedarf es im Hinblick auf die der menschlichen weit überlegene Zugkraft und die sehr viel größere Ausdauer und Schnelligkeit der Tiere – von einzelnen Ausnahmen abgesehen – keiner weiteren Begründung, warum deren Verwendung den Krankenbeförderungsdienst zu ungleich größeren Leistungen zu befähigen vermag. Es muß daher auffallen, daß die von Tieren gezogenen Krankenbeförderungswagen erst sehr spät in Erscheinung treten, jedenfalls erst zu einer Zeit, zu der die oben behandelten Beförderungsverfahren bereits eine lange und erfolgreiche Entwicklung hinter sich hatten. Die hierfür maßgebenden Gründe sind bereits im geschichtlichen Abriß eingehend gewürdigt und es ist dort darauf hingewiesen worden, daß die für die Beförderung Pest- und Cholerakranker im 17., 18. und selbst noch im 19. Jahrhundert benutzten Wagen, vom Standpunkt des Kranken aus gesehen, für diese Zwecke höchst ungeeignet waren; es wäre daher kaum zu billigen, diese Gefährte etwa als „Krankenwagen" zu bezeichnen oder in ihnen die Vorläufer einer heute nach zielbewußter Entwicklung mustergültig ausgebauten Fürsorgeeinrichtung erblicken zu wollen. Wurde doch noch im Jahre 1820 in einem amtlichen preußischen Erlaß die Beförderung Kranker durch Tragen unter allen Umständen als besser und schonender angesehen als die durch Fahren (vgl. S. 8).

Während nun, wie im geschichtlichen Teil gleichfalls nachgewiesen wurde, durch Goercke und Larrey bereits um die Zeit der Freiheitskriege der pferdebespannte Krankenwagen – wenigstens beim Militär – als recht beachtliche Neuerung eingeführt worden war, verstrich nahezu ein halbes Jahrhundert, ehe, zunächst aber auch nur in einzelnen Großstädten, derartige Einrichtungen der Versorgung der Zivilbevölkerung nutzbar gemacht wurden. An deren allgemeine Einführung konnte aber erst gedacht werden, nachdem, wie bereits auf S. 19 erwähnt, von Esmarch und von Mundy, die notwendigen Voraussetzungen für einen planmäßigen und großzügigen Aufbau des zivilen Krankenbeförderungswesens geschaffen hatten.

*) Der „Sanitätsbericht über das Deutsche Heer im Weltkriege 1914/18", Berlin, E. S. Mittler & Sohn, 1935, enthält im Band I, S. 286 ff. zahlreiche, durch Abbildungen erläuterte Beschreibungen über behelfsmäßig hergestellte Krankenbeförderungseinrichtungen. (Tragengestelle, Tragen, Rädertragen usw.)

Vor einer näheren Besprechung des pferdebespannten Krankenwagens, seiner Entwicklung und der verschiedenen Bauarten erscheint es zweckmäßig, in Kürze auf die bemerkenswerten *grundsätzlichen Unterschiede* zwischen den oben beschriebenen mit menschlicher und den mit tierischer Kraft fortbewegten Fahrzeugen einzugehen. Denn diese Unterschiede sind von weitgehendem Einfluß auf die in den Gefährten zu befördernden Personen und begründen daher eine Reihe von Forderungen, die allgemein an den Bau des Krankenwagens gestellt werden müssen.

Es liegt auf der Hand, daß die höhere Geschwindigkeit, die der Pferdevorspann einem Krankenwagen verleiht, die Überwindung größerer Entfernungen, die oftmals unvermeidliche Benutzung schlechter Straßen und die Beförderung einer Mehrzahl von Personen im Interesse der Sicherheit und Bequemlichkeit ein weit stärkeres Wagengestell und erheblich größere Ausmaße notwendig machen als sie etwa bei der fahrbaren Trage verschiedener Bauarten erforderlich sind. Demgemäß wird auch das Gewicht des mit Tieren bespannten Krankenwagens sehr viel höher sein müssen und sein dürfen und fast ausnahmslos auf 2 Achsen verteilt werden. Unter den vorerwähnten Umständen wird es aber erforderlich, zwecks Sicherstellung einer schonenden Beförderung die durch Unebenheiten der Fahrbahn bedingten Stöße und Eigenschwingungen des Wagens so aufzufangen, daß dem Kranken alle gröberen Erschütterungen fern gehalten werden. Dies wurde durch die *Federung* erreicht, die man der bei Kutschwagen, insbesondere bei Landauern bewährten anglich.

Da die Schwingungen eines Wagens sich aus geradlinigen und drehenden Bewegungen zusammensetzen und jeweils im Sinne der drei Richtungen des Raumes verlaufen, muß die Federung allen diesen Möglichkeiten Rechnung tragen, eine Forderung, die durch sinngemäße Verbindung der die verschiedenen Wagenteile stützenden Federungssysteme (Halb- und Doppelelliptikfedern, Blattfedern, C-Federn) nahezu befriedigend gelöst worden ist. Während das Vordergestell mit Elliptikfedern ausgerüstet war, wurden hinten stets lange $^3/_4$-Elliptik- und Querfedern angebaut, bei Krankenwagen in Omnibusform lange $^1/_2$-Elliptik- ebenfalls mit Querfedern. Diese Querfedern, auch Kreuzfedern genannt, gaben in Verbindung mit den Längsfedern eine besonders weiche und stoßfreie Federung, die man als Vorläufer der Schwingachsfederung bezeichnen kann. Als zusätzlichen Ausgleich der durch Drehbewegungen entstehenden Schwingungen hat man zeitweise auch elastische Gestelle im Krankenwagen als Unterlage für die Krankentrage benutzt oder diese selbst an elastischen Aufhängevorrichtungen befestigt; sie haben sich auf die Dauer nicht behauptet.

Das *Innere eines Krankenwagens* soll nicht nur der oder den zu befördernden Tragen hinreichenden Raum gewähren, sondern es soll kein beängstigendes Gefühl der Enge aufkommen lassen und auch den für einen Begleiter benötigten Platz bieten. Wenn der Begleiter etwa auf dem Kutschersitz befördert wird, muß eine Signalvorrichtung oder ein an der Stirnseite angebrachtes Fenster den Kranken in die Lage versetzen, jederzeit mit dem Begleiter in Verbindung zu treten. Genügend große, von außen undurchsichtige Fenster, deren Rahmen zur Vermeidung klirrender Geräusche gut und dicht eingefalzt sein müssen, sollen das Tageslicht eintreten lassen, während für die Nachtzeit eine den Kranken nicht blendende Beleuchtung vorzusehen ist. Die namentlich in der heißen Jahreszeit unerläßliche Belüftung muß jede Zugluft ausschließen. Eine Beheizung des Innenraumes kann u. U. sehr erwünscht sein und man hat eine solche, allerdings ohne befriedigenden Erfolg, unter Verwendung von Heißwasserschlangen oder von Glühstoff mehrfach versucht. Für den Fall etwaigen Bedarfs während der Fahrt wird ein Arznei- und Verbandkasten mitgeführt. Das Einladen der Tragen erfolgt am zweckmäßigsten durch die hintere Wagenwand, da eine genügend breite seitliche Tür einmal die Standfestigkeit des Wagengefüges unerwünscht beeinträchtigt und zum andern beim seitlichen Beladen die Trage über die Höhe der Räder emporgehoben werden müßte, ein Vorgang, der für den Kranken u. U. nicht ungefährlich, für das Bedienungspersonal aber zum wenigsten nicht sehr bequem ist. Während das Innere des Wagens zwecks leichter Reinigung und nötigenfalls durchzuführender Desinfektion unter möglichster Abrundung aller Ecken mit einem abwaschbaren hellen Ölfarbenanstrich, auf dem Boden mit einem Linoleumbelag versehen sein soll, hat man den Außenanstrich früher meist in dunkler, unauffälliger Farbe gehalten. Später ging man dazu über, nicht zuletzt, um den Krankenwagen als solchen im Verkehr kenntlich zu machen, einen helleren und farbenfreudigen Anstrich zu wählen.

Ob der Krankenwagen *ein-* oder *zweispännig* gefahren wird, hängt von der jeweiligen Belastung, den örtlichen Verhältnissen und sonstigen Umständen ab. Als *Zugtiere* kommen normalerweise wohl ausschließlich Pferde, auf dem flachen Lande, insbesondere bei behelfsmäßig hergerichteten Krankenwagen gelegentlich Ochsen, im Gebirge des öfteren Esel und Maultiere in Frage; es sei aber bemerkt, daß BUNGARTZ[10] auch den in ein besonderes Geschirr eingespannten Hund als Zugtier empfohlen hat, allerdings nur zum Fortbewegen einer leichten, auf 4 Rädern ruhenden Krankentrage. In diesem Zusammenhang ist die Feststellung von Interesse, daß man in Canada mit ausgezeichnetem Erfolg noch heute Bernhardinerhunde dazu verwendet, um Sanitätsmaterial auf Schlitten oder Karren ohne jedes Begleitpersonal nach entlegeneren Plätzen zu befördern*). Daß der Hund gelegentlich auch beim Ajak als Zugtier verwendet wird, war auf S. 70 bereits erwähnt worden; auf den Hundevorspann bei leichten Krankenschlitten wird noch einzugehen sein (S. 85).

Wenden wir uns nach diesen allgemeinen Betrachtungen, die heute freilich vorwiegend nur ein historisches und theoretisches Interesse beanspruchen können, dem tierbespannten Krankenwagen selbst zu. Der im geschichtlichen

*) Hier sei auch der segensreichen Verwendung der *Sanitätshunde* gedacht, die nach mühevoller Abrichtung in unübersichtlichem Gelände Verwundete aufsuchen und in beiden Weltkriegen vielen Tausenden von Verwundeten das Leben gerettet haben.

Abriß näher beschriebene, von GOERCKE eingeführte Elastische Krankenwagen (vgl. S. 11) hat den gleichartigen Geräten jener Zeit gegenüber jedenfalls so offensichtliche Vorzüge gehabt, daß er bei der Kgl. Preuß. Armee noch lange Zeit hindurch in Gebrauch gewesen ist; erst im Jahre 1831, als für jedes leichte Feldlazarett ein Verwundetenwagen vorgesehen wurde, und als auch die Verwendung omnibusartiger Fuhrwerke nicht die an sie geknüpften Erwartungen erfüllt hatte, hielt man gewisse Abänderungen für erforderlich. Es hat aber bis zum Jahre 1854 gedauert, bis ein neues zweispänniges Fahrzeug für Verwundete eingeführt wurde; der in Federn hängende Wagenkasten enthielt 2 auf Gestellen ruhende Matratzenlager. Vier derartige Wagen wurden jedem leichten Feldlazarett zugewiesen.

Den hohen Anforderungen aber, die seitens der Militärverwaltung an einen den vielfachen Aufgaben des Ernstfalles entsprechenden Krankenwagen gestellt wurden, konnte auch dieser Wagen nicht voll gerecht werden, ebensowenig ein im Jahre 1876 auf Anregung des Provinzialvereins zur Pflege im Felde verwundeter und erkrankter Krieger in Hannover gebauter, der für 4 liegende oder 8 sitzende Verwundete Raum bot, oder der von NEUSS angegebene vierrädrige, mit 2 Pferden bespannte Wagen für 2 liegende und 2 sitzende Verwundete, der an sich recht gut, aber zu teuer und in seiner Bauart zu empfindlich gegen äußere Gewalteinwirkungen war.

Die Militärverwaltung ist unablässig bemüht gewesen, neue Modelle auf ihre Brauchbarkeit hin zu prüfen, und es sind in der Folgezeit deren mehrere probeweise eingeführt worden, die durchweg für 4 liegende Verwundete oder, falls nur 2 Tragen belegt sind, zusätzlich auch für einige sitzende Verwundete eingerichtet waren und neben Trinkwasserfaß, Sanitätsausrüstung und Werkzeugen noch eine Reihe weiterer Krankentragen mitführten. Besondere Vorteile hatte der Krankenwagen 1895, der Platz für 4 Liegende oder 8 Sitzende oder 2 Liegende und 4 Sitzende bietet. Die Tragen stehen in U-förmigen Führungsschienen, in denen die Tragenfüße gegen Verschiebung gesichert sind. Auf dem Bocksitz könen weitere 2–3 Kranke mitgenommen werden. Dieser Wagen hatte neben dem früheren Muster 1887 zu Beginn des ersten Weltkrieges weitgehende Verwendung gefunden; jede Sanitätskompanie verfügte über 8 Stück. Sie wurden mit 2 Pferden bespannt und waren zusätzlich mit 3–4 auf dem Verdeck untergebrachten Tragen ausgestattet. Bereits im Jahre 1915 wurden zahlreiche dieser Wagen mit Heizeinrichtungen versehen. Als später die Zahl planmäßig vorhandener Krankenwagen den wachsenden Anforderungen nicht mehr genügte, wurden in erheblichem Umfange leere Truppen- und beigetriebene Fahrzeuge behelfsmäßig für die Verwundetenbeförderung hergerichtet. Hierbei hat sich die *Hausmannsche Krankentragevorrichtung* recht gut bewährt.

Wenn dann der pferdebespannte Krankenwagen bei der Heeresverwaltung dem Krankenkraftwagen gegenüber auch erheblich in den Hintergrund getreten ist, so hat er für besondere Zwecke auch noch im letzten Weltkriege Verwendung gefunden und zwar in Gestalt des Modells Sf 2[11]. Dieser kann 4 liegende oder 2 liegende und 4 sitzende oder 8 sitzende Verwundete aufnehmen, besteht in seinen stützenden Teilen aus Leichtmetall, ist mit Luftreifen und Schwingachsen ausgestattet und besitzt federnde Krankentragenlager; während der kalten Jahreszeit kann er durch einen Ofen geheizt werden; das Gewicht beträgt 980 kg.

Ist diese folgerichtige und in planmäßiger Versuchsarbeit durchgeführte Entwicklung des militärischen Krankenwagens schließlich auch für den Ausbau des *zivilen Krankenbeförderungswesens* richtungweisend geworden, so ging man hier doch von vornherein von wesentlich anderen Voraussetzungen aus, indem man sich nämlich zunächst auf Krankenwagen für nur *einen* Insassen beschränkte. Diese, in ihrer Bauart einem Landauer oder einer herrschaftlichen Kutsche angeglichenen Krankenwagen, die äußerlich als solche nicht erkennbar waren und z. B. in Hamburg, Wien, Leipzig, Budapest und anderen Großstädten in der 2. Hälfte des vorigen Jahrhunderts vielfach benutzt wurden, sind im geschichtlichen Abriß behandelt und durch Abbildungen erläutert worden.

Erwähnt sei schließlich noch, daß man in damaliger Zeit in verschiedenen Großstädten (z. B. in Wien, Hamburg, Berlin) für die Beförderung *Geisteskranker* vielfach Wagen ähnlicher Bauart, jedoch nur in halber Länge benutzt hat, die für den sitzenden Kranken und einen Begleiter Raum boten, mit Gummi ausgeschlagen und ohne Fenster waren, also gewissermaßen eine fahrbare Gummizelle darstellten. Aus verschiedenen Gründen, nicht zuletzt wegen des gerade auf den Geisteskranken ungünstig wirkenden auffallenden Aussehens dieser Wagen ist ihre Benutzung bald wieder eingestellt worden.

Die eben beschriebenen kutschenartigen Wagen sind dann später in mehrfacher Hinsicht verbessert worden, um sie für ihre Aufgaben geeigneter zu machen. Die Rückwand wurde in Form einer doppelten Flügeltür gebaut oder zum Hochschlagen eingerichtet, so daß eine oder auch zwei Krankentragen, auf Gleitschienen gestellt, von hinten her in den Wagen geschoben werden konnten; eine seitliche Tür bildete den Zugang für das mitfahrende Begleitpersonal, Patentglasfenster gewährten dem Tageslicht Eintritt und gestatteten dem Kranken den Blick ins Freie. Die Federung wurde verbessert und ihre Wirkung durch Gummibereifung verstärkt. Trotz alledem haben diese Wagen, deren Betrieb wegen ihrer beschränkten Aufnahmefähigkeit auch nach Vereinfachung der ehemals reichlich üppigen Inneneinrichtung ziemlich teuer war und hygienischen Anforderungen wenig entsprach, den Bedürfnissen und technischen Fortschritten der Neuzeit weichen müssen.

Die beim Heer benutzten und bewährten, der *Omnibusform* angeglichenen

Krankenwagen mit ihrem geräumigen, zweckmäßig eingerichteten, leicht zu reinigenden und zu desinfizierenden Innenraum, der auch eine Mehrzahl von Krankentragen und außerdem sitzende Kranke aufnehmen konnte, setzten sich mehr und mehr durch. Die Seitenwände dieser Wagen, die bei früheren, vom Militär und auch von Feuerwehren benutzten Bauarten nur mit Segeltuchplanen überspannt waren, wurden aus Holz hergestellt und erhielten je 2 Fenster mit gut eingedichteten Scheibenrahmen; weitere Fenster wurden an der nach dem Kutscherbock zu gelegenen Stirnwand oder auch in den hinteren Flügeltüren eingebaut; eine zugfreie, an der Wagendecke oder im oberen Teil der Seitenwände angebrachte Ventilationseinrichtung sorgte für ausreichende Lufterneuerung. Der Boden des sehr geräumigen Innenraumes war mit Linoleum oder Gummidecken ausgelegt; dieser sowie die waschfest lackierten Innenwände konnten leicht gereinigt und im Bedarfsfalle desinfiziert werden. Neben den beiden übereinandergestellten Tragen, deren Holme zwecks Raumeinsparung einschiebbar gebaut waren und deren untere auf Blattfedern ruhte, während die obere elastisch aufgehängt oder in Gleitschienen durch Widerhaken fest verankert wurde, befanden sich Sitzgelegenheiten für Begleitpersonen; die etwa notwendige Beförderung kranker Kinder erfolgte auf dem Schoß der Begleitpersonen. Nötigenfalls konnten aber auch 4 Krankentragen im Innern aufgestellt oder es konnten unter Benutzung aufklappbarer Bänke bis zu 9 sitzende Kranke befördert werden. Neben den benötigten Arznei- und Verbandkästen wurden auch Erfrischungs- und Kräftigungsmittel mitgeführt. Die Wagen, deren Gewicht 800 bis 900 kg betrug, konnten, je nach Entfernung und Geländeverhältnissen, 1- und 2spännig gefahren werden.

Diese Omnibusform der Krankenwagen, um deren zweckmäßigen Ausbau sich namentlich die *Wiener freiwillige Rettungsgesellschaft*[12] große Verdienste erworben hat, haben sich vor allem im Rettungsdienst zahlreicher Großstädte, der ja oft genug eine Mehrzahl von Hilfsbedürftigen gleichzeitig zu betreuen hat, später aber auch in kleineren Städten und auf dem Lande ausgezeichnet bewährt und die Einrichtung eines umfassenden Krankenbeförderungsdienstes ermöglicht (Abb. 28).

Die Zivilbevölkerung, die aus einer eingewurzelten und in früherer Zeit gewiß nicht unbegründeten Abneigung vor dem Krankenhause dieser Wohlfahrtseinrichtung vielleicht von vornherein nicht überall das erforderliche Verständnis entgegen brachte, lernte ihre Segnung mehr und mehr schätzen, eine Tatsache, die die Nachfrage nach Krankenbeförderungsmitteln sehr erheblich steigerte. Wo daher, wie z. B. auf dem Lande, Krankenwagen nicht oder in nicht ausreichender Zahl verfügbar waren, wurden in ausgiebigem Maße Mittel und Wege gefunden, mit *behelfsmäßigem,* ebenfalls meist wieder militärischen Vorbildern entlehnten Ersatz auszukommen. Von der bereits erwähnten Dungschleppe (vgl. S. 69) angefangen sind so ungefähr sämtliche im ländlichen Leben gebräuchlichen Fahrzeuge vom gewöhnlichen Bauernwagen, Möbelwagen usw. bis zum herrschaftlichen Schlitten diesen Zwecken z. T. mit ausgezeichnetem Erfolg nutzbar gemacht worden: der einfachste und zuerst beschrittene Weg hierfür bestand darin, daß man gewöhnliche Landwagen mit Strohschüttung oder Strohsäcken polsterte, mit

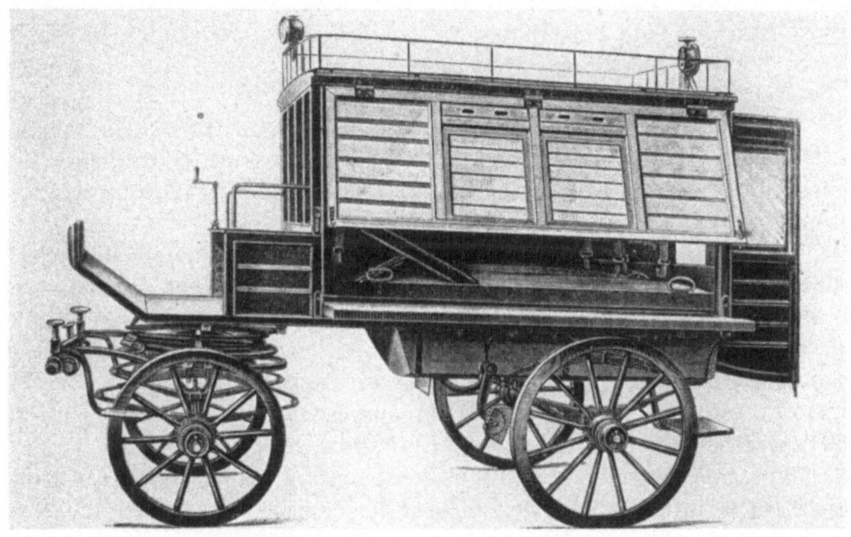

Abb. 28. Rettungs- und Transportwagen der Wiener freiwilligen Rettungsgesellschaft, seitwärts geöffnet (Phot. Piper)

Kissen und Decken weiter ausstattete und so ein für den Kranken gut geeignetes Lager herrichtete. Bei dieser Handhabung erfordert allerdings das schonende Ein- und Ausladen des Kranken einige Vorsicht und muß sehr sorgfältig geübt werden. Im übrigen hat der mit Pferden bespannte Krankenschlitten (geschlossener Kastenaufbau für 2 Schwer- oder 4 Leichtverwundete mit eingebautem Ofen) noch im letzten Kriege weitgehende Verwendung gefunden. Auch ein leichter Hundeschlitten hat sich im Osten recht gut bewährt.

Stehen planmäßige oder behelfsmäßige Krankentragen zur Verfügung, so können diese entweder auf den Wagenboden gestellt werden, wobei untergelegte, mit Stroh oder Heu gefüllte und zugeschnürte Säcke die Erschütterungen beim Fahren recht gut abfangen, oder die Tragenholme werden, was namentlich bei Verwendung des Leiterwagens angezeigt ist, an den oberen Leiterbäumen in Hängeschlaufen oder Schleuderbunden eingehängt. Auf langen Leiterwagen, die die doppelte Länge einer Krankentrage besitzen, können unter Ausnutzung auch der Bodenfläche auf diese Weise bis zu 5–6 Tragen untergebracht werden. Werden durch das Aufhängen der

Trage gröbere Stöße bereits wesentlich gemildert, so kann dies in noch weit höherem Maße erreicht werden durch ein vom norwegischen Oberstabsarzt Smith empfohlenes Verfahren des Aufhängens in Holzfederung, die auf der Elastizität mäßig dicker Baumstämmchen beruht; es werden je 2 Stämmchen am vorderen (Außenseite) und hinteren (Innenseite) Ende der oberen Leiterbäume mit dem Stammende so fest gebunden, daß die Wipfelenden in einigem Abstand vom Leiterbaum frei federn. Diese federnden Enden werden mit je einer Querstange verbunden; die Holme der Trage werden dann an diesen Querstangen befestigt.

Die verschiedenen Böcke und Gestelle, die zur Aufnahme der Tragen in behelfsmäßig hergerichteten Krankenwagen, wenigstens in solchen mit geräumiger Bodenfläche, in Gebrauch sind, werden bei Besprechung des Krankenkraftwagens behandelt werden.

Die vorstehend in aller Kürze umrissenen Möglichkeiten dürften den Beweis erbringen, daß man mit sehr einfachen und vor allem auf dem Lande stets greifbaren Mitteln in der Lage ist, einen recht gut brauchbaren Krankenbeförderungswagen behelfsmäßig herzurichten; eine gerade unter den vorerwähnten Verhältnissen ebenfalls leicht zu beschaffende Plane, mit Hilfe einiger Tragstützen über dem Wagen ausgespannt, bietet schließlich noch einen weitgehenden Schutz vor den Einflüssen der Witterung.

Daß von den geschilderten Möglichkeiten der Heeressanitätsdienst, insbesondere im Kriege ausgiebigsten Gebrauch gemacht hat, bedarf kaum weiteren Hinweises. Man ist hier sogar noch einen Schritt weiter gegangen, indem angeordnet wurde, daß jedes Militärfahrzeug, das irgendwelche Gebrauchsgegenstände frontwärts beförderte, nach der Entladung, sofern es erforderlich war und keine militärischen Gründe entgegenstanden, nach behelfsmäßiger Ausstattung Verwundete mit zurückbringen sollte.

γ^1) *Der Krankenwagen mit Motorantrieb*

War durch die vorbeschriebenen Geräte die Durchführung eines geordneten, recht weitgehenden Anforderungen genügenden Krankenbeförderungsdienstes vollauf gesichert, so machte sich doch auch auf diesem Gebiete die durch den Motor hervorgerufene Umwälzung des gesamten Verkehrswesens schon frühzeitig bemerkbar; sie ließ weitere bedeutsame Fortschritte erwarten. Zwar wurden anfangs auch aus den Kreisen ernster Fachleute der Technik wie des Gesundheitswesens gewichtige Bedenken gegen die Motorisierung der Krankenwagen erhoben, die mit der zunächst recht mangelhaften Betriebssicherheit des Motors, der hieraus sich ergebenden Gefahr zusätzlicher Unfälle und mit bei größeren Fahrgeschwindigkeiten unausbleiblichen stärkeren Erschütterungen des Beförderten begründet wurden. Bald jedoch gelang es der von zielstrebigem Forschergeist vorwärtsgetriebenen und zu ungeahntem Aufschwung gelangenden Industrie, die auf technischen Unvollkommenheiten beruhenden Mängel des Kraftwagens mehr und mehr zu beheben und für das neue Verkehrsmittel bei erheblich größerer Schnelligkeit die gleiche oder noch größere Zuverlässigkeit zu gewährleisten, als man sie von den bisher benutzten Einrichtungen gewohnt war. Ausschlaggebend aber wurde die Erkenntnis, daß die im Zeitalter allgemeiner Motorisierung und Industrialisierung in erschreckendem Ausmaße ansteigende Unfallziffer eine beschleunigte Versorgung der Unfallgeschädigten gebieterisch forderte und daß ein sehr wesentlicher Fortschritt nach dieser Richtung hin in einem zu gesteigerten Leistungen befähigten Krankenbeförderungsdienst erblickt wurde. Der Motor wurde also als Antriebsmittel für Krankenwagen erprobt, und er bewährte sich bestens.

Wie ganz allgemein der erste Kraftwagen dadurch entstand, daß ein bisher durch Pferde fortbewegtes Fahrzeug mit Motor und Steuervorrichtung ausgestattet wurde, so auch der erste motorisierte Krankenwagen. Bereits um die Jahrhundertwende bot die deutsche Krankenwagenindustrie die bis zu jener Zeit geführten Erzeugnisse mit dem Bemerken an, daß die für Pferdevorspann eingerichteten Wagen auf Wunsch auch mit Elektro- oder Benzinmotor geliefert werden könnten. Diese Angebote bezogen sich sowohl auf den schon beschriebenen Landauer-Krankenwagen wie auch auf die Omnibusform.

Die Entwicklung des Krankenkraftwagens ist in der Folgezeit durch die des Kraftwagens überhaupt bestimmt worden und hat sich dieser engstens angeschlossen. Eine gewisse Streitfrage hat anfänglich darin bestanden, ob man für den Krankenwagen den im Frühstadium des Kraftfahrzeugs zweifellos erheblich ruhiger fahrenden Elektroantrieb oder den Explosionsmotor bevorzugen sollte. Der erwähnte Vorteil des *Elektromobils* mußte s. Zt. sicherlich anerkannt werden: dieses war innerhalb der Städte und auf Wegen ohne allzu große Steigungen zweifellos recht gut verwendbar. Ein offensichtlicher Nachteil bestand aber darin, daß die im Wagen mitgeführten Stromsammler, die, sofern ihr Gewicht in erträglichen Grenzen gehalten werden sollte, nicht allzu groß sein durften, in ihrer Stromspeicherungsfähigkeit beschränkt waren und einer häufigen und zeitraubenden Aufladung bedurften, eine Notwendigkeit, für die namentlich auf dem Lande die Möglichkeiten recht spärlich waren und vielfach auch heute wohl noch sind. Aus diesen Gründen sowie wegen der sich geradezu überstürzenden Vervollkommnung des Benzin-Motors ist das Elektromobil außerhalb der Städte, von einigen durch besondere Verhältnisse bedingten Ausnahmen abgesehen, heute sehr in den Hintergrund getreten.

Selbstverständlich müssen an den mit *Explosionsmotor* betriebenen Krankenkraftwagen – aber auch an dessen Bedienungspersonal – besonders hohe Anforderungen gestellt werden.

Um einen möglichst ruhigen Gang zu gewährleisten, sind, namentlich für Überlandfahrten, neben bester Federung sowohl für den Unterbau wie für den Motor gewisse Mindeststärken zu fordern. Die neuzeitliche Niederdruckbereifung hat sich auch bei schlechtem Pflaster recht gut bewährt. Zweckmäßigerweise ruhen die Tragen möglichst zwischen den Achsen des Wagens. Das Einladen soll von rückwärts, nicht von der Seite her erfolgen, weil sonst beim Ausfall einer festgefügten Seitenwand der Oberbau seinen inneren Halt verlieren und bei der gesteigerten Geschwindigkeit unerträgliche Klappergeräusche entstehen würden. Gute Lüftung und Heizung sind beim Kraftwagen besonders notwendig, aber gerade hier auch ohne Schwierigkeiten durchführbar. Der Boden des Wageninnern soll mit Linoleum ausgelegt, die Seitenwände mit weißem Emailleanstrich versehen werden, so daß Reinigung und Desinfektion leicht und einwandfrei durchführbar sind. Die – nicht mit Vorhängen zu schützenden – Fenster sind im oberen Viertel durchsichtig zu lassen, im übrigen zu mattieren. Der Begleiter soll sich durch ein Beobachtungsfenster mit dem Wagenführer verständigen können. Wäschestücke, Steckbecken, eine elektrische Handlampe und andere Bedarfsgegenstände sollen in einem Wandkasten, Arznei- und Verbandmittel, Injektionsspritze, Schienen usw. in einem besonderen Verbandkasten untergebracht sein. Für Tobende, Geisteskranke usw. sind Ledergurte zur etwa notwendig werdenden Fesselung mitzuführen. Die Abmessungen des Wagens sind so zu wählen, daß für die Tragen und den Begleiter ausreichender Raum vorhanden ist. Eine als sehr zweckmäßig bewährte Einrichtung besteht darin, daß, falls nur die Hälfte der mitgeführten Tragen beladen ist, die freie Wagenseite durch einfachen Handgriff mit einer Längsbank zur Beförderung mehrerer sitzender Leichtkranker ausgestattet werden kann. Die vielfach mit Armstützen versehenen Krankentragen sollen selbst nicht gefedert sein, da Unstimmigkeiten in den Schwingungen der Trage und denen des Wagens vom Verletzten recht unangenehm empfunden werden. Auf gewisse Einzelheiten dieser allgemeinen Forderungen wird später einzugehen sein.

Es würde zu weit führen und auch der Aufgabe dieser Abhandlung nicht entsprechen, alle die zahlreichen im Laufe der Jahrzehnte bei uns und im Auslande gebauten und mehr oder weniger bewährten Krankenkraftwagen im einzelnen zu behandeln. Es möge genügen, einige der für die unablässig fortschreitende Entwicklung *bemerkenswerte Typen* herauszugreifen, um abschließend die letzten Errungenschaften neuzeitlicher Technik, bei deren Zustandekommen die deutsche Industrie und deutscher Erfindergeist einen maßgeblichen Anteil, ja vielleicht die Führung gehabt haben, eingehend zu würdigen.

Es war bereits oben bemerkt worden, daß die ersten Krankenkraftwagen aus den seit Jahrzehnten gebräuchlichen pferdebespannten Krankenwagen, die man mit einem Motor ausrüstete, hervorgegangen sind, daß von diesen aber der in Gestalt eines Landauers gebaute aus gewichtigen Gründen bereits zur Zeit des Pferdevorspanns mehr und mehr abgelehnt wurde. Seine Motorisierung ist daher ebenfalls nur von kurzer Dauer gewesen, eine Tatsache, die die einschlägige Industrie veranlaßt hat, sich bei ihren Planungen ausschließlich auf solche Krankenkraftwagen zu beschränken, die nach Oberbau und Fahrgestell grundsätzlich dem Omnibus oder dem im Geschäftsverkehr üblichen Lieferwagen entsprachen.

Einer der ersten Krankenkraftwagen dieser Art, *Type Puch,* wurde von der Salzburger Freiwilligen Rettungsgesellschaft beschafft und hat lange Zeit hindurch, besonders auch für die Versorgung der zahlreichen Verwundeten des ersten Weltkrieges, wertvolle Dienste geleistet. Er war mit einer Krankentrage ausgestattet sowie mit 2 Klappstühlen, auf denen sitzende Kranke befördert werden konnten. Die hohe Bauart des Wagens übte einen ungünstigen Einfluß auf dessen Straßenlage aus, so daß die erforderliche Fahrsicherheit nur bei Geschwindigkeiten bis zu 40 Std./km gewährleistet war. Einen ähnlich gebauten, aber für 4 Tragen bemessenen Krankenkraftwagen, dessen Seitenwände durch herabzulassende Segeltuchplanen gebildet wurden, hat der Württembergische Landesverein vom Roten Kreuz während des Weltkrieges 1914/18 in Betrieb gehabt. Dieser Wagen ist in der Kriegschronik des genannten Landesverbandes näher beschrieben worden (Lit. cf. S. 123 Nr. 15).

Der *Heeres-Sanitätsverwaltung* selbst standen im Jahre 1914 zunächst nur 7 der damals recht teuren Krankenkraftwagen zur Verfügung, die im Frieden für den Lazarettbedarf einiger großen Garnisonen beschafft worden waren. In edlem Wettstreit überboten sich aber sofort nach Kriegsausbruch das Rote Kreuz, eine Reihe von Fürstlichkeiten, Landes-Versicherungsanstalten, Industrie usw., diesem empfindlichen Mangel abzuhelfen und Krankenkraftwagen in größerer Anzahl zu stiften oder erhebliche Geldmittel für diese Zwecke zu überweisen. Bereits Ende 1914 konnten aus diesen Stiftungen 465 Krankenkraftwagen verschiedener Bauart, meist aber für 4 liegende Verwundete eingerichtet, in Dienst gestellt werden. Es wurden weiterhin 600 von den später noch zu würdigenden Anhängewagen (System Mannesmann oder Mulag-Anhänger für 3 liegende oder 4 sitzende Verwundete) eingestellt. Als Zugmittel diente zunächst der Proviantwagen 95; nach und nach wurden dann alle Krankenkraftwagen mit Kuppelungseinrichtungen für die Anhänger versehen. Im Herbst 1917 verfügte das Feldheer über insgesamt 2303 Krankenkraftwagen, rund 1800 Anhänger) abnehmbare, mit Zellonfenster versehene Wagenplane, elektrische Klingelleitung zum Zugwagen, Höchstgeschwindigkeit 30 Std./km) sowie über zahlreiche behelfsmäßig für die Krankenbeförderung hergerichtete Lkw's und Omnibusse. Durch Einbau von Heizvorrichtungen in die Krankenkraftwagen und Anhänger wurde ein hinreichender Schutz gegen winterliche Kälteeinwirkungen geschaffen[13].

Die großen Verdienste, die sich in den auf den ersten Weltkrieg folgenden Jahren nach Eintritt normaler Verhältnisse das Deutsche Rote Kreuz in großzügiger und zielbewußter Zusammenarbeit seiner technischen Abteilung mit der einschlägigen Industrie um den Ausbau des deutschen Krankenkraftwagens, insbesondere in den Jahren vor dem letzten Kriege erworben hat, die dann für das ganze Gebiet richtungweisend geworden sind, wurden oben bereits andeutungsweise gewürdigt (vgl. S. 26). Bezgl. der dort ebenfalls erwähnten *„DRK-Einheitskrankenkraftwagen"* sei im einzelnen folgendes bemerkt: Die von einer Mehrzahl von Unternehmungen unabhängig voneinander betriebene Herstellung von Krankenwagen brachte, so brauchbar die Erzeugnisse an sich sein mochten, die großen Nachteile mit sich, daß Bauart, Inneneinrichtung und Zubehör weitgehende gegenseitige Abweichungen erkennen ließen und trotz z. T. durchgeführter Normungen einen gelegentlich notwendigen Austausch von Zubehörteilen erschwerten oder unmöglich machten; ferner wußte das auf einen Wagen eingeübte Personal den anderen nicht mit der gebotenen Sicherheit zu bedienen, wodurch letzten Endes die reibungslose Abwicklung eines geordneten Krankenbeförderungsdienstes empfindlich gestört wurde.

Für eine einheitliche Organisation wie das DRK, das seit Jahrzehnten den Hauptanteil dieses Dienstes wahrgenommen hatte, mußten diese Zustände auf die Dauer als untragbar angesehen werden und sie bildeten daher den Anlaß, eine zunächst nur auf die Belange des DRK abgestellte Vereinheitlichung in die Wege zu leiten.

Da nun die Bedürfnisse der einzelnen DRK-Gliederungen bezgl. der von ihnen benötigten Krankenwagen weitgehend durch die örtlichen Verhältnisse, die wiederum mit örtlichen Gefahrenquellen, Dichte und Beschäftigungsart der Bevölkerung eng zusammenhängen, bestimmt wurden, durfte man sich bei der Empfehlung von Einheitskrankenkraftwagen nicht auf ein einziges Muster beschränken, sondern mußte deren mehrere zur jeweils geeigneten Auswahl vorsehen. Diese Erwägungen führten dazu, daß nach eingehenden, am Zeichentisch und in der Praxis erprobten, auf langjährige eigene Erfahrungen gestützten Vorbereitungen in enger Zusammenarbeit mit einer höchst leistungsfähigen Industrie *4 verschiedene Typen* von DRK-Einheitskrankenkraftwagen entwickelt wurden.

Zwei von ihnen beziehen sich auf einen für 1 Krankentrage bestimmten, der dritte auf einen mit 3, der vierte auf einen mit 4 Krankentragen ausgestatteten Kraftwagen. Hierbei sind alle einschlägigen Vorschriften des Fanok berücksichtigt und darüber hinaus im engen Einvernehmen mit dieser Stelle weitere Ausrüstungen eingeführt worden, die auf Grund der neuzeitlichen erhöhten Ansprüche notwendig erschienen.

Die beiden für *je eine Trage* eingerichteten Krankenwagen benutzen das DKW F 8- bzw. das Mercedes-Benz „170-V"-Fahrgestell und sind in ihren nicht völlig gleichwertigen Leistungen durch die für diese Typen von den Erzeugerfirmen herausgegebenen technischen Feststellungen bestimmt. Das Innere beider Wagen besteht aus einem einzigen Raum, sowohl für den Kranken, den Fahrer und den oder die Begleiter. In beiden Wagen ist die rechte Hälfte für die Aufnahme der Krankentrage eingerichtet, die auf einem den Wagen von vorn bis hinten durchziehenden schrankartigen Einbau ruht und mit Hilfe einer ausziehbaren Schiebedrehbühne aus- und eingeschoben wird. Neben dem Führersitz befindet sich ein weiterer Klappsitz für einen Begleiter, der allerdings für den Fall, daß die Trage mit einem Kranken belegt ist, nur als Notsitz anzusehen ist. Der eigentliche Sitz für den Begleiter oder einen sitzenden Kranken ist in der linken Wagenhälfte untergebracht, er ist besonders bequem und gut gefedert. Durch äußerst sinnreiche Ausnutzung aller Winkel und Toträume ist es gelungen, eine erstaunlich große Anzahl von Schränken und Schubladen einzubauen, die zur getrennten, durch Beschriftung gekennzeichneten Aufnahme von Wascheinrichtung, Verbandstoffen und Sanitätsmaterial, Steckbecken, reiner und schmutziger Wäsche, Arm- und Beinschienen, Instrumenten für den Arzt, Desinfektionsgerät und Gasmasken dienen. Der Innenraum ist mit Sperrholz getäfelt, in hellgelbem Ton gehalten und säurefest lackiert, der Boden mit Linoleum ausgelegt und mit Eckleisten eingefaßt. Die Decke ist mit weißem Dachstoff bespannt. Die reichlich großen und besonders breiten Fenster sind sämtlich aus Sicherheitsglas hergestellt, im Bereich des Krankenraumes mattiert mit einem oberen Klarstreifen gehalten. Der Beleuchtung dient eine elektrische Deckenlampe mit Hell- und Dunkelschaltung, während eine oberhalb der hinteren Tür angebrachte Lampe das beim Ein und Ausladen der Trage erforderliche Licht spendet. Die Beheizung erfolgt durch Warmluftheizung mit elektrischem Gebläse und ist durch eine Drosselklappe zu regulieren. Zur Be- und Entlüftung sind auf dem Dach Kiemen angebracht, die durch Drehschieber von innen her bedient werden und sowohl frische Luft einlassen als auch die verbrauchte absaugen. Die Türen sind mit Dichtfalzeinrichtung versehen, so daß das Eindringen von Zugluft, Staub und Nässe sowie störende Geräusche verhindert werden. Der äußere Anstrich ist hellgrau, trägt seitlich (an den Türen) und an der Rückseite das DRK-Abzeichen und die Aufschrift „Deutsches Rotes Kreuz“ sowie die Angabe der entsprechenden DRK-Untergliederung. Neben sonstigem Gerät, Werkzeugen usw. wird auch ein Feuerlöscher mitgeführt. Erwähnt sei schließlich noch, daß alle 4 Typen der Krankenwagen nicht nur die Normaltrage nach den neuesten Abmessungen der Din-Fanok sondern auch die Heeres- und die Luftschutztragen aufnehmen können sowie mit je einer Körperformmatratze ausgestattet sind.

Entsprechend der größeren von ihm geforderten Leistung ist der für *3 Tragen* bemessene DRK-Einheitskrankenwagen auf dem großen Pkw-Fahrgestell der einschlägigen deutschen Automobil-Industrie aufgebaut. Das mit beiderseitigen Türen und 3 Sitzplätzen versehene Führerhaus ist durch eine gefensterte Zwischenwand vom Krankenraum getrennt. Dieser hat die vom Normenausschuß Din-Fanok vorgesehenen Abmessungen und ist für die Aufnahme von DRK-Einheitstragen, Luftschutztragen, Heerestragen sowie Grubenschleifkörben geeignet. In der linken Hälfte ist eine schwenkbare Trageneinrichtung mit 2 Tragen eingebaut, während sich rechts über einem bequemen Armlehnsessel (für Wöchnerinnen, sitzende Kranke oder begleitenden Arzt) der an die Seitenwand klappbare Tragenrahmen mit Schieberohrhängestütze für die dritte, im Nichtbedarfsfall zusammengelegte Trage befindet. Jeder Kranke hat die Möglichkeit, mit einem bequem erreichbaren Druckknopf Läutsignale zu geben. Nach Herausnahme des Armlehnsessels kann rechts eine hochgestellte Klappsitzbank herabgelassen werden, die 3 Leichtverletzten Platz bietet. Schränke und Schubfächer sind in entsprechend größerem Ausmaße als bei den vorbeschriebenen Wagen, Innenausstattung, Fenster, künstliche Beleuchtung, Heizung, Be- und Entlüftung in ähnlicher Weise eingerichtet. Darüber hinaus besitzt jedoch dieser Wagen für etwaige Fahrten durch vergastes Gebiet einen Gasfilter, der mit elektrisch betriebener Gebläseventilation arbeitet. Äußerer Anstrich und sonstige Ausrüstung entsprechen den vorbeschriebenen Wagen.

Der für *4 Tragen* bestimmte Einheitskrankenkraftwagen ruht auf einem 1,5-t-Lkw-Fahrgestell der einschlägigen deutschen Automobil-Industrie und ist in seinem Aufbau in entsprechend größeren Abmessungen gehalten wie der vorerwähnte (Abb. 29). Das abgetrennte Führerhaus bietet ebenfalls 3 Personen Platz und besitzt beiderseits Türen. Der Krankenraum unterscheidet sich neben einigen nicht grundsätzlichen Abweichungen von dem des vorigen Wagens im wesentlichen durch die für Aufnahme der vierten Trage notwendig werdenden Einrichtungen: die linke untere Trage wird mittels ausziehbarer Schiebedrehbühne ein- und ausgeladen, die rechte läuft in einer herausnehmbaren Führungsschiene. Der Einstellung der oberen Tragen dienen an beiden Seiten ferngesteuerte Gleitrohrgehänge. Wird die vierte Trage mitgeführt, so muß ein recht bequem ausgestatteter Armlehnsessel zuvor herausgenommen werden. Für den Fall, daß der Wagen keine liegenden Kranken aufzunehmen hat, können beiderseits an den Wänden aufgeklappte Sitzbänke herabgelassen werden, die rechts 3, links 4 sitzenden Personen Platz bieten. Außer den im vorerwähnten Wagen beschriebenen Gasschutzgeräten werden in diesem mehrere Gasmasken, ferner ein Pulmotor mitgeführt. Der Krankenraum besitzt neben der rückwärtigen Doppelflügeltür mit fünffachem Sicherheitsverschluß und Dichtfalzeinrichtung rechts eine Einsteig-, links eine weitere Nottür. Eine abnehmbare Verdeckgalerie mit Schutzbelag und Segeltuchplane bietet endlich noch hinreichenden Raum für Mitnahme von Gepäck und sonstigen Bedarfsgegenständen. Der bei diesem Wagen erheblich längere Krankenraum läßt für den Begleiter einen geräumigen

Sitzplatz frei, auch für den Fall, daß 4 beladene Tragen befördert werden.

Durch die Einführung dieser 4 Einheits-Krankenwagen-Typen, deren Grundsätzen beim notwendig werdenden Umbau alter DRK-Wagen ent-

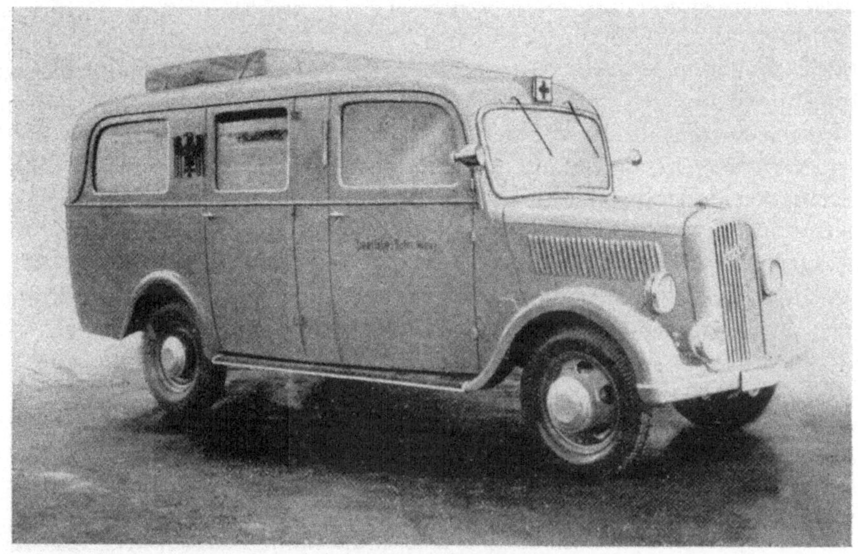

Abb. 29. DRK-Einheitskrankenkraftwagen für 4 Tragen

sprochen wurde, hatte das DRK nicht allein für seinen eigenen Bedarf die Normen für mustergültige Krankenkraftwagen geschaffen, sondern darüber hinaus der gesamten einschlägigen Industrie überaus wertvolle Anregungen gegeben.

In Zusammenarbeit mit dieser war es gelungen, eine Reihe wertvoller technischer Verbesserungen nach sachlicher Prüfung praktisch anzuwenden. Dies galt z. B. für die *Federung* der Krankenkraftwagen, für die besonders die modernen Personenwagen-Fahrgestelle mit Schwingachsen und möglichst langem Radstand geeignet waren. Die *Schwingachsenfederung*, mit der die für den Kranken angenehmste Beförderung erzielt wird, hat sich besonders gut bewährt. Sehr geeignet sind ebenfalls Fahrgestelle mit besonders langen (1500 mm) gestreckten Halbelliptikfedern. Durch die große Federlänge werden alle Stöße weich und langsam aufgenommen und wieder abgegeben. Sowohl bei diesen Federn als auch bei der Schwingachsfederung ist die gleichzeitige Anbringung von geeigneten Stoßdämpfern Bedingung. Zu den Krankenwagen für 4 Tragen wurden nun seitens des Heeres und des DRK 1,5-t-Lieferwagen-Fahrgestelle verwendet, jedoch mit der Maßgabe, daß diese Fahrgestelle hinten nachträglich besonders lange Halbelliptikfedern mit Stoßdämpfern erhielten, um unbedingt eine gleiche Federung wie bei guten Personenwagen zu erzielen.

Weitere Versuche erstreckten sich auf das immer wieder fühlbar werdende Bedürfnis, die trotz bester Federung des Wagens noch auf die Trage übergreifenden Stöße durch eine zusätzliche Federung aufzufangen. Es war oben (vgl. S. 88) bereits auf die aus *gefederten Tragen* sich ergebenden Nachteile hingewiesen worden. In der Tat sind nach dieser Richtung hin alle Arten von Spiral- und Zugfedern, für die Trage selbst oder deren Stand- oder Hängevorrichtung erprobt aber als ungeeignet befunden worden. Einen sichtlichen

Fortschritt brachte erst die Verwendung von langen Halbelliptik-Einblattfedern, die oberhalb der Tragenfüße angebracht sind; sie schwingen nur wenig, lösen aber durch ihre Nachgiebigkeit eine weiche, vom Kranken angenehm empfundene Federung aus. Diese Wirkung wird noch wesentlich gesteigert durch Verwendung von gefederten *Körperformmatratzen,* die auf die Trage gelegt werden und eine denkbar schonende Beförderung gewährleisten.

Mit besonderem Stolz aber durfte das DRK auf einen letzten einschlägigen Erfolg hinweisen, den auf Grund reicher praktischer Erfahrungen während des letzten Krieges durchgeführten Bau eines *Großeinsatzwagens,* des *DRK-Bereitschaftswagens,* der eine technisch vollendete Neuerung von ungeahnter Vielseitigkeit darstellt. Der Bereitschaftswagen konnte der Beförderung von 32 sitzenden Gesunden oder Leichtkranken oder der Aufnahme von 12 Krankentragen für liegende Kranke oder, unter mehrfachen zahlenmäßigen Wechselmöglichkeiten, der Aufnahme von sitzenden Personen und Krankentragen dienen, er konnte schließlich auch als *Operationsraum,* als *Unfallhilfsstelle* oder für unmittelbare *klinische Aufgaben* verwendet werden (Abb. 30).

Der mit Omnibus-Aufbau versehene zweiachsige Wagen war 9,3 m lang und in Ganzstahl ausgeführt. Elektrische Schweißung, Verwendung von

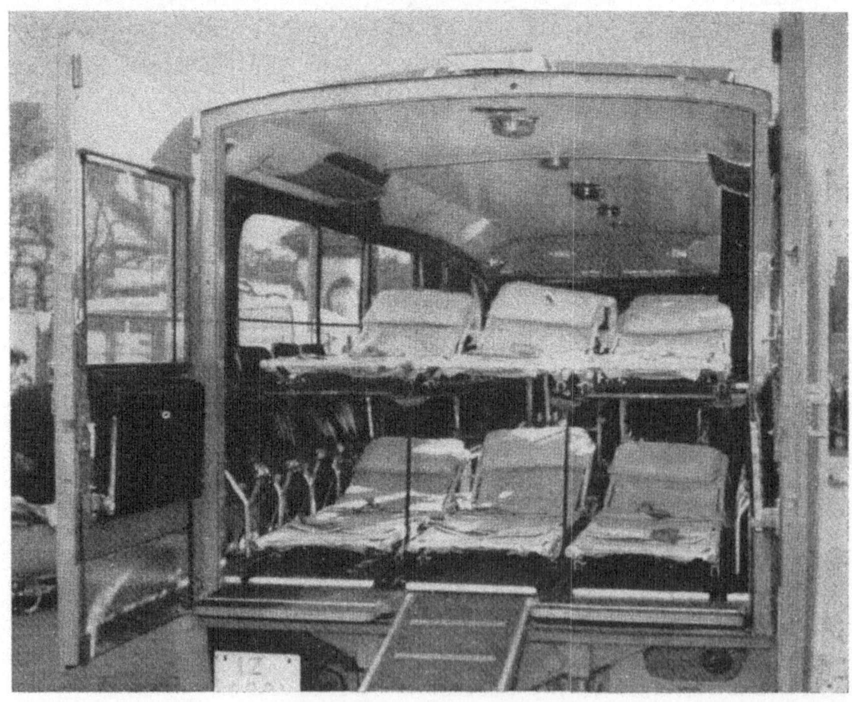

Abb. 30. DRK-Großeinsatzwagen

Hartholz und Leichtmetall gewährleisteten weitgehende *Betriebssicherheit* und ruhigen, geräuschlosen Gang. Der Wagen war in gediegener glatter Form gehalten und nur von alupolierten Wasserleisten und Mittelbandleisten umrahmt. Die hintere Partie war mit vorgebauter senkrechter Doppeltür versehen. Aufsteigtritte waren hinten nicht angebracht, dafür eine ausziehbare *Laufbrücke,* über die die Kranken oder etwaiges Ladegut in den Wagen getragen wurden. Der *Führerraum* hatte beiderseits breite Türen zum Einstieg in den Wagen bzw. in den Operationsraum. Rechts über dem Radkastenscheitel war die vorgeschriebene Nottür mit besonderer Steigleiter angebracht. Die *Türen* waren mit kräftigen Scharnieren und Schlössern versehen, die hintere Tür mit Dichtfalzeinrichtung und fünffachem Sicherheitsverschluß. Die *Kurbelfenster* waren sämtlich mit Sicherheitsglas ausgestattet und durch Springrollos aus undurchsichtigem, nach innen lichtdurchlassendem Stoff geschützt. Der *Boden* sowie die Seitenwände waren bis zur Fensterhöhe mit Linoleum belegt, der obere Teil der Seitenwände sowie die Decke mit abwaschbarem Kunstleder bezogen; Reinigung und Desinfektion des Innern waren daher mit den üblichen Mitteln in einfachster Weise durchführbar. Auf dem *Dach,* das von oben her mit schwerem Eisenbahndeckenstoff belegt war, befand sich eine geräumige Galerie mit Lattenbelag und wasserdichter Plane zur Lagerung der mitzuführenden 12 Tragen; hier war außerdem noch reichlich Raum zur Unterbringung von Gepäck vorhanden. Auf jeder Seite des Daches war ein Kasten für Wolldecken angebracht; zum Aufstieg dienten zwei Faltleitern, die während der Fahrt auf der linken Wagenseite unter den Trittbrettern aufbewahrt wurden.

Die allen Bedürfnissen Rechnung tragende *Inneneinrichtung* war unter sehr geschickter Raumausnützung in den verschiedensten Teilen des Wagens untergebracht. Eine größere Anzahl von eingebauten Schränken und Schubfächern, so hinter umklappbaren Sitzen, im Wagenboden, in den Wagenwänden, hinter den Radkastensitzen und oberhalb der Windschutzscheiben diente der Aufnahme von *ärztlichen Instrumenten,* gepolstertem Operationstisch, Schienen, von *Arznei- und Verbandmitteln.* Besondere Behältnisse waren ferner vorhanden für *Pulmotor* und *Sauerstoffgerät,* Stechbecken, Enten, Spucknäpfe, reine und gebrauchte Wäsche, Desinfektionsapparat usw.

Die *Entlüftung* geschah mittels zweier Anemostate, die sich bei bisherigen Konstruktionen ähnlicher Art besonders bewährt haben.

Für die *Beleuchtung* waren 4 große Deckenlampen mit Hell- und Dunkelschaltung angebracht, die sowohl mit dem Batteriestrom des Wagens (12 Volt) als auch mit Netzstrom (220 Volt) betrieben werden konnten. Der Beleuchtung des Operationstisches dienten 2 im vorderen Teil des Aufbaues an der Decke beweglich angebrachte Doppelkopf-Operationslampen. (12 Volt und 220 Volt).

Unter dem Fahrersitz war eine *Warmwasserheizung,* an der rechten Seite des Fahrgestells ein *Kaltwassertank* von 50 Liter und ein *Warmwassertank* von 100 Liter Inhalt eingebaut, aus denen durch Zapfhähne kaltes und warmes Wasser an verschiedenen Stellen des Wagens entnommen werden konnte.

Von den *elektrischen* Einrichtungen interessiert besonders eine *Lautsprecheranlage* mit Verstärker, Empfänger, Mikrophon und Umformer, wodurch der Wagen auch als Befehlswagen für Großeinsatz verwendbar war.

Für Fahrt durch kampfstoffverseuchtes Gelände war der (gasdicht gebaute) Wagen mit einer *Gasfilter-Gebläseanlage* versehen, deren Wirksamkeit durch fünf DRK-Gasfilter-Aggregate mit je drei Normalfiltern gewährleistet wurde.

Neben dem Fahrersitz war endlich ein Feuerlöschapparat (2 Liter) und unter dem Wagen ein Großtank für 300 Liter Kraftstoff eingebaut, so daß der Wagen auch lange Wegstrecken ohne Unterbrechung zurücklegen konnte.

Der Aufbau war geliefert von der Firma Miesen in Bonn, das Fahrgestell von der „MAN“ Augsburg-Nürnberg AG; der Motor leistete 120 PS und gab dem Wagen auf ebener Strecke eine Höchstgeschwindigkeit von 64 km in der Stunde. Die Bergsteigfähigkeit im ersten Gang betrug 31,4%, der Kraftstoffverbrauch durchschnittlich 21 Liter für 100 km. Dem Wagen war ein Anhänger beigegeben, in dem eine stärkere Stromerzeugungsmaschine, 2 Zelte mit je 25 Betten und sonstiges Gerät befördert wurden.

Zu der bereits oben erwähnten vielseitigen Verwendungsmöglichkeit des Wagens ist im einzelnen folgendes festzustellen:

1. *Als Beförderungsmittel für Gesunde und (sitzende) Leichtkranke.* Im Wageninnern wurden 30 einheitlich gebaute Alu-Rohrklappsitze „Mibo“ (= Miesen-Bonn) aufgestellt. Sie konnten sowohl in der Fahrtrichtung als auch als Seitensitze Verwendung finden und wurden, entsprechend der jeweils gewünschten Sitzrichtung, in hierfür vorgesehene Bodenschlitze eingeschoben. Die Sitze konnten auch außerhalb des Wagens als solche verwendet werden. Sie waren zusammenlegbar, nahmen dann nur recht wenig Platz ein und wurden bei anderweitiger Verwendung des Wagens an den Seitenwänden verstaut. Zwischen den im Wagen aufgestellten Sitzen blieb ein Mittelgang von 500 mm Breite frei, so daß ein bequemer Verkehr im Innern möglich war.

2. *Als Beförderungsmittel für Krankentragen.* Durch einfache Handgriffe konnte der Bereitschaftswagen in wenigen Minuten in einen Krankenwagen für 12 Tragen umgewandelt werden, wobei noch Sitzplätze für 4–5 Personen Begleitpersonal frei blieben. Die Tragen standen in 2 Stockwerken zu je 6 übereinander, wobei die unteren in U-förmigen Kanälen auf dem Boden, die oberen auf seitlich hochklappbaren, doppelt gesicherten Tragrahmen gelagert waren. Die Tragen selbst (es

konnten außer der zusammenlegbaren DRK-Einheitstrage auch die Luftschutz- und Heerestrage verwendet werden) waren in den Laufschienen gegen Verschieben gesichert. Das Ein- und Ausladen der Tragen geschah von vorn und hinten über den Laufsteg und durch die sog. Nottür. Sinnreiche technische Neuerungen boten die Gewähr, daß das Aus- und Einladen schnell, sicher und ohne Gefährdung des Verletzten vor sich ging. War die Notwendigkeit gegeben, neben einigen liegenden auch sitzende Kranke zu befördern, so konnte selbstverständlich der durch Tragen nicht beanspruchte Raum zur Aufstellung von Sitzen verwendet werden. Die nicht benutzten Tragen wurden zusammengeklappt und auf dem hierfür vorgesehenen Platz befördert.

3. *Als Operationsraum oder Unfallhilfsstelle.* Um den Wagen für diese Zwecke geeignet zu machen, waren gleichfalls nur einige Handgriffe erforderlich. Durch eine Rolltrennwand wurde der Wagen in 2 Hälften geteilt, in deren vorderer der ärztliche Behandlungsraum mit Operationstisch eingerichtet wurde. Das reichlich vorhandene ärztliche Instrumentarium, die Beleuchtungsanlage sowie die Warmwasserversorgung schufen alle Voraussetzungen dafür, auch größere ärztliche Eingriffe fachgerecht durchzuführen. Die hintere Hälfte des Wagens konnte dann noch bis zu 6 Krankentragen aufnehmen und somit als Krankenstation oder Warteraum dienen.

Die vorstehende Beschreibung des Bereitschaftswagens dürfte den eindeutigen Beweis seiner vielseitigen Verwendbarkeit und seiner außerordentlichen Bedeutung für den gesamten Rettungsdienst, insbesondere bei Unfällen großen und größten Ausmaßes sowie für Zwecke des Luftschutz-Sanitätsdienstes erbracht haben. Tatsächlich ist dies dann bei praktischem Einsatz während des letzten Krieges auch oft bestätigt worden. Als vorzüglich geeignet hat sich der Wagen ferner zur Weiterbeförderung der aus Lazarettzügen ausgeladenen Verwundeten und Kranken erwiesen. Die Bereitschaftswagen waren daher auch in ansehnlicher Zahl in Betrieb genommen worden und haben auf Grund praktischer Erprobung verschiedene technische Verbesserungen erfahren. Um ihre Aufnahmefähigkeit noch weiter zu steigern, hat man später die Krankentragen, ohne die Höhe des Wagens zu ändern, in 3 übereinanderliegenden Stockwerken angeordnet, so daß dann 18 liegende Kranke befördert werden konnten.

Für Fahrten in besonders schwierigem Gelände ohne feste Wege und mit starken Steigungen hat das DRK mit recht gutem Erfolg sog. *geländegängige Krankenwagen* eingeführt, die, mit besonders starkem Motor und Vierradantrieb versehen, Steigungen von 35 bis 40% überwinden und unter einigermaßen günstigen Verhältnissen eine Geschwindigkeit von 50 bis 60 km in der Stunde durchhalten konnten. Diese Wagen waren bei einer Reihe früherer Landesstellen in Betrieb und haben sich ausgezeichnet bewährt.

Zwei weitere, vom DRK während des letzten Krieges ausgearbeitete technische Neuerungen von weittragender Bedeutung, die freilich nicht im engeren Sinne in das Gebiet der Krankenbeförderung gehören, verdienen in diesem Zusammenhang der Vollständigkeit halber wenigstens kurz erwähnt zu werden, der *DRK-Operationswagen* und das motorisierte *Bereitschaftslazarett.* Bei dem auf einem normalen Omnibusfahrgestell aufgebauten Operationswagen war das Wageninnere als Operationsraum eingerichtet, während durch Ausschwenken der Seitenwände links und rechts je ein weiterer, durch Faltwände abschließbarer Raum (Vorbereitungs- und Sterilisierungs- bzw. Desinfektionsraum) geschaffen wurde. Der Operationsraum enthielt alle Einrichtungen für die chirurgische Technik, wie sie etwa in einer mittelgroßen Krankenanstalt vorausgesetzt werden. (Näheres s. in der Zeitschrift „Das Deutsche Rote Kreuz" Juliheft 1942, S. 169.) Das *motorisierte Bereitschaftslazarett* bestand aus 32 Baracken, in denen für die Versorgung von 400 Kranken sämtliche Fachabteilungen einer neuzeitlichen Krankenanstalt einschließlich Kraftanlage, Wasserversorgungsanlage und Küche untergebracht waren. Das mit 8 Zugmaschinen und 16 Anhängern, 2 Autobussen, 3 Pkw und 3 Krafträdern zu befördernde Lazarett nebst Personal war innerhalb weniger Stunden einsatzbereit aufgebaut. (Vgl. hierzu *Hesse,* cit S. 3) Dieses motorisierte Bereitschaftslazarett ist während des Krieges namentlich im Osten eingesetzt gewesen, hat sich gut bewährt, ist aber durch Kriegseinwirkung vernichtet worden[14].

Die ständige und enge Fühlungnahme, die zwischen dem Heeres-Sanitätsdienst und dem DRK unterhalten wurde, ist selbstverständlich auf die vorerwähnten Arbeiten nicht ohne Einfluß geblieben und das DRK hat sich hierbei stets bemüht, alle seine Planungen so auszurichten, daß deren Durchführung Ergebnisse erwarten ließ, die mit den Aufgaben und Interessen der militärischen Sanitätdienststellen in Einklang standen.

Während bei der Wehrmacht bereits seit dem ersten Weltkriege ein Krankenkraftwagen eingeführt war, der in seiner Inneneinrichtung dem pferdebespannten Krankenwagen 1895 entsprach, ist für den im letzten Kriege benutzten Typ (Kfz 31) das Fahrgestell eines leichten Lkw oder das Einheitsfahrgestell II für schwere Pkw verwendet worden. Die Abmessungen des Aufbaues sind denen des DRK-Einheitskrankenkraftwagens für 4 Tragen ungefähr gleichwertig. Im Innern können entweder 4 liegende oder 2 liegende und 4 sitzende oder 8 sitzende Kranke befördert werden. Die Feldtragen werden in fest eingebaute Lagerungsgestelle eingeschoben. Der an den Seitenwänden und den rückwärtigen Flügeltüren mit großen Fenstern versehene Krankenwagenaufbau ist geschlossen, heizbar und mit künstlicher Beleuchtung versehen. Seitentüren gestatten den Zutritt zum Kranken von allen Seiten. Als neuere Bautypen wurden Krankenkraftwagen auf 3 t-Fahrgestell – auch als Gleiskettenfahrzeug – eingesetzt. Sie ermöglichten gleichzeitige Beförderung von 9 liegenden und 3 sitzenden Kranken. Außerdem wurden heeresübliche Kraftomnibusse (16–30sitzig) als Krankenkraftwagen hergerichtet. Unter besonderen Verhältnissen sind auch Krankenwagen mit Raupenketten mit gutem Erfolg verwendet worden. Es sei bemerkt, daß für *Panzer-Einheiten* ein weiterer, leicht gepanzerter Krankenkraftwagen vorgesehen war, der durch besondere Inneneinrichtung und Befestigungsvorrichtung aus dem *Mittleren Schützen-Panzerwagen* ausgebaut wurde; er konnte 4 liegende und 2 sitzende oder 2 liegende und 6 sitzende oder 12 sitzende Kranke befördern[8]. Auch ein von *Krüger* (Lit. cf. Ziff. 14) vorgeschlagenes Raupenfahrzeug mit Motorantrieb ist hier zu erwähnen. Es hat eine Höhe von etwa ½ m und soll wegen seiner geringen Zielfläche - der Fahrer bedient es in liegender Stellung - die Abbeförderung mit der Krankentrage in unmittelbarer Nähe der Kampflinie ersetzen.

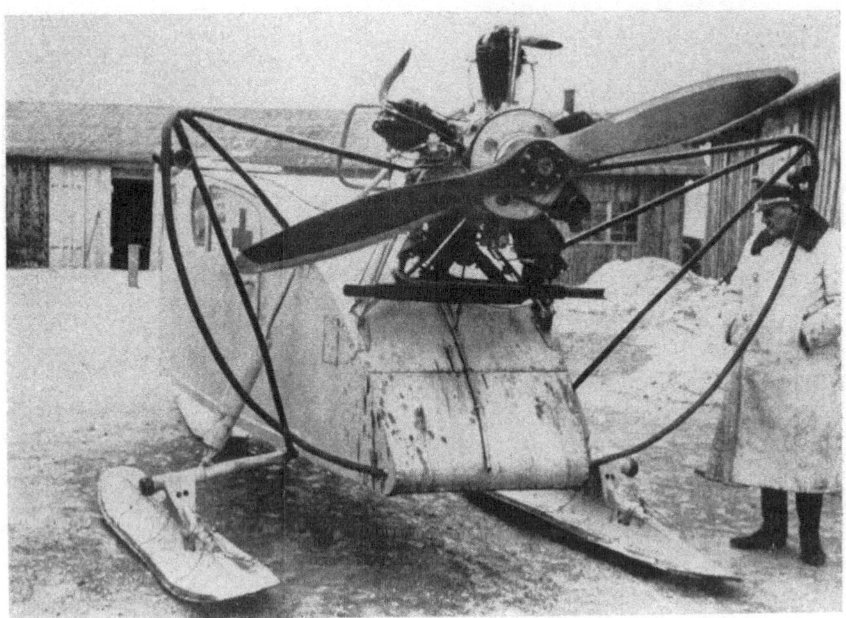

Abb. 31. Motorschlitten zur Krankenbeförderung (Scherl-Bilderdienst)

Endlich sei an dieser Stelle noch eines eigenartigen Krankenbeförderungsmittels gedacht, das im letzten Kriege an der Ostfront des öfteren mit gutem Erfolg angewandt worden ist, des *Motorschlittens* (Abb. 31). Er besteht aus einem ähnlich der Flugzeugkabine gebauten Gehäuse, in dem Platz für eine Krankentrage nebst einem Begleiter vorhanden ist. Dieses Gehäuse ruht auf 3 breiten, kufenartigen Gleitflächen. Als Antrieb dient ein vorn eingebauter Flugzeugmotor mit Propeller. Es liegt auf der Hand, daß bei hoher Schneelage dieses Gerät eine beschleunigte und schonende Abbeförderung gestattet. Es sei weiter erwähnt, daß gelegentlich der Winterfeldzüge im Osten die Krankenkraftwagen vielfach mit zusätzlichen Öfen ausgestattet worden sind. Diese Einrichtung bot den sehr beachtlichen Vorteil, daß die Heizung auch bei stehendem Motor, also während der oft langen Wartezeiten, unterhalten werden konnte.

Als billiges Ersatzmittel für einen Krankenkraftwagen hat sich auch das *Motor-Dreirad* erwiesen, in das rechts vom Führersitz ein zur Aufnahme der Krankentrage bestimmtes Eisengestell eingebaut wird (Abb. 32). Wenn keine allzugroßen Entfernungen zu überwinden und Wege sowie Witterungsverhältnisse einigermaßen günstig sind, konnte dieses Gefährt recht gute Dienste leisten. Allerdings darf wegen der stärkeren und härteren Stöße eines Dreiradfahrzeugs die Fahrgeschwindigkeit eine gewisse Grenze nicht überschreiten.

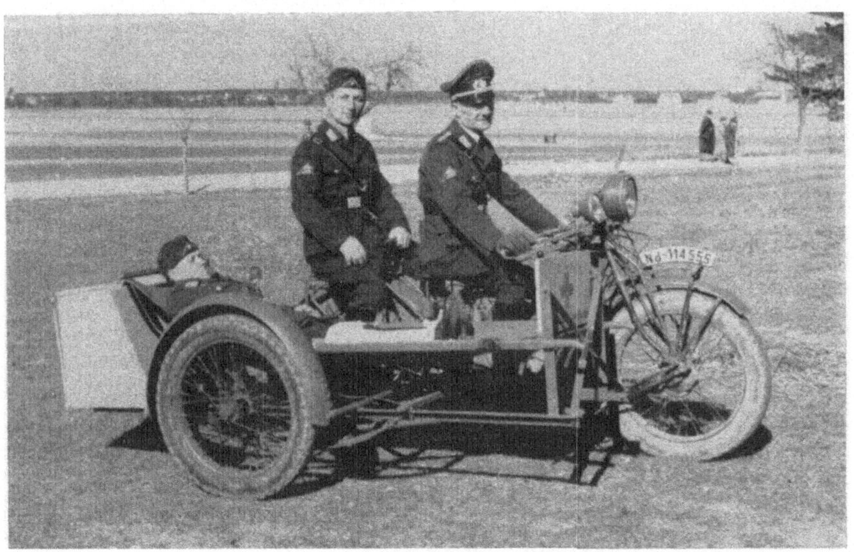

Abb. 32. Krankenbeförderung mit Motordreirad

Ebenfalls im Hinblick auf seinen niedrigen Anschaffungspreis ist vor rund 30 Jahren, insbesondere auf Betreiben des Deutschen Zentralverbandes für Rettungswesen, ein einachsiger *Krankentransport-Anhängewagen* mehrfach praktisch erprobt worden. Nachdem ähnliche Einrichtungen bereits im ersten Weltkrieg verwandt worden waren, wurde versucht, einige damals festgestellte Mängel (unruhiger Gang, zu geringe Steuerfähigkeit) durch gute Federung, feste Kupplung mit dem Zugwagen und Einbau eines Stabilisators, eines mit 4 kräftigen Zugfedern ausgerüsteten Gestells zur Aufnahme von 1–2 Tragen, zu beseitigen. Bis zu einem gewissen Grade sind diese Versuche auch erfolgreich gewesen und es war ein offensichtlicher Fortschritt, als es durch eine sinnreiche Universalkupplung gelang, den Anhänger an jeden beliebigen Zugwagen fest anzuschließen. Tatsächlich sind denn auch derartige Anhänger, für ein bis zwei Tragen bzw. für sitzende Kranke nebst Begleiter eingerichtet, in größerer Zahl in Betrieb genommen worden und haben in kleineren, weniger finanzkräftigen Gemeinden und auf dem Lande, namentlich während der wirtschaftlichen Notlage nach dem ersten Weltkriege, reichen Nutzen gestiftet. Nach Rückkehr normaler Zeiten erwiesen sich aber die noch immer bestehenden Mängel dieser Anhänger (ungünstige Straßenlage, nicht ausgeglichene Federung und daher seekrankheitartige Beschwerden beim Insassen, unzulängliche Unterbringung des Begleiters, erschwerte Verständigungsmöglichkeit zwischen Begleiter und Fahrer), die man vordem gern zu übersehen geneigt war, also so gewichtig, daß sie heute kaum noch in nennenswertem Umfang für Zwecke der Krankenbeförderung verwendet werden. Dagegen werden derartige Anhänger neuerdings

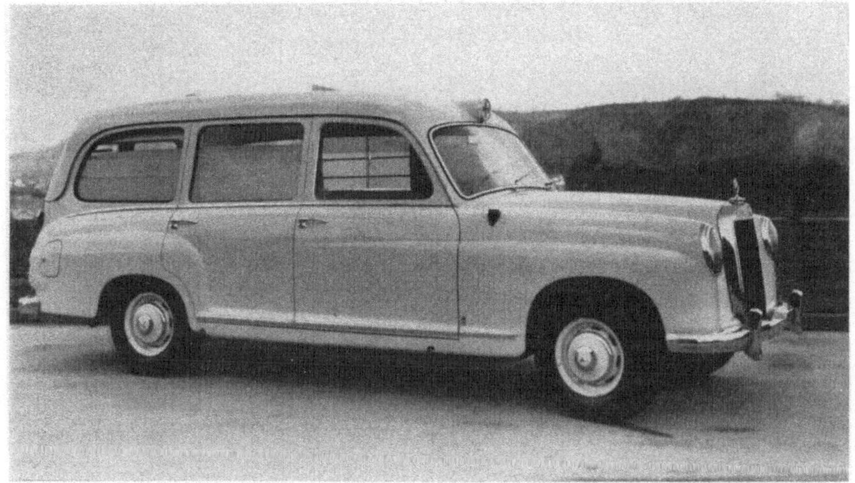

Abb. 33. Daimler-Benz-Krankenwagen Miesen-Bonn für 1-2 Tragen (1955)

für den Transport von Hilfsgeräten bei Katastrophenfällen in äußerst sinnreicher Raumeinteilung hergestellt. Sie sind hinten mit einer besonders breiten Doppeltür und an beiden Seiten mit je einer zusätzlichen Ladetür versehen.

Nachdem durch den Ausgang des Krieges einer vormals auf allen Gebieten überaus leistungsfähigen und hochentwickelten Industrie ein jähes Ende bereitet worden war, hat es deutsche Tatkraft und Zähigkeit zuwege gebracht, in erstaunlicher kurzer Zeit und in nicht zu erwartender Vollendung dieser Rückschläge Herr zu werden. Dies gilt insbesondere auch für die Industriezweige, die sich mit der Herstellung von Geräten befassen, die der Krankenbeförderung dienen. Während Fahrgestell, Motor usw. der Krankenwagen durch die sehr beachtlichen Fortschritte der einschlägigen Automobilindustrie bestimmt werden (Mercedes, Ford, Opel, Hanomag, DKW u. a.), sind im Karosseriebau die letzten technischen Errungenschaften unter Beachtung der reichen Erfahrungen, die die Kriegsjahre gezeitigt hatten, nutzbringend verwertet worden (Abb. 33). Wenngleich die bereits bei den DRK-Einheitskrankenwagen und dem DRK-Bereitschaftswagen (vgl. S. 90 ff) näher beschriebenen Inneneinrichtungen keine nennenswerten grundsätzlichen Abänderungen erfahren haben, so sind doch durch noch verfeinerte Raumgestaltung, erhöhte Bequemlichkeit und durch Verwendung neuartiger Werkstoffe recht beachtliche Verbesserungen erzielt worden (Abb. 34). Auch die neuen Modelle werden für die Aufnahme von ein bis vier Krankenwagen geliefert, wobei die Nichtbenutzung einer oder mehrerer Tragen ebenfalls die Herstellung zusätzlicher Sitze, von Sitz-Liege-Sesseln oder einer Sitzbank durch einfache Handgriffe ermöglicht.

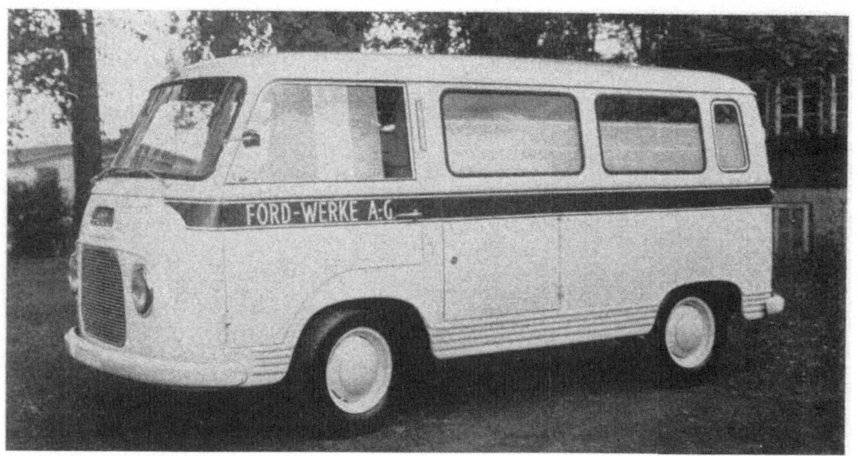

Abb. 34. Ford-Krankenwagen Miesen-Bonn für 2-3 Tragen (1955)

γ^2) *Behelfsmäßige Krankenkraftwagen*

Der außerordentliche Umfang, zu dem sich der Personen- und Lastkraftwagenverkehr nachgerade entwickelt hat, legte es gerade während des letzten Krieges besonders nahe, auch für den Krankenkraftwagen *Möglichkeiten behelfsmäßigen Ersatzes* zu suchen. Solche sind in großer Zahl gefunden worden. Freilich waren hierfür die Voraussetzungen von vornherein überaus günstig, da ja der Kraftmotor eine stärkere und unvorhergesehene Mehrbeanspruchung leichter erträgt als etwa das schon bis zur Grenze seiner Leistungsfähigkeit belastete Pferd und weil weiterhin der verfügbare Nutzraum, namentlich beim Lkw, in keinem Verhältnis steht zu den beschränkten Abmessungen einer Kutsche oder eines Bauernwagens. Zudem ist die mit jedem behelfsmäßig hergerichteten Krankenkraftwagen erreichbare Beschleunigung der Beförderung von überragender Bedeutung für den Kranken selbst.

Man mag darüber im Zweifel sein, ob der vielleicht mit einigen Decken und Kissen ausgestattete Pkw, der in unendlich zahlreichen Fällen für die

Beförderung sitzender Leichtkranker oder Leichtverletzter zum Arzt, in die Wohnung oder die Krankenanstalt verwendet wird, als behelfsmäßiger Krankenkraftwagen bezeichnet werden soll oder nicht. Streng genommen müßte diese Frage schon im Hinblick auf die Häufigkeit dieser Beförderungsart bejaht werden. Doch wird hierauf später noch einzugehen sein.

Völlig eindeutig dagegen liegen die Verhältnisse beim Lkw, in dem ja eine Personenbeförderung an sich schon etwas nicht Vorgesehenes und daher Behelfsmäßiges ist. In der Tat ist nun der Lkw in der vielseitigsten Weise und für die verschiedensten Aufgaben der Krankenbeförderung, insbesondere für die Versorgung der bei größeren Unglücksfällen zu Schaden Gekommenen, hergerichtet worden. Sicherten schon Strohschüttung, Strohsäcke, Strohrollen, Matratzen, Mäntel, Decken usw. eine einigermaßen schonende Beförderung, so wurde diese weitestgehenden Anforderungen gerecht, wenn planmäßige oder behelfsmäßig hergerichtete Krankentragen, mit untergelegten Strohsäcken, Strohrollen, Faschinen und dergl. abgefedert, auf den geräumigen Boden eines Lastkraftwagens gestellt wurden. Sofern dieser geschlossen ist, bedarf es eines besonderen Schutzes gegen ungünstige Witterungsverhältnisse oder neugierige Zuschauer nicht, andernfalls ist ein solcher mit Hilfe einer übergespannten Plane schnell herzustellen.

Die Tatsache, daß ein großer Lkw ohne Schwierigkeiten auf seiner Bodenfläche bis zu 6 nebeneinander gestellte Krankentragen aufnehmen kann, hat sehr bald auch die Militärverwaltungen der verschiedensten Länder veranlaßt, der Bedeutung dieser Art behelfsmäßiger Krankenbeförderung gesteigerte Aufmerksamkeit zuzuwenden und sie immer mehr zu vervollkommnen. So wurden im weiteren Verlauf der Entwicklung Hilfseinrichtungen in Gestalt federnder Unterlagen und Gestelle verschiedenster Art erprobt, die sich z. T. schon bei der behelfsmäßigen Einrichtung von Eisenbahnwagen zur Krankenbeförderung ausgezeichnet bewährt hatten. Wenn auf diese noch später einzugehen sein wird (vergl. S. 109), so seien hier wegen ihrer hervorragenden Verwendbarbeit gerade beim Lkw bereits einige derartiger Geräte kurz erwähnt:

Als federnde Unterlagen zum Aufsetzen der Tragen werden sog. *„Federbänkchen“* (Kuhl) verwendet, aus zwei durch kräftige Sprungfedern (nach Art der Matratzenfedern) auseinander gehaltenen Brettern bestehend, von denen je eines quer unter die beiderseitigen Holmenenden der Trage gelegt und in geeigneter Weise auf dem Wagenboden verankert wird. Auf diese Federbänkchen können auch Tragenböcke zur Aufnahme mehrerer Tragen aufgesetzt werden. Ganz ähnlich ist die Grund'*sche Vorrichtung*. Sie besteht aus Blattfedern, die an einem Ende einen Schuh mit 4 Stacheln, am andern Rollen tragen. Oben sind die Federn mit einer eisernen Gabel zur Aufnahme von Querbäumen versehen. Auf der Bodenfläche des Wagens werden beiderseits der Längswände und gleichlaufend mit diesen je 2 solcher

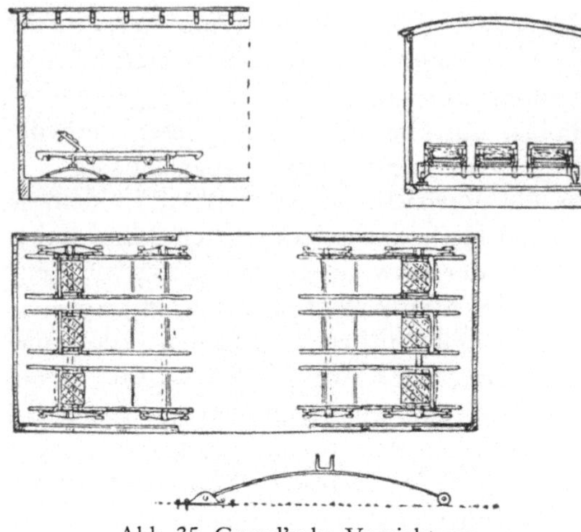

Abb. 35. Grund'sche Vorrichtung

Blattfedern aufgestellt. In die Gabeln der einander gegenüberstehenden Federn werden Querbäume eingelegt und auf diese, je nach der Wagenbreite, 2 bis 3 Tragen gestellt. Ein sicherer Stand und ausreichende Federung sind gewährleistet (Abb. 35).

Da es mit den vorerwähnten Einrichtungen nur möglich ist, eine durch die Bodenfläche des Wagens begrenzte Zahl von Tragen nebeneinander aufzustellen, so war es als ein bedeutsamer Fortschritt zu werten, daß bald auch Geräte für 2 *über*einander angebrachte Tragen oder Tragenreihen empfohlen wurden, bei deren Verwendung die Aufnahmefähigkeit eines Wagens ohne weiteres auf das Doppelte gesteigert wurde. Die bekannteste Vorrichtung dieser Art dürfte das *Tintner'sche Tragengestell* sein, das auf jeden Lastkraftwagen, ebenso aber auch an jedem Leiter- oder Kastenwagen angebracht oder auch in Eisenbahngüterwagen aufgestellt werden kann. Das Gestell besteht im wesentlichen aus Tragrohr a, an dem die Halter b und die Stützen c befestigt sind, die die an Federn angebrachten Haken d tragen; in diese werden die Tragen eingehängt bzw. eingelegt. In das Rohr a sind die Rohre e beiderseits ein- und ausschiebbar eingelassen, so daß die Länge des Tragrohrs a beliebig verändert werden kann. Die Rohre e tragen an ihren Enden die Klammern f, mit denen das ganze Gestell, nachdem es auf die jeweilige Wagenbreite eingestellt ist, an der Seitenwandung des Gefährtes durch den

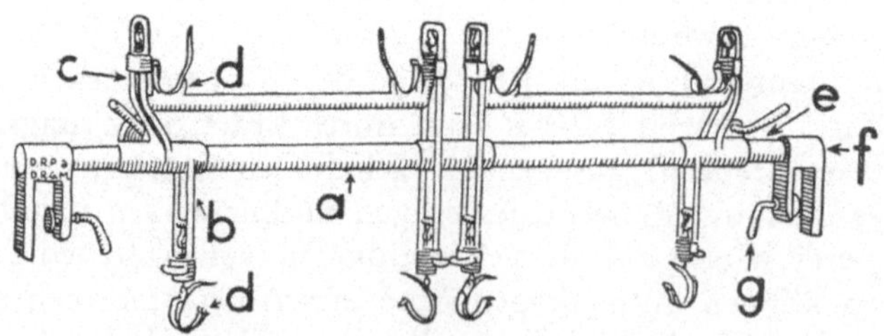

Abb. 36. Tintner'sche Vorrichtung

Schraubenbolzen g befestigt wird. Die Gestelle sind in 2 Ausführungen vorgesehen, einmal in der zur Aufnahme von 4 Tragen bestimmten (vergl. Abbildung 36), für weniger geräumige Fahrzeuge aber in halber Breite, so daß sie nur 2 übereinander angeordnete Tragen aufnehmen können. Für jedes Tragenende wird selbstverständlich ein besonderes Gestell benötigt. Eine Pendelbewegung der Tragen wird durch die in Führungen laufenden Federn verhindert. Ein wesentlicher Vorzug der Einrichtung ist darin zu erblicken, daß die beiderseitigen Klammern (f) anstatt in den oberen Wagenrand auch in Träger eingehängt werden können, die auf dem Wagenboden (also auch im Eisenbahngüterwagen verwendbar) aufgestellt werden*).

In dieser Gebrauchsart nähert sich das Gerät der auf ähnlichen Grundsätzen beruhenden LINXWEILER*schen Vorrichtung*. Ein der Aufnahme von 2 übereinander angeordneten Tragen dienendes eisernes Gestell ruht in 4 Rohrsäulen, in deren Innern sich in 2 Stockwerken angebrachte Spiralfedern befinden, auf die in rechtwinklig eingeschnittenen Flachschlitzen Querstücke mit ihren knopfartig verdickten Enden aufgelegt sind. An diese Querstangen, die jeweils die dem Kopf- bzw. Fußende der Trage entsprechenden Säulenpaare verbinden, werden die Holmenenden befestigt. Die Linxweiler-Geräte können sowohl einzeln (also für 2 Tragen) oder zu zweien fest miteinander verbunden frei aufgestellt oder auch, wie z. B in überdachten Eisenbahnwagen, mit einer aus den Rohrsäulen herauszuschraubenden Verlängerung gegen die Wagendecke verkeilt werden.

Als weiteres der hierher gehörenden Geräte sei das *Krankentragen-Gestell Stollenwerk* (früher Potsdam-Babelsberg) genannt, das, unter Auswertung neuester Erkenntnisse im Krankenbeförderungswesen gebaut, ohne besondere Vorbereitungen in jedem beliebigen Fahrzeug aufgestellt werden kann. Im zusammengeklappten Zustande nur wenig Raum beanspruchend, bietet es, durch einfache Handgriffe geöffnet, eine sichere, gut abgefederte Stütze für 4 Krankentragen beliebiger Bauart, die zu beiden Seiten eines Mittelrahmens, je 2 übereinander, in besonderen Vorrichtungen befestigt sind. Werden nur 2 Tragen benötigt, dann kann die freibleibende Seite, ebenfalls durch einfachen Handgriff, als Sitzbank für 4–5 Personen hergerichtet werden, eine Möglichkeit, die im übrigen für beide Seiten gegeben ist. Dieses Gerät hat, in 2 der Längsachse entsprechende gleiche Hälften geteilt, im Sanitätsdienst der Wehrmacht verbreitete Anwendung gefunden. Die hälftengleichen Teile können sowohl mit ihren Rückseiten zusammengestellt als auch einzeln gebraucht werden; die letztgenannte Anordnung bietet den Vorteil, daß im Wagen ein für die Versorgung der Insassen zweckmäßiger Mittelgang ausgespart wird (Abb. 37). Es ist endlich noch ein von der Firma Miesen in Bonn neuerdings hergestelltes *Universal-Tragengestell* (für 2 Tragen) zu erwähnen, das mit allen genormten Krankentragen, auch solchen neuester Konstruktion, beschickt werden kann. Bei leichter Handhabung und geringem Gewicht ist

*) Eine ähnliche Einrichtung wird von Dr. Niemeyer empfohlen. „Der Deutsche Militärarzt", 1943, S. 167.

das Gestell äußerst stabil und nimmt, zusammengelegt, nur sehr wenig Platz in Anspruch. Es ist mit einer neuentwickelten Gummihohlfeder ausgestattet, wodurch die Stöße beim Fahren in hohem Maße aufgefangen werden.

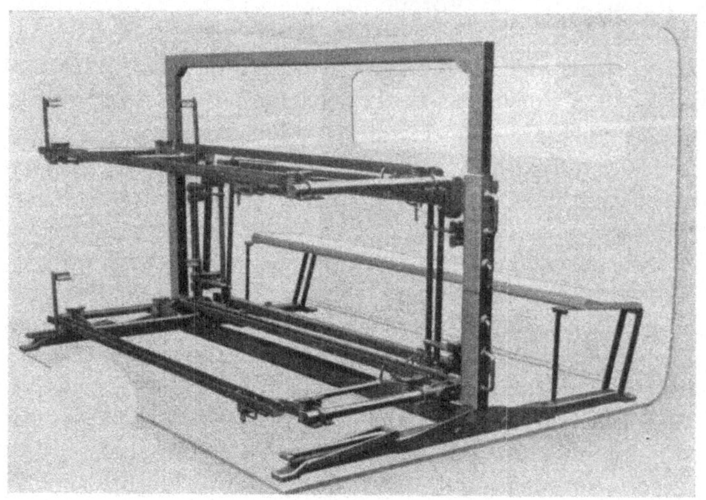

Abb. 37. Krankenwagengestell Stollenwerk

Ist sonach der Lkw in vorzüglicher Weise geeignet, durch behelfsmäßige Einrichtungen zu einem Krankenkraftwagen ausgebaut zu werden, so sind derartige Möglichkeiten aber auch für den Pkw, wenngleich in beschränkterem Ausmaße, gegeben. Nachdem bereits während des ersten Weltkrieges der Württembergische Landesverein vom Roten Kreuz mit dem Vorschlag an die Öffentlichkeit getreten war[15], durch behelfsmäßigen Aufbau eines Rahmengestells auf den rückwärtigen Teil eines offenen Pkw (Abb. 38) die Unterlage zum Aufstellen von 2 Krankentragen zu schaffen, hat *H. Liedtke* auf dem Internationalen Kongreß für Rettungswesen in Kopenhagen (1934) den von ihm bereits seit Jahren verfolgten Plan empfohlen, eine Reihe von Pkw des großstädtischen Kraftdroschkenparks durch Einbau einer Tür in die Rückwand für die Aufnahme einer Krankentrage herzurichten und mit einer solchen auszustatten. (Preis des Umbaues - vor 20 Jahren - ungefähr 400.– DM)[16]. Daß eine derartige Maßnahme von erheblichem Nutzen sein kann, beweisen einschlägige Erfahrungen des *Schwedischen Roten Kreuzes.* Dieses hatte schon vor etwa 20 Jahren wegen des für das ausgedehnte Land recht geringen eigenen Bestandes von 22 Krankenwagen zahlreiche Kraftwagenbesitzer im Wege der Vereinbarung bewogen, ihre Wagen in dem Sinne abändern zu lassen, daß liegende Kranke darin befördert werden können. Hierdurch ist das schwedische Rote Kreuz in die Lage versetzt worden, im Bedarfsfall auf über 300 für die Krankenbeförderung geeignete

Wagen zurückzugreifen und einen allen Anforderungen entsprechenden Krankenbeförderungsdienst im ganzen Lande sicherzustellen (vgl. S. 31). Eine in diesem Zusammenhang zu erwähnende recht beachtliche Teillösung

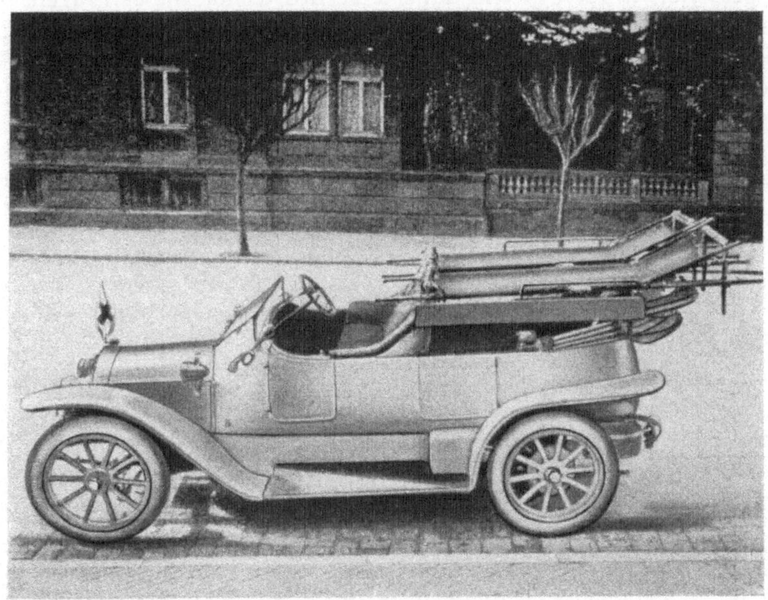

Abb. 38. Personenkraftwagen mit Tragen (Photo Vennemann)

hat *Agena*, der frühere verdienstvolle Leiter des Rettungsamtes der Stadt Berlin, vorgeschlagen: er empfiehlt, die Kraftwagen der Landärzte in gleicher Weise, wie es auch Liedtke angeregt hat, umbauen und für Mitführung einer Krankentrage geeignet machen zu lassen[17].

δ^1) *Die Krankenbeförderung mit schienengebundenen Fahrzeugen*

Die im Vorstehenden behandelte erfolgreiche Entwicklung des Kranken-Kraftwagens und die vielseitigen Möglichkeiten seines recht beachtlichen Ersatzes durch behelfsmäßig hergerichtete Kraftfahrzeuge haben zur Folge gehabt, daß auch der *Überlandverkehr* des Krankenbeförderungsdienstes heute überwiegend auf den Kraftwagen übergegangen ist, eine Tatsache, die im Interesse des Kranken vor allem deswegen wärmstens zu begrüßen ist, weil hiermit die schnelle und schonende Beförderung vom Unfallort oder von der Wohnung des Erkrankten in die Krankenanstalt ohne ein unter Umständen mehrmaliges, auf jeden Fall aber lästiges, abträgliches und zeitraubendes Ein- und Ausladen in andere Beförderungsmittel gewährleistet wird. Daher hat auch die in früheren Zeiten sehr häufige Beförderung Kranker mit der Eisenbahn, wenigstens soweit es sich um die Betreuung der Zivilbevölkerung handelt, einen wesentlichen Rückgang erfahren. Die gleiche Feststellung darf für andere Schienenfahrzeuge, d. h. für Straßen- und Feldbahnen getroffen werden. Wenn daher eine Erörterung dieser Fragen, soweit es den zivilen Sektor angeht, vorwiegend von geschichtlichem Interesse ist, so wäre es doch verfehlt, die Bedeutung, die der Eisenbahn als Krankenbeförderungsmittel auch heute noch beizumessen ist, zu unterschätzen, ganz abgesehen von den überragenden Aufgaben, die in Kriegszeiten bei der Beförderung verwundeter Soldaten der Eisenbahn gestellt werden.

Bereits im *Krimkrieg* (1854–56) haben die Russen von dieser Beförderungsart ausgiebigsten Gebrauch gemacht: es wurden von den insgesamt 200000 Verwundeten und Kranken 60,6% mit der Eisenbahn (39,4% mit Schiffen) zur weiteren Versorgung fortgeschafft. Des gleichen Verfahrens bedienten sich die Österreicher im *Krieg mit Italien* (1859); sie verwendeten anfangs nur Güterwagen, deren Bodenfläche zunächst nur mit Matratzen und Strohsäcken bedeckt war. Später wurden in den Wagen Querbalken gezogen, in die mit Polstern gegen seitliche Stöße versehene Tragen eingehängt wurden. Auch *Frankreich* und die *Vereinigten Staaten von Nordamerika* folgten bald diesem Vorgehen. Bereits im Laufe des amerikanischen *Sezessionskrieges* (1861–65) wurde die Verwundetenbeförderung mit der Eisenbahn weitgehend ausgebaut: statt der ursprünglich benutzten Güter- und Personenwagen, die mit Stroh- und Heuschüttung versehen waren, wurden lange Personenwagen mit Eingängen an der Stirnseite benutzt, in denen nach Entfernung der Bänke rund 30 Tragen auf Holzgestellen untergebracht und durch elastische Ringe gegen senkrechte und waagrechte Stöße gesichert wurden.

In *Deutschland* erfuhr der in Fachkreisen bereits eingehend erörterte Gedanke eine machtvolle Anregung durch die im Jahre 1860 erschienene Schrift von E. GURLT „Über den Transport Schwerverwundeter und Kranker im Kriege nebst Vorschlägen über die Benutzung der Eisenbahn". Seine Vorschläge wurden von v. ESMARCH und LANGENBECK weiter ausgebaut und durch Anträge an die zuständigen Regierungsstellen ihrer Verwirklichung zugeführt[18].

Es wurde zunächst versucht, als Liegestätten Hängematten nach dem Muster der auf Schiffen benutzten zu verwenden; bald jedoch zeigte sich, daß diese während der Fahrt in pendelnde Bewegung kamen, wodurch die zu Befördernden schmerzhaften Stößen und damit der Gefahr zusätzlicher gesundheitlicher Schädigungen ausgesetzt wurden. Eine wesentlich bessere Lösung war die Verwendung von Roßhaarmatratzen, die auf den Wagenboden gebreitet und durch untergelegte pufferartige Füße aus Roßhaar abgefedert wurden. An Stelle der allerdings recht teuren Roßhaarmatratzen erwiesen sich auch Strohsäcke (mit seitlichen Gurtschlaufen zum Durchstecken der Tragstangen) als recht brauchbar, besonders wenn ihnen durch einen sie umgebenden Holzrahmen fester innerer Halt gegeben wurde. Dieses Verfahren, das die Errichtung von 7 bis 8 Lagerstätten in jedem Wagen gestattete, wurde für die preußische Armee neben anderen Maßnahmen in der „Anleitung zur Ausführung der Beförderung verwundeter und kranker Militärs auf Eisenbahnen“ vom 1. Juli 1861 empfohlen und hat sich in den Feldzügen 1864 und 1866 gut bewährt; freilich haftete ihm der Nachteil an, daß der Verwundete von der Krankentrage auf den Strohsack umgebettet werden mußte. Es wurde daher ein Verfahren angestrebt, bei dem die Trage selbst als Lagerstätte auch im Lazarettzug verwendet werden konnte. Ein solches wurde in dem bereits beschriebenen Grund'schen Verfahren (vgl. S. 103 f) gefunden. Hierbei konnten in jeder Bucht des Güterwagens je 3 Tragen, im Ganzen also 6 Tragen, untergebracht werden. Der Mittelraum zwischen den beiderseitigen Türen blieb frei. Zwecks besserer Raumausnützung fertigte man dann mit Hilfe von Querbäumen, die mit der Grund'schen Vorrichtung abgefedert wurden, Gerüste, auf die weitere Tragen, jeweils 2 bis 3 übereinander, gelagert wurden, eine Maßnahme, die die Aufnahmefähigkeit eines Güterwagens entsprechend steigerte. Die so eingerichteten Lazarettzüge sind im deutsch-französischen Kriege 1870–71 mit recht gutem Erfolg verwendet und weiterhin dadurch vervollkommnet worden, daß man Öfen und künstliche Beleuchtung (Öllampen, Stearinkerzen) einbaute, weitgehenden Anforderungen der Hygiene und Bequemlichkeit Rechnung trug und besondere Wagen für Ärzte, Apotheker, für Pflegepersonal und für Lazarettverwaltungsbeamte sowie einen Küchenwagen in den Zug einstellte. Derartige Lazarettzüge bestanden aus 20 bis 30 Wagen und boten Platz für 120 bis 280 liegende und sitzende Verwundete oder Kranke. Die bayerischen Lazarettzüge hatten anfangs sogar bis zu 40 Wagen und konnten bis zu 880 Verwundete und Kranke aufnehmen.

Es sind in der Folge und zum Teil bereits im Kriege 1870/71 noch weitere Vorrichtungen erprobt worden, die ebenfalls die Unterbringung mehrerer Tragen übereinander im Eisenbahnwagen zum Ziele hatten. Nachdem das Einhängen in Haken und Gummiringen sich als wenig zweckmäßig erwiesen hatte, war die sog. *Hamburger Vorrichtung* als eine ausgesprochene Verbesserung anzusehen: ein zum Einhängen von 2 übereinander angeordneten Tragen eingerichtetes Rahmengestell wird mit Hilfe von „Teufelsklauen“ an den Spriegeln der Wagendecke verankert; durch die Belastung mit den beladenen Tragen ziehen sich die Klauen so fest in das Spriegelholz ein, daß eine Lockerung nicht zu befürchten ist, zumal die Klauen nochmals durch Sicherungsschrauben zusammengehalten werden. Dem Abfangen der in senkrechter Richtung wirkenden Stöße dienen starke Spiralfedern, die zwischen Klauen und Aufhängevorrichtung eingeschaltet sind, während pendelnde Schwankungen der Tragen durch federnde seitliche Verankerungen aufgefangen werden. Es können mit dieser Vorrichtung in jeder Wagenbucht eines Güterwagens 2 mal 2, im ganzen Wagen also 8 Tragen aufgehängt werden. Dieses Verfahren hat man mit gutem Erfolg mit der Grund'schen Vorrichtung (vgl. S. 103 f) in der Weise vereinigt, daß der freibleibende Raum oberhalb der nach dem Grund'schen Verfahren auf dem Wagenboden aufgestellten Tragen durch nach Hamburger Art aufgehängte Tragen ausgenutzt wird; auf diese Weise können bis zu 14 Tragen in einem Wagen untergebracht werden (*„Gemischte Vorrichtung"*).

Die bereits im Abschnitt „Behelfsmäßige Krankenkraftwagen" näher besprochenen *Krankentragengestelle* nach TINTNER, LINXWEILER, STOLLENWERK und MIESEN-Bonn sind für die Verwendung im Eisenbahngüterwagen selbstverständlich ebenfalls hervorragend gut geeignet.

Aus der Reihe der sonst hierher gehörenden Geräte sei nur noch das aus zusammenlegbaren Holzteilen bestehende Gestell nach *Wulf-Hohmann* erwähnt, das bei NIEHUES (Lit. Verz. S. 123, Nr. 3) S. 440, näher beschrieben ist.

Bezogen sich die bisherigen Ausführungen nur auf die zuerst geübte ausschließliche Verwendung von *Güterwagen* für die Verwundetenbeförderung, so hat man weiterhin, und zwar ebenfalls schon im Kriege 1870/71, mit bestem Erfolg *Personenwagen*, zunächst solche der IV., nach Entfernung der Zwischenwände auch solche anderer Wagenklassen diesen Zwecken nutzbar gemacht. Hierin bestand insofern ein gewaltiger Fortschritt, als die Personenwagen einmal besser gefedert sind und vermöge fest schließender Türen und Fenster sowie zentraler Heizanlagen einen erheblich besseren Schutz gegen Kälte und Zugluft gewährleisten, zum anderen aber auch – bei Verwendung von Durchgangswagen – dem Arzt sowie dem Pflegepersonal die Möglichkeit bieten, unabhängig von den vorgesehenen Aufenthalten auch während der Fahrt von Wagen zu Wagen zu gehen.

Die Lazarettzüge im Kriege 1870/71 wurden in erster Linie von Staatswegen zusammengestellt, aber auch von Städten und Vereinen gestiftet. Entsprechend ihrer verschiedenartigen Herkunft waren daher auch Einrichtung, Ausstattung und Belegungsfähigkeit sehr verschieden, insbesondere auch bei den einzelnen Heereskontingenten. Besonders hervorzuheben ist, daß die bayerischen Lazarettzüge z. T. mit Betten ausgestattet waren, deren sie freilich je Wagen nur 6 aufnehmen konnten, und daß die württembergischen aus langen vierachsigen Personenwagen bestanden, in denen 16 Krankentragen (je 8 in 2 Stockwerken auf jeder Längsseite des Wagens mit Mittelgang) Platz hatten[19].

Im ersten Weltkriege wurden als Krankenwagen zunächst zweiachsige Personenwagen mit Stirneingängen und zweiflügeligen Eingangstüren verwendet, die 8 bis 12 liegende Schwerverwundete aufnehmen konnten. Bereits im Dezember 1914 ging man aber zu den dreiachsigen Wagen über, die nicht nur erheblich geräumiger waren sondern vor allem wesentlich ruhiger fuhren[20].

Über die neuzeitlichen Lazarettzüge der verschiedenen Staaten gibt Dost[21] interessante Aufschlüsse. Er teilt diese in 3 Gruppen ein: die *behelfsmäßigen Lazarettzüge* werden aus Personenwagen, Hilfspersonenwagen und Güterwagen zusammengestellt, die mit notdürftigen Einrichtungen versehen und meist nur für die Beförderung sitzender Kranker (Leichtkranker, Genesender) bestimmt sind. Die *halbständigen Lazarettzüge,* von denen praktisch nahezu die gesamte Verwundetenbeförderung im Kriege geleistet wird, bestehen aus Personenwagen, die durch gewisse Abänderungen in ihrer Bauart von vornherein für diesen Zweck vorgesehen sind: die Zwischenwände der einzelnen Wagenabteile sowie die Sitzbänke sind leicht herausnehmbar, so daß der zum Aufstellen der Tragengestelle notwendige freie Raum in kurzer Zeit zu schaffen ist; die Plattformgeländer sind zum Umlegen eingerichtet, die Seiten- und Durchgangstüren möglichst breit gehalten, um hierdurch das ohne Verladerampe schwierige Einladen durch die Fenster zu vermeiden. Die für die Einstellung in Lazarettzüge vorgesehenen Wagen werden im Bedarfsfalle, d. h. bei der Mobilmachung von der Militärverwaltung angefordert und mit den bei dieser bereitstehenden Einrichtungen versehen. Bei Kriegsende werden die Wagen in ihren alten Zustand gebracht und den Bahnverwaltungen wieder zur Verfügung gestellt. Erfordert demnach die Inbetriebnahme halbständiger Lazarettzüge eine gewisse, durch den erforderlichen Umbau bedingte Anlaufzeit (10 bis 20 Tage), so sind die eigens für diesen Zweck gebauten *ständigen Lazarettzüge* sofort einsatzbereit. Da diese Züge aber für keine andere Verwendung geeignet sind, nebst ihrer Inneneinrichtung während einer langen Friedenszeit veralten und ohne ständige sorgfältige Pflege bald verrotten würden, sind sie außerordentlich kostspielig. Tatsächlich haben vor Ausbruch des letzten Krieges auch nur 3 solcher ständigen Lazarettzüge bereitgestanden (Polen, Rußland, Türkei).

Daß die Lazarettzüge, die nach den vorstehenden Ausführungen fast ausschließlich als sogen. „halbständige“ in Gebrauch sind, mit allen Einrichtungen neuzeitlicher Technik und Hygiene versehen sind und den Bedürfnissen der Bequemlichkeit weitestgehend Rechnung tragen, daß sie über Dampfheizung (Heizkesselwagen), elektrische Beleuchtung verfügen und besondere Wagen mit den auch für chirurgische Eingriffe notwendigen Einrichtungen, für Ärzte und Hilfspersonal, für Apotheke und Verwaltung mitführen, sei nur beiläufig erwähnt[22]. Wegen näherer Einzelheiten und der während der beiden Weltkriege eingeführten Verbesserungen sei auf den bereits erwähnten Kriegssanitätsbericht verwiesen*).

Wenden wir uns nun der *friedensmäßigen Beförderung* erkrankter *Zivil-*

*) Vgl. Kriegsvorschrift, HDV 21, 1. Teil, S. 81. Berlin, 1938. (Mittler u. Sohn).

personen zu, so war bereits oben (S. 43) darauf hingewiesen worden, daß die Zahl der vorwiegend Leichtkranken, die zwecks Aufsuchen eines Arztes, einer Anstalt oder sonstigen Behandlungsstätte Mittel des öffentlichen Verkehrs, hier also der Eisenbahn (und Straßenbahn) benutzen, ungeheuer groß ist und im Rahmen der gesamten Krankenbeförderung sogar einen recht erheblichen Raum beansprucht. Eine derartige Krankenbeförderung im weiteren Sinne ist streng genommen auch dann gegeben, wenn Personen ein Heilbad oder eine Erholungsstätte aufsuchen; zum wenigsten in gewissen Jahreszeiten bilden solche Kranken einen beträchtlichen Teil aller Reisenden überhaupt. Ihnen könnten aber schließlich auch noch alle diejenigen zugerechnet werden, die, ohne es selbst zu wissen oder zu beachten, mit allerlei Krankheiten, auch solchen übertragbarer Art behaftet sind oder die während der Bahnfahrt unerwartet von einer Krankheit befallen werden.

Eine derartige Inanspruchnahme öffentlicher Verkehrsmittel durch Kranke ist insbesondere dann unerwünscht und sogar höchst bedenklich, wenn es sich um Träger von Krankheiten handelt, die für das Auge oder den Geruchssinn der Mitreisenden unangenehm sind oder die auf andere Reisende übertragen, dann u. U. in andere Gegenden verschleppt werden und zu dem oft schwer erklärbaren Ausbruch einer Seuche führen können. Es muß daher, soweit derartige Kranke nicht aus eigener Einsicht auf die Benützung öffentlicher Verkehrsmittel verzichten, Aufgabe des behandelnden Arztes sein, einen belehrenden Einfluß nach dieser Richtung hin geltend zu machen. Sache des behandelnden Arztes ist es aber vor allem auch, zu prüfen, ob im Hinblick auf den Zustand eines Kranken dessen Beförderung in der Eisenbahn ohne Inanspruchnahme besonderer Einrichtungen zulässig ist oder nicht.

Angesichts solcher durch Unkenntnis oder Leichtsinn bedingten Gefahren für die Allgemeinheit mußten naturgemäß die Eisenbahnverwaltungen Vorkehrungen treffen, diesen Gefahren nach Möglichkeit vorzubeugen. Daher wurden von jeher entsprechende Anordnungen unter Anlehnung an die staatliche Seuchengesetzgebung getroffen. Seitens der früheren Reichsbahn sind solche im § 9 der *Eisenbahn-Verkehrsordnung* vom 8. September 1938 (RGBl. II, S. 663) zusammengefaßt worden. Die Deutsche Bundesbahn hat diese ohne nennenswerte grundsätzliche Abänderungen übernommen (23. Mai 1954).

Darnach sind pestkranke oder der Pest verdächtige Personen von der Beförderung überhaupt ausgeschlossen; an Aussatz, asiatischer Cholera, Fleckfieber, Gelbfieber oder Pocken erkrankte oder dieser Krankheiten verdächtige Personen dürfen nur dann befördert werden, wenn der für den Zugangsbahnhof zuständige beamtete Arzt die Zulässigkeit der Beförderung bescheinigt und wenn ihnen ein besonderer Wagen – bei Aussatzkranken genügt ein abgeschlossenes Abteil mit eigenem Abort – angewiesen werden kann; an Fleckfieber Erkrankte oder dieser Krankheit Verdächtige müssen zuverlässig entlaust sein; Personen, die an Typhus, Diphterie, Ruhr, Genickstarre, Rotz, Scharlach, Masern oder Keuchhusten leiden oder wegen einer anderen Krankheit die Gesundheit der Mitreisenden gefährden würden, werden nur dann befördert, wenn ihnen ein besonderes Abteil angewiesen werden kann. Auf die im Einzelfall notwendig werdende Reinigung bzw. Desinfektion der zur Krankenbeförderung benutzten Wagen und Wagenabteile wird später einzugehen sein.

Die Einrichtungen, die die Bahnverwaltungen für die Beförderung Kranker bereitgestellt haben, sind im Laufe der Jahrzehnte zwar wesentlich ausgebaut und vervollkommnet, aber keinen grundsätzlichen Abänderungen unterworfen gewesen. Konnte es für Leichtkranke oder Leichtverletzte als ausreichend angesehen werden, diesen auf der Bank eines Abteils, ggf. auch auf beide Bankreihen verbindenden Brettern eine Liegestatt herzurichten, so war ferner die Möglichkeit gegeben, eine in ihrer Breite der Wagentür angepaßte Trage im Abteil unterzubringen, insbesondere dann, wenn zuvor die Sitzbänke entfernt wurden. Wo aus irgendwelchen Gründen die Trage nicht in ein Personenabteil eingestellt werden kann, wird sie im Gepäckwagen oder in einem eigens mitgeführten Güterwagen befördert.

Recht weitgehenden Ansprüchen in bezug auf Bequemlichkeit und Zweckmäßigkeit entsprachen die auf den früheren preußischen Eisenbahnen in beschränkter Zahl (6) eingeführten, mit besonders weicher Federung versehenen *Salonkrankenwagen,* zweiachsige, von den Stirnseiten her zugängliche Personenwagen, die aus einem mit Bett und sonstigen notwendigen Einrichtungen ausgestatteten Krankenraum, einem behaglichen Raum für die Begleitung und einem Waschraum bestanden. Die Benutzung dieser Wagen war allerdings ziemlich teuer, da für jede mitfahrende Person, wenigstens aber für 12 Personen Fahrkarten 1. Klasse zu lösen waren.

Im Gegensatz zu diesen nur für einen liegend zu befördernden Kranken eingerichteten preußischen Salonkrankenwagen hatte die Generaldirektion der *Kgl. Bayrischen Staatseisenbahnen* im Benehmen mit den Freiwilligen Sanitätskolonnen vom Roten Kreuz gegen Ende des vorigen Jahrhunderts in allen Oberbahnamtsbezirken *Rettungswagen* eingestellt, die für die Versorgung der bei größeren Unglücksfällen zu Schaden Gekommenen bestimmt und nach Art der bereits besprochenen Lazarettzüge eingerichtet waren. Sie konnten bis zu 10 nach dem Grund'schen System (vgl. S. 103) abgefederte Krankentragen aufnehmen, führten Rettungskästen, Arznei- und Verbandmittel sowie chirurgische Instrumente mit und waren mit allen für eine bequeme und hygienisch einwandfreie Krankenbeförderung, (Heizung, Beleuchtung, Lüftung) erforderlichen Einrichtungen versehen. Ähnliche Rettungswagen, allerdings in erster Linie für Versorgung und Abbeförderung der bei Eisenbahnunfällen Verletzten bestimmt und dementsprechend ausgestattet, waren übrigens auch bei den preußischen und österreichischen Eisenbahnen in Gebrauch.

Die frühere *Deutsche Reichsbahn* verfügte[23] über einen Bestand von 57 für den friedensmäßigen Einsatz bestimmten Krankenwagen. Vier von diesen, als *„Sonderkrankenwagen"* (anstelle der früheren Salonkrankenwagen) bezeichnet, glichen in ihrem Äußeren einem vierachsigen D-Zugwagen, der einen Raum für einen liegenden Kranken, 2 Räume für Begleitpersonen, Küche, Abort und alle Einrichtungen enthielt, die auch weitgesteckten Anforderungen für die ärztliche Behandlung und sonstige Betreuung eines Kranken entsprachen. Der auf der Trage liegende Kranke wurde durch eine in der Seitenwand des Wagens in Höhe des Krankenraumes befindliche Doppelflügeltür eingeladen. Außer diesen Sonderkrankenwagen, die den Reichsbahndirektionen Berlin, Frankfurt (Main) und Köln zugeteilt waren, unterhielt die Reichsbahn weitere 53 vierachsige *Abteilpersonenwagen* 3. Klasse, deren mittlere Abteile durch Herausnahme der Zwischenwände als äußerst zweckmäßiges und bequemes *Krankenabteil* eingerichtet waren (C 4 Kr), während die übrigen Abteile für den allgemeinen Verkehr verfügbar waren. Diese z. T. auch für den Übergang auf außerdeutsche Bahnen geeigneten Wagen sind über das ganze Reichsgebiet verteilt aufgestellt gewesen und wurden im Bedarfsfall vom Abgangsbahnhof bei der vorgesetzten Reichsbahndirektion angefordert.

Für die vorerwähnten Arten der Krankenbeförderung wurden seitens der Deutschen Reichsbahn gem. § 12 des Deutschen Eisenbahn-Personen-, Gepäck- und Expreßgut-Tarifs Teil I folgende *Gebühren* erhoben: bei Benutzung des Sonderkrankenwagens (Salon- und Krankensalonwagen) sind für alle Personen, die in dem Wagen befördert werden, Fahrausweise 1. Klasse für Erwachsene der betreffenden Zuggattung, wenigstens aber 10 Fahrausweise zu lösen. Falls Fahrausweise 1. Klasse nicht aufliegen, sind für jeden Fahrausweis 1. Klasse 1½ Fahrausweise 2. Klasse zu lösen. Bei Beförderung in Eilzügen sind zu jedem Fahrausweis 1. Klasse (oder zu je 1½ Fahrausweisen 2. Klasse) eine Eilzuschlagkarte 2. Klasse zu lösen. Außer diesen Beförderungsgebühren werden für Betten und Stillager im Inlande und für den Übergang des Wagens ins Ausland besondere *Benutzungsgebühren* berechnet. Die Beförderung Kranker im Abteilpersonenwagen 3. Klasse mit besonderem Krankenabteil im Gepäck- oder Güterwagen oder in Wagen 3. Klasse gewöhnlicher Bauart ist durch Lösung von wenigstens 6 Fahrausweisen 3. Klasse für Erwachsene abzugelten. Bei diesem Gebührensatz ist die freie Beförderung von 2 Begleitern eingeschlossen, während für weitere in demselben Wagen oder Abteil mitreisende Begleiter je ein ganzer Fahrausweis 3. Klasse der betreffenden Zuggattung zu lösen ist. Die zur Bequemlichkeit und Versorgung der Kranken während der Fahrt benötigten Gegenstände können in dem Wagen oder in dem Krankenabteil gebührenfrei mitgeführt werden, während für das sonstige Reisegepäck die tarifmäßige Gepäckfracht zu entrichten ist.

Für die Beförderung eines Kranken oder Körperbehinderten mit Tragbett, im Selbstfahrer, Krankenstuhl oder auf Traggestell in einem gewöhnlichen Wagenabteil 3. Klasse sind, sofern sich diese Vorrichtungen im Abteil unterbringen lassen, für den Kranken oder Körperbehinderten zwei ganze Fahrausweise und für jeden in dem Abteil mitfahrenden Begleiter ein ganzer Fahrausweis der betreffenden Zuggattung zum gewöhnlichen Fahrpreis zu lösen. Liegende oder im Selbstfahrer, im Krankenfahrstuhl oder im Traggestell sitzende Kranke oder Körperbehinderte können gegen Lösung von Fahrausweisen 3. Klasse für den Kranken oder Körperbehinderten und deren Begleiter gegen Lösung je eines ganzen Fahrausweises 3. Klasse der betreffenden Zuggattung im Gepäckwagen der Personen-, Eil-, Schnell- oder Güterzüge befördert werden, wenn es der Gepäckverkehr zuläßt. Für die Krankenkörbe, Traggestelle, Tragbetten, Selbstfahrer und Krankenfahrstühle wird hierbei keine Fracht erhoben.

Wo auf Bahnhöfen Tragen, Fahr- und Rollstühle sowie Treppen zum erleichterten Besteigen und Verlassen der Eisenbahnwagen vorhanden sind, werden sie kranken Reisenden innnerhalb der Bahnhofanlagen gebührenfrei zur Verfügung gestellt. Auf Wunsch kann kranken Reisenden auch die Benutzung von Gepäckaufzügen unentgeltlich gestattet werden, wobei die Reisenden aber darauf aufmerksam zu machen sind, daß die Eisenbahn keine Haftung für etwaige Schäden übernimmt. Bahnhöfe, die nicht über Krankenbeförderungsmittel verfügen, haben solche im Bedarfsfalle bei dem nächstgeeigneten Bahnhof anzufordern. Krankenbeförderungsmittel können auch von den Reisenden schriftlich oder gegen entsprechende Gebühr telegrafisch oder durch Fernsprecher vorausbestellt werden. Im übrigen ist das Bahnhofs- und Zugbegleitungspersonal verpflichtet, sich Kranker und körperbehinderter Reisender anzunehmen und ihnen beim Ein-, Um- und Aussteigen behilflich zu sein. Diese Beförderungsbedingungen entsprechen im wesentlichen den Tarifsätzen, die für die Deutsche Bundesbahn unter dem 23. 5. 1954 neu festgesetzt sind.

Hat demnach die Reichsbahn und die jetzige Bundesbahn überaus zweckmäßige Einrichtungen getroffen, die Beförderung Kranker oder verletzter Zivilpersonen unter den Verhältnissen des Friedens weitgehend sicherzustellen, so sei bemerkt, daß die vielfachen Verkehrseinschränkungen, die im Hinblick auf vordringliche Erfordernisse während des letzten Krieges notwendig wurden, die Deutsche Reichsbahn vorübergehend gezwungen haben, auch die Benutzung von Krankenwagen und Krankenabteilen auf das unbedingt gebotene Ausmaß zu beschränken.

δ^2) *Die Feldbahn als Krankenbeförderungsmittel*

Feldbahnen, die bei Eisenbahn-, Kanal- und ähnlichen, mit großen Erdbewegungen verbundenen Bauten oder auch in landwirtschaftlichen Gebieten mit wenig dichtem Eisenbahnnetz und ohne gut ausgebaute Straßen oft in einer Länge von vielen Kilometern die Gegend durchziehen und mit Pferden, Benzin-, Dampf- oder elektrischen Lokomotiven fortbewegt werden, können mit wenigen behelfsmäßig zu beschaffenden Einrichtungen recht gut zur Krankenbeförderung verwendet werden. Je nach der Beschaffenheit der Feldbahnwagen wird die Krankentrage (oder Behelfstrage), mit Reisigbündeln, strohgefüllten Säcken usw. abgefedert, auf den Wagenboden gestellt oder an quer über die oberen Wagenkastenränder gelegten Hölzern aufgehängt. In diesem Falle muß durch geeignete Verschnürung eine stärkere pendelnde Bewegung verhindert werden. Je nach den äußeren Umständen kann auf diesem Wege die schonende Beförderung einzelner oder, bei Massenunfällen, einer Mehrzahl von Personen durchgeführt werden.

Diese Beförderungsart ist nicht nur unter den Verhältnissen des Friedens von Bedeutung, sondern sie kann auch für die Verwundetenversorgung im Felde von größtem Nutzen werden, da namentlich im Stellungskriege oftmals zahlreiche Stränge von Feldbahngleisen bis nahe an die Kampffronten geführt werden. Die einschlägigen militärischen Vorschriften enthalten daher auch Anweisungen, wie die Feldbahnwagen für Zwecke der Verwundetenbeförderung herzurichten und wo die benötigten Hilfsmittel anzufordern sind. Vorzüglich geeignet für diese Zwecke sind ferner die dem gemischten Verkehr dienenden Kleinbahnen, deren oft vierachsige Personenwagen, nach Art der Eisenbahnwagen behelfsmäßig ausgestattet, bis zu 14 liegende Kranke aufnehmen können.

Für die Beförderung einzelner Krankentragen durch *einen* Mann haben sich auch vielfach leichte vierrädrige Rädergestelle bewährt, deren Spurkranz der Spurweite der Feldbahngleise entspricht und auf denen die Trage festgeschnallt wird. In entsprechender Weise sind übrigens im letzten Kriege auch Kraftwagen umgebaut und mit gutem Erfolg als Beförderungsmittel auf Eisenbahn- bzw. Feldbahnschienen verwendet worden.

Der Vollständigheit halber sei erwähnt, daß in beiden Weltkriegen, namentlich auf den alpinen Kriegsschauplätzen die dort vielfach vorhandenen Drahtseilbahnen als äußerst zweckmäßige Krankenbeförderungsmittel benutzt worden sind: die Krankentrage wurde in geeigneter Weise im Förderkorb befestigt und mit einer Plane gegen Witterungseinflüsse geschützt.

δ^3) *Die Straßenbahn als Krankenbeförderungsmittel*

Straßenbahnwagen lassen sich in gleicher Weise wie Eisenbahnwagen durch Herausnehmen der Sitze und Einbau von Krankentragengestellen sehr gut für die Krankenbeförderung herrichten und können sowohl in Friedenszeiten (z. B. bei Massenunfällen) als auch besonders im Kriege (Überführung der im Lazarettzug Angekommenen in ein Lazarett, Räumung ziviler Krankenanstalten wegen drohender Luftgefahr usw.) die sonst verfügbaren Beförderungseinrichtungen in wertvollster Weise entlasten. So haben z. B. zu Beginn unseres Jahrhundert in der vorbeschriebenen Art umgebaute Straßenbahnwagen in der Garnison Berlin einen beträchtlichen Teil der notwendig werdenden militärischen Krankenbeförderung bewältigt: die kranken Soldaten wurden in die bis auf den Kasernenhof geleiteten Sonderwagen verladen und in dieser dem Garnisonslazarett in Tempelhof zugeführt.

Während der Weltkriege sind namentlich in den Städten des besetzten Gebietes die Straßenbahnen in gleicher Weise vielfach den Zwecken der Krankenbeförderung nutzbar gemacht worden. Es wurden hierfür sowohl die Motorwagen als auch offene und geschlossene Anhänger verwendet und ebenso wie die Eisenbahnwagen umgebaut, so daß in einem Wagen bis zu 16 liegende Verwundete Aufnahme fanden. Die in größeren Orten als Lazarette eingerichteten Krankenhäuser wurden in das Straßenbahnnetz einbezogen und so durch Anschlüsse an die Endstationen der Feldbahnen eine durchgehende Schienenverbindung zwischen dem Hauptverbandplatz und dem Lazarett hergestellt. Über alle diese Einzelheiten gibt der bereits erwähnte Kriegssanitätsbericht überaus interessante Aufschlüsse.

ε) *Die Krankenbeförderung auf dem Wasserwege*

In einfachster Weise geschieht die Krankenbeförderung auf dem Wasserwege mit Hilfe von 4 durch Balken oder Bretter verbundenen Kähnen, über denen eine für Aufnahme der Krankentragen oder Strohlager geeignete Bühne aus Brettern gezimmert wird, diese muß selbstverständlich durch Geländer gesichert und gegen Wind, Sonne und Regen geschützt sein. Zum Ein- und Ausladen wird, soweit erforderlich, eine Laufbrücke errichtet. Stehen größere Kähne zur Verfügung und ist mit einer längeren Beförderungsdauer zu rechnen, so werden im Schiffsraum Gestelle errichtet, auf denen die Tragen ruhen. So ist es leicht möglich, in einem Kahn von 18 m Länge und 2 m Breite 24 Krankentragen sowie die benötigten Einrichtungsgegenstände (Eß- und Waschtisch, Nachtstuhl usw.) unterzubringen. Besitzt das Fahrzeug einen stärkeren Mast, so läßt sich an diesem leicht einen Kranvorrichtung zum Verladen der Tragen anbringen.

Wenn die Krankenbeförderung auf Schiffen, insbesondere bei gewissen, durch örtliche Verhältnisse bedingten Notwendigkeiten, bei größeren Unglücksfällen, Überschwemmungen usw. zweifellos sehr zweckmäßig sein kann, so hat man sich noch erheblich mehr Nutzen von ihrer Ausweitung für die Bedürfnisse des Krieges versprochen, zumal nach dieser Richtung hin recht günstige Erfahrungen von früher her vorlagen: bereits am Ende des Siebenjährigen Krieges wurde die Abbeförderung Verwundeter aus Lazaretten auf der Elbe in großem Umfange durchgeführt, ebenso in den Freiheitskriegen. Auch in Frankreich zur Zeit der napoleonischen Kriege, in Österreich, in Rußland (Krimkrieg) und im Nordamerikanischen Bürgerkrieg ist ein erheblicher Teil der Kriegsverwundeten auf dem Wasserwege abbefördert worden. Allerdings haben die Erfahrungen in späteren Kriegen die weitgehenden Erwartungen nur zu einem Teile rechtfertigen können. Nachdem im deutsch-französischen Kriege 1870/71 Krankenbeförderungsschiffe eine recht bescheidene Rolle gespielt hatten, sind sie im ersten Weltkriege in nennenswertem Umfange auch nur während der Jahre 1914 und 1915 benutzt worden. Es wurden hierbei z. T. mit Pferden getreidelte Kanalschiffe (namentlich im Osten), mit 50 vollständig ausgerüsteten Betten versehen, sowie die auf dem Rhein, der Mosel, dem Main und der Donau verkehrenden Dampfer und Lastkähne (je 100–200 Betten) verwendet, es wurde endlich zeitweise ein umfangreicher Lazarettschiffverkehr zwischen Libau bzw. Ostpreußen und Danzig, vorzugsweise zwecks Räumung von Lazaretten, unterhalten*).

So schonend und angenehm für die Insassen die Beförderungsart auch gewesen ist, ihrer verbreiteten Anwendung im Bereich von Binnengewässern standen einige gewichtige Nachteile entgegen: die außerordentlich langsame, durch Schleusen weiterhin verzögerte Fahrt (rund die zehnfache Zeit wie mit der Eisenbahn), sowie die weitgehende Abhängigkeit von Einflüssen höherer Gewalt (Nebel, Vereisung, Hochwasser oder ungenügender Wasserstand), mangelhafte Beheizungs- und Beleuchtungsmöglichkeiten, erschwerte ärztliche Versorgung (bei zusammengestellten Lazarettschiffzügen). Nur da, wo Eisenbahn und gute Straßen fehlen, hat sich diese Beförderungsart auf die Dauer durchsetzen können.

Anders liegen die Verhältnisse selbstverständlich bei Überseefahrten, wo andere Beförderungsmittel - bis auf das noch zu besprechende Flugzeug – ohnehin nicht in Betracht kommen. Die für diese Zwecke bestimmten Lazarettschiffe sind nicht nur mit bequemen Lagerstätten, sondern auch mit allen für längere Fahrtdauer benötigten Einrichtungen für Krankenbehandlung, chirurgische Eingriffe usw. ausgestattet und bieten, je nach Größe, Hunderten von Verwundeten einen allen Anforderungen der Bequemlichkeit und neuzeitlicher Hygiene entsprechenden Aufenthalt (Abb. 39).

An dieser Stelle sei schließlich auch der *Rettungsboote* gedacht, die zwar in erster Linie für Bergung und Rettung aus Ertrinkungsgefahr bestimmt sind, dann aber den in der Gesundheit mehr oder weniger geschädigten Geretteten zwecks weiterer Versorgung und Behandlung an Land zu bringen haben. Derartige Rettungsboote, die vorzugsweise an gefährlichen oder vom Wasser-

*) Vgl. auch Kriegssanitäts-Vorschrift, HDV 21, 1. Teil, S. 81. Berlin 1938.

sport benutzten Wasserläufen sowie an den Meeresküsten eingesetzt werden, sind mit im Rettungsschwimmen und in Erster Hilfe ausgebildeten Personen besetzt und führen alle für Erste Hilfe, insbesondere für Wiederbelebung

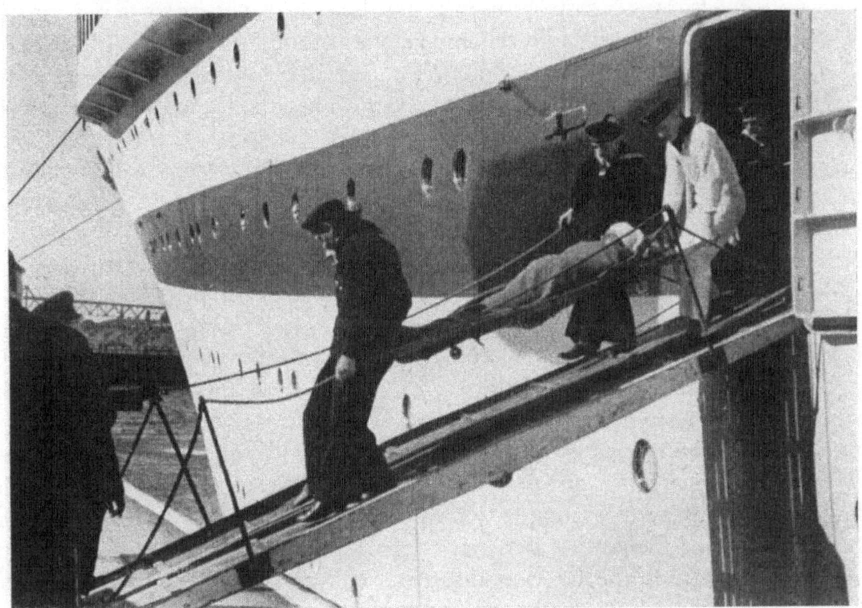

Abb. 39. Krankenbeförderung im Lazarettschiff (Phot. Braemer)

benötigten Einrichtungen, Erfrischungs- und Stärkungsmittel sowie eine oder mehrere Krankentragen mit sich; sie werden, je nach den örtlichen Bedürfnissen und den verfügbaren Geldmitteln durch Ruderkraft oder Motor fortbewegt. Rettungsboote werden im Bundesgebiet an *Binnengewässern* vorzugsweise durch die Deutsche Lebensrettungsgesellschaft und durch das DRK (neuerdings mit Sprechfunkgeräten versehen), an den *Meeresküsten* durch die Deutsche Gesellschaft zur Rettung Schiffbrüchiger unterhalten.

ζ) Die Krankenbeförderung mit dem Flugzeug

Bei der ungestümen Entwicklung, die der Flugzeugbau und damit natürlich auch die fliegerischen Leistungen in den letzten Jahrzehnten zu verzeichnen gehabt haben, ist es nicht zu verwundern, daß auch dem Flugzeug ein bedeutungsvolles Arbeitsfeld im Rahmen des öffentlichen Gesundheits- und Rettungsdienstes entstanden ist. Welche Wege diese Entwicklung im einzelnen genommen hat, ist am Schluß des geschichtlichen Abrisses (S. 32) eingehend gewürdigt worden. Es konnte dort nachgewiesen werden, daß in einzelnen Ländern im Laufe der letzten drei Jahrzehnte der Flugsanitätsdienst und mit ihm seine vornehmste Aufgabe, die Krankenbeförderung auf dem Luftwege planvoll ausgebaut wurde und vielfach zu überaus beachtlichen, ja einzigartigen Erfolgen geführt hat.

Die überragende Bedeutung dieser technischen Neuerung hat sich aber in ihrem vollen Umfange erst während des letzten Krieges erwiesen. Hatte zunächst der Polenfeldzug mit seinen weiten Räumen und den völlig unzureichend, z. T. auch durch die Einwirkungen des Krieges beeinträchtigten Straßen- und Eisenbahnverbindungen dem Sanitätsflugzeug ein ungemein vielseitiges und segensreiches Betätigungsgebiet verschafft[24], so traten seine Vorzüge bald auch auf den Kriegsschauplätzen des Westens, des hohen Nordens, auf Kreta, in den nordafrikanischen Wüstengebieten und ganz besonders in Rußland in Erscheinung.

Auf Grund seiner reichen einschlägigen Erfahrungen und an Hand der ihm zur Verfügung stehenden Unterlagen hat der frühere Inspekteur des Sanitätswesens der Luftwaffe, Generaloberstabsarzt *Prof. Dr.* HIPPKE[25] einige auf die Luftbeförderung Kranker und Verwundeter bezügliche ärztliche Fragen näher untersucht. Er kommt u. a. zu dem Ergebnis, daß diese Beförderungsart selbst ohne Berücksichtigung ihrer außerordentlichen Beschleunigung sehr viel schonender ist als die Beförderung im Krankenkraftwagen und daß sie daher in erster Linie für Schwerstverwundete (z. B. Hirn- und Gesichtsschüsse, Augenverletzungen, Wirbelsäulen- und Beckenverletzungen), deren langfristige Behandlung neben dem Facharzt in Fachlazaretten und Universitätskliniken allerlei Spezialgeräte erfordert, sowie für Schwerstkranke (Ruhr, Typhus), die keine Landbeförderung vertragen, vorbehalten bleiben sollte. HIPPKE stellt ferner fest, daß durch Luftkrankheit, Luftverdünnung und Höhenkrankheit keine Schädigungen des Kranken zu befürchten sind, sofern von beruhigenden Arzneimitteln und vor allem von ausgiebiger Verwendung des ohnehin mitgeführten Sauerstoffs Gebrauch gemacht wird. Auch die Beförderung von Lungenverletzten scheint nach den bisherigen Erfahrungen unter diesen Voraussetzungen und bei sorgsamer Überwachung durch den *ohnehin jeder Luftbeförderung* mitzugebenden, im Flugdienst erfahrenen *Sanitätsoffizier* unbedenklich zu sein. Ein grundsätzliches Beförderungsverbot für den Luftweg hält Hippke dagegen für angezeigt bei Verletzten mit Schock und Schockbereitschaft, sowie bei schwerer Anaemie; im letzterwähnten Fall kann aber eine vorherige Bluttransfusion die Transportfähigkeit herstellen oder wenigstens erheblich bessern.

Da das Sanitäts-Flugzeug, ohne sich der Gefahr feindlichen Beschusses auszusetzen, nicht im Bereich frontnaher Verbandplätze landen oder starten kann, bedarf es eines am zweckmäßigsten durch Sanitätskraftwagen zu vermittelnden Zubringerdienstes. Die Unannehmlichkeiten wiederholten Umbettens des zu Befördernden werden dadurch vermieden, daß die im Sanitätsflugzeug gebrauchten Tragengestelle auch die auf den Krankenkraftwagen verwendeten Normaltragen aufnehmen können.

Über die Entwicklung, die die Verwundetenbeförderung mit dem Flugzeug in den ersten Jahren des letzten Krieges und unter Auswertung der hierbei gesammelten Erfahrungen genommen hat, gibt eine von *Aribert* SCHULZ[26] veröffentlichte Arbeit wertvolle Aufschlüsse. Danach dienten als Sanitätsflugzeuge vorwiegend die verkehrs- und betriebssicheren dreimotorigen Großraumflugzeuge vom Typ Ju 52, die die Vorzüge ruhiger Fluglage und geringer Landegeschwindigkeit in sich vereinen. Die eingebauten, serienmäßig gefertigten Tragengestelle bieten Raum zur Aufnahme von 12 Tragen für Schwerverwundete; zwischen den Tragen selbst bleibt ein Mittelgang frei, so daß der Sanitätsoffizier auch während des Fluges notwendige Hilfeleistungen ohne Schwierigkeiten ausführen kann. Im Bedarfsfalle stehen für Leichtverletzte weiterhin 5 Klappsitze zur Verfügung. Instrumente, Verband- und Arzneimittel sind in einem eingebauten Schrank untergebracht. Der behaglich eingerichtete Innenraum gestattet durch breite Seitenfenster freie Aussicht in das überflogene Gelände, er ist heizbar und durch eine abwaschbare, wärmehaltende Wandverkleidung gegen kalte Außentemperatur geschützt. Für Flüge in größeren Höhen ist an jeder Trage ein Anschluß für Sauerstoffzufuhr angebracht; Funkpeilung und Blindflugeinrichtung erhöhen die Flugsicherheit.

Neben diesen eigentlichen und ausschließlich nach sanitätstaktischen Gesichtspunkten eingesetzten Sanitätsflugzeugen wurden aber zur Abbeförderung namentlich Leichtverwundeter in erheblichem Umfange auch die Flugzeuge der Lufttransportflotte verwendet; nachdem diese ihr der Truppenversorgung dienendes Ladegut gelöscht hatten, wurden sie durch Einbausätze für Normaltragen behelfsmäßig eingerichtet und auf dem Rückflug in den Dienst der Krankenbeförderung gestellt. Freilich standen bei diesen Transportflugzeugen die Belange des Nachschubs für die kämpfende Truppe im Vordergrund, denen sich die sanitären Forderungen unterordnen mußten, eine Einschränkung, die indes bei Leichtverletzten weniger in die Wagschale fiel.

Außer der Ju 52 sind, wie SCHULZ weiter hervorhebt, auch die *„Weihe“* und vor allem der *„Fiseler-Storch“* mit gutem Erfolg als Sanitätsflugzeuge eingesetzt worden. Der Vorteil namentlich des letztgenannten Typs besteht darin, daß er auch vorderste Landeplätze anfliegen oder in unwegsamem Gelände auf kleinster Fläche landen kann. Da der Fiseler-Storch aber nur zwei Tragen aufzunehmen in der Lage ist, kam ihm hauptsächlich die Bedeutung eines „Anschlußflugzeuges“ zu, das die Verbindung zwischen den frontnahen Lazaretten und den Feldflughäfen für Großflugzeuge herstellte*).

Von besonderer Bedeutung ist während des Krieges auch der durch Flugzeuge vermittelte *Seenotdienst* geworden, der vor allem bei über See stattfindenden Luftkämpfen eingesetzt wurde. Die mit Schwimmern ausgerüsteten

*) Vgl. auch Kriegssanitäts-Vorschrift HDV 21, 1. Teil, S. 82, Berlin 1938.

Seenotflugzeuge suchten die im Wasser treibenden oder in Schlauchbooten befindlichen abgeschossenen Flieger, Freund oder Feind, auf, nahmen sie an Bord und übergaben sie in kürzester Zeit dem inzwischen funkentelegrafisch zu einer Küstenstation beorderten Krankenkraftwagen. Durch zahlreiche s. Z. in der Tagespresse mitgeteilte Einzelberichte sind wir über die segensreiche Tätigkeit des Seenotdienstes sowie über hervorragende, von schönster Kameradschaft getragene Leistungen der eingesetzten Flieger unterrichtet worden.

Bereits bei Besprechung der Krankenbeförderung durch Eisenbahnen wurden die Maßnahmen erwähnt, die zum Schutze der Mitreisenden gegen mit übertragbaren Krankheiten behaftete Personen und gegen die Weiterverbreitung seuchenhafter Krankheiten in seuchenfreie Gebiete erforderlich sind. Derartige Gefahren bestehen naturgemäß, z. T. in weit höherem Ausmaße auch bei der Krankenbeförderung auf dem Luftwege und haben auch für diese zu entsprechenden Vorkehrungen Anlaß gegeben: in Durchführung des *„Internationalen Sanitätsabkommens für die Luftfahrt"* vom 12. 4. 1933 (RGBl. 1935, II S. 815) wurde für das Deutsche Reiche die *„Verordnung des Reichsministers des Innern und des Reichsministers für Luftfahrt vom 2. 6. 1937 gegen die Verbreitung übertragbarer Krankheiten durch die Luftfahrt"* (RGBl. I, S. 611) erlassen, nach der Kranke, die an Cholera, Fleckfieber, Pest oder Pocken leiden, sowie dieser Krankheiten verdächtige Personen, u. U. auch Ansteckungsverdächtige, Keimträger und Dauerausscheider von der Beförderung in Luftfahrzeugen ausgeschlossen sind, sofern nicht auf Grund eines Gutachtens des zuständigen beamteten Arztes die Beförderung in einem besonders zugewiesenen Luftfahrzeug zugelassen wird (§ 4). Weiterhin dürfen beim Auftreten von Pocken oder Pockenverdacht ansteckungsverdächtige Personen der Beobachtung unterzogen werden, wenn sie nach Ansicht des zuständigen Gesundheitsamtes nicht als durch Impfung hinreichend geschützt anzusehen sind. Der beamtete Arzt bestimmt nach Eintreffen des Luftfahrzeuges die notwendigen Desinfektions- und Entwesungsmaßnahmen, einschl. der Behandlung an Bord mitgeführter Waren (§ 5). Soweit es sich um die Beförderung von Kranken handelt, die von sog. einheimischen übertragbaren Krankheiten befallen sind, kommen die für solche gesetzlich vorgeschriebenen Anweisungen in Anwendung (§ 17–19).

Zwecks lückenloser Durchführung der vorstehend aufgeführten Maßnahmen ist während des letzten Krieges eine größere Anzahl (16) besonderer *„Sanitätsflughäfen"* geschaffen worden, in denen Ärzte und Hilfspersonal, Untersuchungs- und Behandlungsräume, Krankenbeförderungs- und Desinfektionseinrichtungen vorhanden waren.

Literatur

1 *Longmore,* Th. A treatise on the transport of sick and wounded troops. London 1869.
2 *Wendt,* J. C. W. s. Lit.-Verz. zu Kap. 1 Nr. 9.
3 *Niehues,* W. Die Sanitätsausrüstung des Heeres im Kriege. Bibliothek Coler- v. Schjerning, XXXVII, Berlin 1913.
4 *Gurlt,* E. Über einige Transportmittel für Schwerverwundete. Militärchirurgische Fragmente. Berlin 1864.
5 *v. Esmarch,* F. Die Erste Hilfe bei plötzlichen Unglücksfällen. Leitfaden für Samariterschulen. Berlin 1882. (50. Auflage Berlin 1932.) Der hier in Rede stehende Stoff wird sehr ausführlich, übersichtlich und durch zahlreiche Bilder erläutert dargestellt.
6 Näheres s. in der sehr ausführlichen Beschreibung von *Longmore,* s. o. unter Nr. 1.
7 *Hörmann,* W. Ein behelfsmäßiges Krankentransportgerät für wegeloses Gelände. „Der Deutsche Militärarzt", 1942, 4, 280.
8 *Werthmann,* H. u. *Willecke,* W. Das Sanitätsgerät des Feldheeres. München–Berlin, 1944.
9 *Larrey,* J. D. Mémoires de Chirurgie Militaire et Campagne. Paris 1817.
10 *Bungartz,* J. Der Hund im Dienste des rothen Kreuzes. Leipzig 1892.
11 *Werthmann,* H. u. *Willecke,* W. s. u. Nr. 8.
12 *v. Mundy,* J. Der Transport von Kranken und Verletzten in großen Städten. Wien 1883.
13 Sanitätsbericht über das Deutsche Heer im Weltkriege 1914/1918. I, 74 ff. Berlin 1935.
14 *Krüger,* R. Gedanken über organisatorische Fragen der Kriegschirurgie im Frontbereich. Wehrwissenschaftliche Rundschau, 1954, 8, 372.
15 Kriegschronik des Württemberg. Landesvereins vom Roten Kreuz. Heilbronn 1921.
16 *Liedtke,* H. Unfallverhütung und Erste Hilfe. Compte rendu du IVème Congrès international de sauvetage et de premiers secours en cas d'accidents. Kopenhagen, 1934, 318.
17 *Agena,* H. Ztschr. f. d. ges. Krankenhauswesen, 1935, 14.
18 Kimmle, L. Kriegschirurgen und Feldärzte in der Zeit von 1848—1868. Veröff. a. d. Geb. des Mil.-Sanitätswesens, 24, Berlin 1904.
19 Sanitätsbericht über die Deutschen Heere 1870/71, I. Berlin 1884.
20 Sanitätsbericht über das Deutsche Heer im Weltkriege 1914/1918. I. Berlin 1935.
21 *Dost,* O. Lazarettzüge in verschiedenen Staaten. „Der Deutsche Militärarzt", 1939, 12.
22 *Tessner,* M. Der Deutsche Lazarettzug. Ztschr. f. d. ges. Krankenhauswesen, 1940, 12, 201.
23 Krankenbeförderung bei der Deutschen Reichsbahn. „Die Reichsbahn", 1931, 41. (Fraederich.)
24 *Schmidt,* F. Verwundetentransport im Flugzeug. „Der Deutsche Militärarzt", 1940, 1, 7.
25 *Hippke,* E. Über den Lufttransport Kranker und Verwundeter. „Der Deutsche Militärarzt", 1940, 1.
26 *Schulz,* A. Verwundetentransport auf dem Luftwege, Deutsches Ärzteblatt, 20/21, 234.

Drittes Kapitel

REINIGUNG UND DESINFEKTION IM KRANKENBEFÖRDERUNGSDIENST

Wenn ein gut arbeitender Krankenbeförderungsdienst nicht allein Verunglückten und Kranken von Nutzen sein, sondern vor allem auch seine im Interesse einer wirksamen Seuchenbekämpfung weitgesteckten Aufgaben restlos erfüllen soll, so muß für die Beförderungsgeräte und alle zusätzlichen Bedarfsgegenstände sowie für das Bedienungspersonal peinlichste Sauberkeit und unter bestimmten Voraussetzungen eine den jeweiligen Vorschriften entsprechende Desinfektion gefordert werden.

Daß nach dieser Richtung hin bereits in früheren Jahrhunderten, als man vom Wesen der Infektionskrankheiten und ihrer Verbreitungsweise noch keinerlei Kenntnisse besaß, doch schon gewisse Eingebungen den richtigen Weg gewiesen haben, ist aus den eingangs erwähnten Pestordnungen (vgl. S. 6) und aus verschiedenen Angaben der späteren Entwicklung des Krankenbeförderungswesens zu entnehmen. Die wachsenden Erkenntnisse der epidemiologischen und bakteriologischen Forschung haben dann zur Folge gehabt, daß die vorher mehr einem natürlichen Reinlichkeitssinn folgenden Bestrebungen in zielbewußte und wissenschaftlich begründete Bahnen gelenkt wurden. So führte sich allgemein der Brauch ein, daß außer der nach jedesmaligem Gebrauch durchzuführenden, mit Wäschewechsel verbundenen gründlichen Reinigung sämtlicher Einrichtungen nach Beförderung eines infektiös Erkrankten eine sachgemäß durchgeführte Desinfektion stattfand, die in ihren näheren Einzelheiten durch die Art der Erkrankung bestimmt wurde.

Bei einer im Jahre 1905 durchgeführten Neuordnung des *Berliner Krankenbeförderungswesens* glaubte man von diesem Grundsatz abweichen zu sollen, da sich aus der bisherigen Praxis die Gefahr ergeben hatte, daß u. U. eine notwendige Desinfektion unterblieben war, wenn die infektiöse Natur der Krankheit eines Beförderten erst festgestellt wurde, nachdem schon wieder andere Kranke die gleiche Einrichtung benutzt hatten[1]. Demgemäß wurde eine Desinfektion nach *jedesmaliger* Benutzung ohne Rücksicht auf die Art der Krankheit des Beförderten für erforderlich gehalten und für die Zukunft angeordnet. Diese Maßnahme, die in Berlin den Neubau verschiedener geeigneter Desinfektionsanstalten notwendig machte, bezog sich sowohl auf die Wagen selbst und die sonstigen zur Beförderung gehörenden Geräte als auch auf die verwendete Wäsche, die Decken, auf die Kleidungsstücke des Bedienungspersonals sowie auf dieses selbst. Es war hierdurch selbstverständlich eine erhebliche Verteuerung des Betriebes bedingt, die aber im Hinblick auf die großen hygienischen Vorteile in Kauf genommen wurde.

Als *Desinfektionsverfahren* konnten naturgemäß nur solche in Frage kommen, die bei sicherer Wirkung keinen Geruch hinterlassen, das Wageninnere und das sonstige Desinfektionsgut nicht schädigen und eine möglichst baldige Wiederbenutzung der entkeimten Gegenstände gestatten. Nach eingehenden, vom Institut für Infektionskrankheiten „Robert Koch" in Berlin ausgeführten Untersuchungen wurden die *Desinfektionsanstalten* in folgender Weise eingerichtet: jede dieser Anstalten bestand aus einem sogen. unreinen und einem reinen Raum, einem Aufenthaltsraum und einem Brausebad. Die Desinfektionsapparate waren in die Mauern zwischen reinem und unreinem Raum eingelassen und standen demgemäß zur Hälfte im „unreinen", zur Hälfte im „reinen" Raum. Der unreine Raum enthielt den Dampfdesinfektionsapparat, den Wäschedesinfektionsapparat, eine Körtingsche Desinfektionsspritze, den Wäschesammler, eine Wasserleitung für kaltes Wasser, einen Heißwasserbehälter, eine Waschvorrichtung für Desinfektoren sowie andere notwendige Einrichtungen. Die Desinfektion wurde von geschulten *Desinfektoren* ausgeführt, deren zwei in jeder Anstalt ständig in Tätigkeit waren, einer auf der reinen und einer auf der unreinen Seite. Die Desinfektoren mußten während des Dienstes vorschriftsmäßige Arbeitsanzüge tragen; eine besondere Dienstanweisung regelte alle sonstigen Einzelheiten. Für das Desinfektionsverfahren selbst war folgende Anordnung getroffen worden:

„Nachdem der Wagen in den unreinen Raum hineingefahren ist, wird Trage und Traggestell herausgenommen und der Tragenüberzug entfernt. Alsdann legt der Desinfektor alle Decken, Mäntel, Wäschestücke und Tragenüberzug in den Wäschesammler, von wo aus sie später, wenn die Wagendesinfektion beendet ist, in die Desinfektionsapparate gebracht werden. Nunmehr beginnt die Desinfektion des Wagens. Der Desinfektor hat sich zu diesem Zwecke eine 70° heiße Kaliseifenlösung zubereitet, mit dieser wird aus der Desinfektionsspritze das Innere des Wagens, das Traggestell und die Trage in einem starken Stuhl gründlich durchgespritzt. Dieser Vorgang erfordert etwa 5 Minuten. Darnach werden alle Teile mit einem Schrubber nachgerieben, alsdann erfolgt nochmaliges Durchspritzen mit klarem Wasser, und den Schluß bildet das Trockenreiben mit wollenen Tüchern. Die ganze Desinfektion nimmt ca. 20 Minuten in Anspruch. Der Wagen wird dann mit reinen Decken, Wäschestücken, Mänteln und neuem Tragenbezug versehen und ist vom Beginn der Desinfektion an in einer halben Stunde wieder verwendbar. Tragenüberzug und Wolldecken werden in dem Dampfapparat desinfiziert, nachdem etwaige Flecken vorher durch Waschen in Seifenlösung entfernt sind. Die übrigen Wäschestücke dagegen kommen, falls sie beschmutzt sind, in den Wäschedesinfektionsapparat, sonst gleich in den Dampfdesinfektor. Den Schluß bildet die Reinigung der Desinfektoren."

Für den Fall, daß die Beförderungsgeräte für Träger solcher Krankheiten benutzt worden waren, die unter die Bestimmungen des Reichsseuchengesetzes vom 30. 6. 1900 fallen, waren die dort gesetzlich festgelegten besonderen Desinfektionsvorschriften anzuwenden.

Diese einschneidende, vom hygienischen Standpunkt aus wärmstens zu begrüßende Neuregelung hat sich in ähnlicher Form späterhin auch anderswo durchgesetzt. Als jedoch die Inanspruchnahme der Krankenbeförderungsmittel mehr und mehr anstieg und schließlich ein unerwartet hohes Maß erreichte, andererseits aber durch Verbesserung der ärztlichen Versorgung und verfeinerte Untersuchungsmethoden eine sicherere Krankheitserkennung gewährleistet wurde, hat man es für zulässig erachtet, die strengen Vorschriften zu lockern.

So werden heutzutage die Krankenbeförderungseinrichtungen nach Benutzung durch nicht ansteckungsfähige Kranke oder Verunglückte lediglich gereinigt und mit frischer Wäsche versehen, während eine Desinfektion nur nach Beförderung Infektionskranker stattfindet. Als Musterbeispiel für die derzeitige Handhabung sei die jetzt für das Land *Berlin* gültige Verordnung, die mit den anderswo bestehenden Vorschriften im wesentlichen übereinstimmen dürfte, im Wortlaut wiedergegeben:

Verordnung
über die Entseuchung und Entwesung der zur Krankenbeförderung benutzten Transportmittel
Vom 8. Dezember 1953.
(Gesetz- und Verordnungsblatt für Berlin v. 31. 12. 1953, S. 1550.)

Auf Grund der §§ 8 Abs. 2, 17 und 24 des Gesetzes zur Ergänzung von Vorschriften über Verhütung und Bekämpfung übertragbarer Krankheiten (Seuchenbekämpfungs-Ergänzungsgesetz) vom 8. November 1951 (GVBl. S. 1105) wird verordnet:

§ 1

(1) Fahrzeuge im Sinne dieser Verordnung sind alle Krankentransportfahrzeuge; ferner Personenkraftwagen und Pferdefuhrwerke, die vorübergehend zum gewerblichen Krankentransport benutzt werden.

(2) Transportmittel im Sinne dieser Verordnung sind der für den Aufenthalt des Kranken bestimmte Innenraum des Fahrzeuges (Krankenraum), die Krankentrage, die Wäsche (Bezüge und Laken), Schutzmäntel und Decken.

§ 2

(1) Werden Personen, die an

Aussatz, Cholera, Fleckfieber, Pest, Pocken oder Rückfallfieber

erkrankt oder dessen verdächtig sind, in einem der in § 1 genannten Fahrzeuge befördert, so sind die Transportmittel unverzüglich nach Beendigung des Transportes zu entseuchen.

(2) Bei Fleckfieber, Fleckfieberverdacht, Rückfallfieber oder Rückfallfieberverdacht sind die Transportmittel nach der Entseuchung außerdem zu entwesen. In Zeiten des Ausbruchs von Fleckfieber oder Rückfallfieber kann das Gesundheitsamt ferner anordnen, daß die gesamte Wäsche aller Fahrzeuge durch Behandlung mit geeigneten Flüssigkeiten gegen Läuse und Wanzen imprägniert wird.

(3) Die Entseuchung bzw. die Entwesung muß in einer Desinfektionsanstalt durchgeführt werden. Sie ist kostenlos. Die Art der Durchführung bestimmt in jedem Einzelfalle das zuständige Gesundheitsamt. Zuständig ist das Gesundheitsamt, in dessen Bereich sich die Desinfektionsanstalt befindet.

§ 3

Werden Personen, die an

Diphtherie, übertragbarer Gehirnentzündung, übertragbarer Genickstarre, Grippe, Keuchhusten, übertragbarer Kinderlähmung, Masern, Milzbrand, Psittakose, Rotz, Scharlach, Tollwut, ansteckender Tuberkulose oder Tularämie erkrankt oder dessen verdächtig sind, in einem der in § 1 genannten Fahrzeuge befördert, so sind die Transportmittel unverzüglich nach Beendigung des Transportes zu entseuchen. Die weitergehenden Vorschriften des § 2 finden keine Anwendung.

§ 4

Werden Personen, die an

Aphthenseuche, Darmbrand, eitrigen Krankheiten der Haut oder der sichtbaren Schleimhäute, Eriysipel, Gasödem, Kindbettfieber, bakterieller Lebensmittelvergiftung, übertragbarer Leberentzündung, Leptospirose, Mumps, Paratyphus, Q-Fieber, Röteln, Ruhr, Trachom, Typhus oder Windpocken

erkrankt oder dessen verdächtig sind, in einem der in § 1 genannten Fahrzeuge befördert, so sind nach Beendigung des Transportes die benutzte Wäsche (Bezüge und Laken) und die Decken zu entseuchen und zu reinigen.

§ 5

(1) Die Entseuchung des Tragenbezugs ist bei den im § 3 aufgeführten Krankheiten nicht erforderlich, wenn der Tragenbezug während des Transportes vollständig mit einer Decke und einem Lacken bedeckt war und eine Beschmutzung des Tragenbezugs durch Ausscheidungen oder Absonderungen des Kranken nicht erfolgt ist.

(2) Die Entseuchung der beim Transport benutzten Decken ist bei den in den §§ 3 und 4 aufgeführten Krankheiten nicht erforderlich, wenn die Decken während des Transportes vollständig mit Wäsche (Bezügen oder Laken) bedeckt waren und eine Beschmutzung der Decken durch Ausscheidungen oder Absonderungen des Kranken nicht erfolgt ist.

§ 6

(1) Das Krankentransportpersonal ist verpflichtet, sich durch Einsicht in die Überweisungs- oder Begleitscheine zu vergewissern, ob der Kanke an einer der in den §§ 2 bis 4 aufgeführten Krankheiten leidet oder dessen verdächtig ist.

(2) Geht aus den Überweisungs- oder Begleitscheinen oder den sonstigen Umständen, z. B. der Einweisung in eine Infektionsabteilung hervor, daß der Kranke an einer übertragbaren Krankheit erkrankt oder dessen verdächtig ist, ohne daß diese Krankheit näher bezeichnet ist und auch nicht durch einfache Rückfrage bei dem überweisenden oder aufnehmenden Arzt näher bezeichnet werden kann, so ist nach den Vorschriften der §§ 4 und 5 zu verfahren.

§ 7

Nach Jeder Beförderung von Personen, von denen bekannt ist, daß sie von Läusen, Flöhen, Wanzen oder Milben befallen sind, sowie nach jeder Feststellung von Läusen, Flöhen, Wanzen oder Milben in einem Fahrzeug sind die befallenen Transportmittel unverzüglich zu entwesen.

§ 8

(1) Die Entseuchung bzw. Entwesung der benutzten Transportmittel ist nach Richtlinien durchzuführen, die vom Senator für Gesundheitswesen im Amtsblatt für Berlin bekanntgemacht werden.

(2) Zur Durchführung der vorgeschriebenen Maßnahmen sind der Fahrzeughalter oder sein Vertreter und das Transportpersonal verpflichtet.

(3) Werden die Entseuchungs- bzw. Entwesungsmaßnahmen von einer Desinfektionsanstalt durchgeführt, so ist der Fahrzeughalter von der Verpflichtung zur Durchführung befreit.

§ 9

(1) Der Fahrzeughalter ist zwecks Überwachung der Vorschriften dieser Verordnung verpflichtet, eine Transportliste zu führen oder durch einen Beauftragten führen zu lassen,

in die alle Transporte gemäß §§ 2 bis 4, 6 Abs. 2, § 7 eingetragen werden müssen.

(2) Die Transportliste muß Angaben über Namen, Anschrift, Transportdatum und Krankheit des Transportierten, ggf. über einen Schädlingsbefall gemäß § 7, ferner über Datum und Art der durchgeführten Entseuchung bzw. Entwesung sowie den Namen des Durchführenden enthalten.

(3) Die Transportliste ist zur Einsicht durch Ärzte oder Desinfektoren des Gesundheitsamtes zur Verfügung zu halten. Anderen Personen darf sie nicht zugänglich gemacht werden.

§ 10

Zuwiderhandlungen gegen diese Verordnung können gemäß § 23 des Seuchenbekämpfungs-Ergänzungsgesetzes bestraft werden.

§ 11

Die Verordnung tritt einen Monat nach ihrer Verkündung im Gesetz- und Verordnungsblatt für Berlin in Kraft.

Der Senator für Gesundheitswesen.

Die Verordnung wird ergänzt durch gleichfalls vom Senator für Gesundheitswesen herausgegebene *Richtlinien,* in denen Einzelvorschriften für die Entseuchung und Entwesung der in Frage kommenden Gegenstände gegeben werden. In einem am 15. 1. 1954 herausgegegebenen *Merkblatt* sind die wesentlichen Gesichtspunkte der Verordnung und der Richtlinien zum Gebrauch für das Krankenbeförderungspersonal nochmals zusammengefaßt.

Die frühere *Deutsche Reichsbahn* hatte nach dieser Richtung hin ihre eigenen Vorschriften erlassen; darnach werden die Krankenwagen oder Krankenabteile nach jeder Benutzung einer gründlichen Hauptreinigung unterzogen. Sofern der Verdacht besteht, daß mit ansteckender Krankheit behaftete Personen befördert worden sind, werden die betreffenden Wagen sofort verschlossen und plombiert der nächsten mit den nötigen Einrichtungen versehenen Werkstatt zur Entseuchung zugeführt, so daß jede Ansteckungsgefahr bei der Weiterbenutzung ausgeschlossen ist. Die anzuwendenden Desinfektionsverfahren sind im Einzelfall verschieden und werden unter Berücksichtigung von Erfahrungstatsachen und medizinalpolizeilicher Grundsätze durch die nachgewiesene oder vermutete Krankheit, deren Weiterverbreitung verhindert werden soll, bestimmt; diese Vorschriften sind in der „Dienstanweisung zur Bekämpfung ansteckender Krankheiten im Eisenbahnverkehr" vom 1. Januar 1925 zusammengefaßt (Druck- und Verlagshaus Gebr. Jänecke, Hannover), sie sind später von der Deutschen Bundesbahn übernommen worden. Die Kosten der Reinigungs- und Entseuchungsmaßnahmen gehen zu Lasten der Deutschen Reichs- bzw. Bundesbahn.

Über Desinfektionsmaßnahmen bei Luftfahrzeugen vgl. S. 122.

Literatur

1 *Schlesinger* und *Joseph* E. Das neue Berliner Krankentransportwesen. Berlin 1905.

Viertes Kapitel

DIE ORGANISATION DES KRANKENBEFÖRDERUNGSWESENS

Vor einer Erörterung der Frage, nach welchen Gesichtspunkten das Krankenbeförderungswesen praktisch und verwaltungstechnisch am zweckmäßigsten aufzuziehen ist, empfiehlt es sich, zunächst eine Untersuchung darüber anzustellen, welchem Teilgebiet der öffentlichen Gesundheitsfürsorge die Krankenbeförderung einzureihen ist.

Wie die geschichtliche Entwicklung mit aller Eindeutigkeit erkennen läßt, sind es zunächst und in allererster Linie militärische Bedürfnisse und kriegsbedingte Notwendigkeiten gewesen, die den planmäßigen Aufbau eines geregelten Krankenbeförderungsdienstes gebieterisch verlangt und in der Folge auch unablässig vorwärtsgetrieben haben. Hierbei hat aber die Beförderung „Kranker" zunächst eine im allgemeinen nur untergeordnete Rolle gespielt, während die Bestrebungen, die auf dem Schlachtfeld Verwundeten aus dem Gefahrenbereich in Sicherheit zu bringen und einer notwendigen Wundversorgung zuzuführen, für die Gestaltung der als notwendig erkannten Einrichtungen ausschlaggebend gewesen sind.

Diese Verhältnisse haben sich nun nach dem freilich erst recht spät erfolgten Ausbau auch des zivilen Krankenbeförderungswesens zugunsten der „Kranken" wesentlich verschoben, und namentlich in den Großstädten übersteigt heute die Zahl der zu befördernden Kranken sicherlich die der Verunglückten sehr erheblich.

Hierzu muß nun grundsätzlich folgendes festgestellt werden: die durch gewaltsame Einwirkungen zu Schaden Gekommenen, also insonderheit die Unfallverletzten, bedürfen fast ausnahmslos einer möglichst baldigen Versorgung mit Erster Hilfe und anschließend einer ebenfalls *mit größter Beschleunigung* durchgeführten Abbeförderung zum Arzt oder in eine Krankenanstalt. Hieraus müßte folgerichtig die Notwendigkeit abgeleitet werden, daß die mit der Durchführung des Rettungswesens beauftragte Stelle zugleich über die erforderlichen Krankenbeförderungseinrichtungen verfügt, die auf den gleichen Alarm hin, der den Rettungsdienst auf den Plan ruft, in Marsch gesetzt werden können. Man hat daher mit Fug und Recht die Krankenbeförderung seit jeher als eine notwendige Ergänzung und überaus wichtige Teilaufgabe des Rettungswesens angesehen. Alle diejenigen akuten Krankheitszustände aber, bei denen nur die sofortige Überführung des Erkrankten zum Arzt oder in die Krankenanstalt einer drohenden Lebensgefahr zu begegnen vermag, also z. B. der drohende Durchbruch eines vereiterten Wurmfortsatzes, eine Bauchhöhlenschwangerschaft oder die durch diphtherische Beläge bedingte Erstickungsgefahr zählen ja ohnehin zu denjenigen Gefahrenquellen, in deren wirksamer Bekämpfung der eigentliche Sinn des Rettungsdienstes, nämlich die Leistung Erster Hilfe bei Unfällen und *plötzlichen Erkrankungen* überhaupt begründet ist. Die Einrichtungen also, die für die Abbeförderung der von solchen akuten Gesundheitsstörungen Betroffenen benötigt werden, sind demnach ebenfalls als unerläßlicher Bestandteil eines geordneten Rettungswesens anzusehen, nicht allein aus sachlichen Erwägungen, sondern vor allem wegen der auch für diese Kranken gebotenen beschleunigten Hilfeleistung.

Es wäre nach diesen Erwägungen wohl nur darüber zu entscheiden, ob neben dem das Rettungswesen ergänzenden Krankenbeförderungsdienst noch eine zweite gleichartige Einrichtung, die etwa der weniger eilbedürftigen Versorgung chronisch Kranker dient, geschaffen werden soll, eine Frage, deren Beantwortung sich aus organisatorischen und wirtschaftlichen Gründen wohl erübrigen dürfte. Gerade der wirtschaftlichen Seite kommt hierbei eine nicht zu unterschätzende Bedeutung zu: Die Durchführung des Rettungsdienstes, die ja nicht von der vorherigen Klärung der Kostenerstattung abhängig gemacht werden darf und tatsächlich auch in erheblichem Ausmaße auf Kosten derjenigen Stelle erfolgt, die die Erste Hilfe verabfolgt hat, erfordert unter allen Umständen Zuschüsse, die oft recht beträchtlich sein können. Das gleiche gilt von der Abbeförderung *Verunglückter* von der Unfallstelle, deren Unkosten durch zahlungsfähige Verunglückte, durch Krankenkassen, Gemeinden usw. wohl ebenfalls nur gelegentlich und sicherlich nicht in Höhe der tatsächlich entstandenen Unkosten zurückerstattet werden. Die Beförderung *Kranker* hingegen richtet sich im allgemeinen nach bestimmten, den örtlichen Verhältnissen angepaßten Gebührensätzen, die trotz des Bestrebens, dieses Hilfswerk im Hinblick auf seine soziale Bedeutung so billig wie irgendmöglich zu gestalten, meist so bemessen werden können, daß, eine geordnete Geschäftsführung vorausgesetzt, neben der Unkostendeckung – wenn auch nur geringe – Überschüsse zu erzielen sind. Es ist daher ganz gewiß als unbillig anzusehen, wenn im Rahmen eines im Rettungswesen zusammengefaßten Hilfswerkes die Einnahmen aus der Krankenbeförderung nicht der gleichen Stelle zufließen, der die aus dem Rettungsdienst erwachsenden Kosten auferlegt sind. Diese sehr verständliche und z. B. auch auf internationalen Kongressen für Rettungswesen immer wieder anerkannte Forderung läßt auch ohne weiteres den Betrieb des Krankenbeförderungswesens durch gewerbliche Privatunternehmen als höchst unerwünscht erscheinen, ganz abgesehen davon, daß eine im Interesse der Allgemeinheit so wichtige Einrichtung nicht Gegenstand gewerbsmäßiger Ausbeute sein sollte, die ja nur dann einen lohnenden Verdienst abwerfen kann, wenn die Gebühren von vornherein entsprechend hoch gehalten werden.

Muß es sonach als richtig anerkannt werden, den Krankenbeförderungsdienst als eine Teilaufgabe des Rettungswesens und als dessen unerläßliche Ergänzung anzusehen, so ist mit dieser Erkenntnis zugleich die Frage bejaht, daß die *örtliche Leitung der Krankenbeförderung* nur einem organisationstüchtigen und für diese Aufgaben besonders geeigneten, haupt- oder nebenamtlich angestellten *Arzt* übertragen werden darf. Nur ein solcher wird in der Lage sein, zu ermessen, ob und in welcher Weise im Einzelfall die Krankenbeförderung durchzuführen ist, welche besonderen Anordnungen mit Rücksicht auf den Kranken zu erteilen, ob und nach welchen Gesichtspunkten Reinigung und Entseuchung der Gerätschaften vorzunehmen sind, ob das Personal für seine verantwortungsvollen Aufgaben einwandfrei vorgebildet ist und wo etwa Mängel in der Ausbildung bestehen. Endlich muß dieser ärztliche Leiter auch enge und wohlgepflegte Beziehungen zu den Behörden, zur Ärzteschaft, zu Krankenhäusern usw. unterhalten, um nicht nur eintretende Schwierigkeiten schnellstens beheben, sondern auch alle nur möglichen Vorteile und Erleichterungen für die zu Betreuenden mit Sicherheit erwirken zu können. Selbstverständlich ist dem ärztlichen Leiter des Krankenbeförderungsdienstes ein *erfahrener Verwaltungsfachmann* beizugeben, der für die wirtschaftlichen Angelegenheiten, für den Haushaltsplan und für eine geordnete Buchführung sowie für die Arbeits- und Dienstverhältnisse des Personals Sorge zu tragen hat; diesem obliegt schließlich auch die technische Aufsicht über die Krankenwagen und sonstigen Einrichtungen, die Beurteilung der Notwendigkeit von Neubeschaffungen, baulichen Veränderungen usw.

1. Die örtliche Verteilung der Krankenbeförderungseinrichtungen

In gleicher Weise wie die Einrichtungen für Rettungswesen und Erste Hilfe bei Unfällen müssen auch die dem Krankenbeförderungswesen dienenden so verteilt sein, daß ein möglichst lückenloses, dem durch Bevölkerungsdichte und örtliche Gefahrenquellen bedingten Bedarf entsprechendes Netz von Hilfsstellen geschaffen wird. Zweckmäßig wird man sich hierbei von dem Grundsatz leiten lassen, außer den mit Krankenwagen und sonstigem Beförderungsgerät ausgestatteten, für einen größeren Versorgungsbezirk bestimmten Hauptstützpunkten noch an möglichst vielen, nach örtlichen Notwendigkeiten auszuwählenden Plätzen entsprechend gekennzeichnete und auch nachts leicht auffindbare Nebenstellen einzurichten, in denen gebrauchsfertige und jederzeit erreichbare Krankentragen nebst erforderlichem Zubehör (Schienen, Verbandmittel) für sofortigen Bedarf bereitstehen. Da die nach dieser Richtung hin zu erfüllenden Anforderungen in großen Städten ganz andersartig sind wie in kleineren Gemeinden und auf dem flachen Lande, können allgemein gültige Richtlinien nicht gegeben werden.

In *großen und sehr großen Städten,* wo mit einer regelmäßigen lebhaften Inanspruchnahme zu rechnen ist, muß der Krankenbeförderungsdienst einer eigens hierfür geschaffenen und für die einwandfreie Durchführung verantwortlichen Stelle, die zugleich den gesamten Rettungsdienst bearbeitet (Rettungsamt, DRK-Dienststelle), übertragen werden. Diese ist in möglichst günstiger Verkehrslage einzurichten; sofern eine Mehrzahl von Dienststellen erforderlich ist, sind diese nach Maßgabe der örtlichen Verhältnisse auf die einzelnen Stadtgebiete zu verteilen. Die Nebenstellen unterstehen dem (ärztlichen) Leiter der Hauptstelle und erhalten von diesem ihre Anweisungen. Fernsprechquerverbindungen gewährleisten engste Zusammenarbeit. Die unbedingte Zuverlässigkeit und die gebotene sofortige Einsatzbereitschaft, die von dem großstädtischen Krankenbeförderungsdienst gefordert werden müssen, setzen nicht nur einen zahlenmäßig ausreichenden und weitestgehenden Ansprüchen gerecht werdenden Wagenpark, sondern auch ein bestausgebildetes Personal voraus. Dieses muß nicht nur fahrtechnisch allen Anforderungen gewachsen, sondern auch im Umgang mit Kranken und deren Wartung sowie im Verkehr mit den Angehörigen geübt sein. Wenngleich für den großstädtischen Krankenbeförderungsbetrieb auch eigene Desinfektionsanlagen zu fordern sind, so ist auf jeden Fall auch das Fahr- und Begleitpersonal hinsichtlich der Reinigung und Entseuchung der Krankenwagen und sonstigen Bedarfsgegenstände eingehend zu unterrichten. Sorgfältigste Auswahl und gründlichste Ausbildung dieser Personen, genaue Dienstanweisungen und strenge Überwachung ihrer peinlichsten Befolgung sind daher unerläßlich.

Die glatte Abwicklung der Krankenbeförderung hat natürlich ein gut organisiertes, in allen seinen Einzelheiten zentralisiertes *Meldewesen* zur Voraussetzung, das entweder selbständig arbeitet, oder dem Meldedienst von Feuerwehr oder Polizei in geeigneter Weise eingegliedert ist. Mit der Zentralmeldestelle ist, wie es sich z. B. in einer Reihe von Großstädten seit Jahrzehnten ausgezeichnet bewährt hat, eine *Nachweisstelle für freie Krankenhausbetten* räumlich verbunden, die von sämtlichen Krankenanstalten über verfügbare Betten laufend unterrichtet wird (telephonische Querverbindungen!). Hierdurch ist die unverzügliche Krankenhausunterbringung eines Verletzten oder Kranken sichergestellt und der ganze Betrieb wird durch Vermeidung vergeblicher Fahrten erheblich verbilligt. Eine ebenfalls im Sinne der Kostenersparnis, aber auch der beschleunigten Beförderung gelegene Vermeidung unnötiger Leerkilometer läßt sich endlich dadurch erreichen, daß die in den Krankenhäusern entleerten Wagen hier, also mit anderen Worten über die verschiedensten Gegenden einer Großstadt verteilt, von der Zentrale aus neue Weisungen für den in dem jeweiligen Stadtteil notwendig werdenden Einsatz entgegennehmen. Ausgezeichnet bewährt hat es sich in den letzten Jahren, die Krankenwagen mit Funkempfang auszustatten, so daß sie auch während der Fahrt von zentraler Stelle jederzeit erreichbar sind.

Diese vorerwähnten Einrichtungen sind für den Fall dringenden örtlichen Bedarfs dadurch zu ergänzen, daß an verkehrsreichen Plätzen in „Rettungssäulen", Kiosken, Litfaßsäulen, bei Dienststellen der Polizei, des Deutschen Roten Kreuzes, in Schulen usw. Krankentragen untergestellt werden. Notwendig ist es, in diesen Fällen den Standort der Geräte durch Hinweistafeln und sonstige Maßnahmen zur öffentlichen Kenntnis zu bringen und so auch der Allgemeinheit die jederzeitige Greifbarkeit, vor allem auch während der Nachtstunden, zu gewährleisten.

In *Mittelstädten* wird man sich im allgemeinen darauf beschränken dürfen, daß die an geeigneter Stelle (Dienststellen des Deutschen Roten Kreuzes, Feuerwehr- und Polizeiwachen, Krankenhäuser) untergebrachten Krankenwagen in möglichst kurzer Zeit fahrbereit sind und von gut ausgebildetem Personal bedient werden. Es wird im allgemeinen genügen, wenn einigen hauptamtlich angestellten Kräften mehrere nebenamtlich Beschäftigte beigegeben werden, die nur im Bedarfsfall zum Dienst herangezogen werden, im übrigen aber ihrem eigentlichen Beruf nachgehen, eine Regelung, wie sie sich z. B. bei den freiwilligen und ehrenamtlich arbeitenden Hilfskräften des Deutschen Roten Kreuzes ausgezeichnet bewährt hat. Selbstverständlich müssen solchen nebenamtlich oder auch ehrenamtlich Tätigen Verdienstausfall und sonstige Auslagen ersetzt sowie bei länger dauernder Beanspruchung Beköstigung und Erfrischungen gewährt werden.

In vielen Mittelstädten hat bisher der Krankenbeförderungsdienst in den Händen der Feuerwehren gelegen, was zweifellos den großen Vorteil hatte, daß einmal deren meist nicht vollbeschäftigtes Personal hierzu verwendet sowie das vorzüglich entwickelte Meldewesen und die den Feuerwehren zugebilligten Verkehrserleichterungen (Vorfahrtrecht usw.) zum Wohle der zu Befördernden ausgenützt werden konnten. Daß aber gegen eine solche Regelung trotzdem schwere Bedenken zu erheben sind, wird später zu erörtern sein (vgl. S. 140, 155).

Der *Meldedienst* ist, soweit er nicht durch die heute allenthalben großzügig ausgebauten Einrichtungen des Deutschen Roten Kreuzes wahrgenommen wird, nach ähnlichen Gesichtspunkten aufzuziehen wie in den Großstädten. Auch die Einrichtung eines *zentralen Betten-Nachweisdienstes* wird, sofern mehrere Krankenhäuser in der Stadt sind, empfehlenswert sein.

Bezüglich der über das Stadtgebiet verteilt aufzustellenden Krankentragen gilt das dieserhalb für die Großstädte bereits Festgestellte. Die Aufsicht über die gesamten Einrichtungen und die Durchführung des Krankenbeförderungsdienstes wird zweckmäßigerweise dem zuständigen Amtsarzt (nebenamtlich) bzw. dem in Mittelstädten meist vorhandenen Gesundheitsamt übertragen.

Besondere Umsicht erfordert die Einrichtung des Krankenbeförderungsdienstes in *kleinen Städten* und auf dem *flachen Lande*, weil gerade hier die Notwendigkeit, erkrankten und verunglückten Personen beschleunigte Hilfe zuteil werden zu lassen, meist besonders dringlich, die Durchführung entsprechender Maßnahmen aber aus äußeren Gründen (große Entfernungen, schlechte Straßenverbindungen, ungünstige Wirtschaftslage kleiner Gemeinden) vielfach recht schwierig ist. Aus diesen Gründen hat die Krankenbeförderung namentlich auf dem flachen Lande in früheren Zeiten sehr im Argen gelegen. Wenn der mit Pferden fortbewegte Krankenwagen etwa erst über eine größere Entfernung zum Erkrankungs- oder Unfallort herbeigeholt werden und dann eine lange Rückfahrt zum Arzt oder zum Krankenhaus zurücklegen mußte, so ging naturgemäß sehr viel kostbare Zeit verloren. Vielfach hat man sich damit geholfen, daß in den Gemeinden ein bestimmter Wagen bereitgestellt und im Bedarfsfalle mit behelfsmäßig hergerichtetem Lager zur Krankenbeförderung verwendet wurde. Eine merkliche Besserung trat ein, als mit Einführung des Kraftwagens die Fahrzeiten ganz wesentlich abgekürzt wurden, als dieser auch bei den Landärzten allgemein Verwendung fand und viele von ihnen ihren Pkw in der oben beschriebenen Weise (vgl. S. 106) für die Beförderung kranker Personen einrichten ließen.

Die bereits oben (vgl. S. 22 ff) gewürdigten zielbewußten und erfolgreichen Bemühungen der preußischen Medizinalverwaltung um den Ausbau des Rettungswesens haben auch im ländlichen Krankenbeförderungswesen allenthalben grundlegenden Wandel geschaffen, indem Kreise und Gemeinden angewiesen wurden, an Hand genauer Richtlinien die erforderlichen Einrichtungen zu treffen. Im Verfolg dieser Anordnungen wurden zum wenigsten in den Kreisstädten, wenn erforderlich auch in anderen kleinen Landstädten, Krankenwagen und sonstige Beförderungsgeräte zur Betreuung eines genau umrissenen, im Einzelfall durch die örtlichen Bedürfnisse bestimmten Versorgungsgebietes eingesetzt und das benötigte Bedienungspersonal (Hilfskräfte des Deutschen Roten Kreuzes und anderer freiwilligen Organisationen, der Feuerwehren usw.) sowie dessen einwandfreie Ausbildung sichergestellt, ein geordnetes Meldewesen eingerichtet und durch Hinweistafeln in Ortschaften, an Landstraßen, Autobushaltestellen, Bahnübergängen usw. das schnelle Auffinden der Hilfsstellen erleichtert. Besonderer Wert wurde auch der Aufstellung von Krankentragen, insbesondere von solchen mit Fahrgestell, an möglichst vielen Plätzen, beim Lehrer, beim Pfarrer, auf Gutshöfen usw. beigemessen. Von einer allen Anforderungen in vollem Umfange genügenden Leistungsfähigkeit konnte in den kleinen Städten und auf dem flachen Lande aber erst die Rede sein, nachdem das Deutsche Rote Kreuz seine großzügigen Einrichtungen ausgebaut und selbst in den kleinsten Gemeinden Unfallhilfs- und Unfallmeldestellen errichtet hatte, die, mit einwandfrei geschultem männlichen und weiblichen Personal besetzt und mit allen benötigten Krankenbeförderungseinrichtungen versehen, der hilfesuchenden Bevölkerung jederzeit zur Verfügung standen. Auf nähere Einzelheiten dieser Rotkreuzarbeit wird später nochmals einzugehen sein*).

Es liegt auf der Hand, das gerade auf dem Lande und in kleinen Städten der *ärztlichen Aufsicht* über den Krankenbeförderungsdienst besonders verantwortungsvolle Aufgaben erwachsen, da nur der Arzt die unerläßliche enge Zusammenarbeit mit der übrigen Ärzteschaft, den Krankenhäusern usw. zu vermitteln oder zuverlässig zu beurteilen in der Lage ist, welche etwaigen Desinfektionsmaßnahmen getroffen werden müssen, um einer Verbreitung übertragbarer Krankheiten wirksam entgegenzuarbeiten. Um vergebliche Fahrten nach vollbelegten, nicht mehr aufnahmefähigen Krankenanstalten zu vermeiden, ist auch für die ländlichen Verhältnisse die Einrichtung einer *Nachweisstelle für freie Krankenhausbetten* sehr zu empfehlen. Die vorerwähnten Aufgaben lückenlos zu erfüllen ist aber niemand besser geeignet als der zuständige Amtsarzt; er ist sonach die berufene Person für die Überwachung des ländlichen Krankenbeförderungswesens.

2. Die Beförderung Seuchenkranker, Geisteskranker, schwangerer und kreißender Frauen und von Kindern

Es ist im vorstehenden bereits zu wiederholten Malen (vgl. S. 112, 122) darauf hingewiesen worden, daß die Beförderung von Kranken, die mit *übertragbaren, seuchenartig sich verbreitenden Krankheiten* behaftet sind, die Gefahr der Krankheitsübertragung auf andere Personen, die mit dem Erkrankten zusammen oder nach ihm das gleiche Beförderungsmittel benutzen, mit sich bringt, daß hierdurch bei Benutzung von Eisenbahnen oder Flugzeugen gefährliche Seuchen sogar über weite Gebiete verschleppt werden können. Aus diesen Gründen sind für die Beförderung solcher Kranken besondere Vorschriften und Desinfektionsanweisungen erlassen worden (vgl. auch S. 124 ff).

Die Frage, ob man für mit übertragbaren Krankheiten Behaftete besonders eingerichtete Krankenwagen mit entsprechender Ausstattung bereitstellen soll, ist in früheren Jahren lebhaft erörtert und, wenigstens in Großstädten, vielfach bejaht worden. Bereits im Jahre 1890 wurden in Hamburg durch behördliche Verordnung solche Wagen beschafft, die sich äußerlich von anderen Krankenwagen nicht unterschieden, im Innern aber zwecks erleichterter Desinfektion und Reinigung mit Eisenblech ausgeschlagen waren. Die ärztliche Bescheinigung, die zur Benutzung dieser Wagen erforderlich war, erfolgte mit einem Vordruck auf rotem Papier. Aus Anlaß der Choleraepidemie in

*) Alle diese Verbesserungen sind aber schließlich erst dadurch ermöglicht worden, daß seit Beginn unseres Jahrhunderts ein dichtes Netz von Fernsprechleitungen geschaffen worden ist, an das heute auch das kleinste Dorf angeschlossen ist, und daß die Postverwaltung für Unfallmeldungen weitgehende Erleichterungen geschaffen hat.

Hamburg (1892) wurden weitere 25 Wagen für Personen mit übertragbaren Krankheiten eingestellt, die z. T. aus gewöhnlichen, mit Blech ausgeschlagenen Landauern umgebaut waren und 4 sitzende Kranke aufnehmen konnten; durch Betätigung einer besonderen Vorrichtung wurde es ermöglicht, auch einen liegenden Kranken unterzubringen. Diese Sonderwagen haben im allgemeinen ihren Zweck erfüllt und in der Folge auch in Berlin und anderen Großstädten Eingang gefunden. Die Kosten für die anschließende erforderliche Desinfektion wurden besonders in Rechnung gestellt.

Die mit den fortschreitenden Erkenntnissen der Seuchenbekämpfung einhergehende Vervollkommnung der Desinfektionsverfahren, die Sicherheit ihrer Wirkung bei schonender Behandlung des Desinfektionsgutes, endlich auch die Schaffung zahlreicher Desinfektionsanstalten, selbst in mittleren Städten, hat dann die Bereitstellung besonderer Krankenwagen für infektiös Erkrankte bald überflüssig gemacht und damit zur Vereinfachung und Verbilligung der Krankenbeförderung sehr erheblich beigetragen. Tatsächlich ist es heute so, daß die Beförderung auch der mit übertragbaren Krankheiten behafteten Personen in gewöhnlichen Krankenwagen erfolgt und daß jede Gefahr einer Seuchenverbreitung durch Erlaß in ihrer genauen Durchführung überwachter Dienstanweisungen sowie durch ein einwandfrei geschultes Personal (vgl. S. 137 ff) als ausgeschlossen betrachtet werden kann. Unerläßlich ist es aber, daß Seuchenkranke durch wirksame Maßnahmen verhindert werden, *öffentliche Verkehrsmittel* zu benutzen und so ihre Mitmenschen zu gefährden. Verkehrspolizeiliche Vorschriften*), ärztliche Überwachung, endlich aber auch eine möglichste Verbilligung der Beförderungsgebühren – in einer Reihe deutscher Städte werden Infektionskranke seit langem überhaupt kostenfrei befördert! – haben nach dieser Richtung hin wohl allenthalben einen hinreichend zuverlässigen Schutz für die Allgemeinheit geschaffen.

Für die Beförderung *Geisteskranker* sind in früheren Jahrzehnten gleichfalls des öfteren besondere Krankenwagen benutzt worden (z. B. in Wien, Budapest, Hamburg, Berlin), die äußerlich nicht als Krankenwagen anzusprechen waren, in ihrer inneren Einrichtung mit einer Gummizelle verglichen werden konnten und für einen sitzenden Kranken nebst Begleitern Platz boten (vgl. S. 83). Auch hiervon ist man wieder abgekommen und verwendet heutzutage den gewöhnlichen Krankenwagen auch für die Beförderung Geisteskranker. Wenn erforderlich, wird an der zu benutzenden Krankentrage eine Schnallvorrichtung angebracht, durch die ein unruhiger oder gewalttätiger Kranker verhindert wird, sich und seinen Begleitern, deren Zahl jeweils nach dem Zustande des Kranken zu bemessen ist, Schaden zuzufügen oder die Öffentlichkeit zu belästigen. Die von verschiedenen Seiten gestellte

*) Z. B. Verordnung über den Betrieb von Kraftfahrunternehmen im Personenverkehr vom 13. 2. 1939 (RGBl. I S. 231). Gem. § 24 dürfen Personen mit ekelerregenden und ansteckenden Krankheiten nicht befördert werden.

Forderung, Geisteskranken bei Überführung in eine Anstalt einen Arzt als Begleiter beizugeben, damit dieser nötigenfalls Beruhigungsmittel verabfolgen kann, dürfte wohl nur in besonderen Fällen und bei Fahrten von längerer Dauer berechtigt sein.

Die Beförderung von *Schwangeren* und *Kreißenden* muß, wenn die Geburt nahe bevorsteht oder bereits im Gang ist, ebenso wie die von *Frauen mit Blutungen* mit großer Vorsicht und wenn irgendmöglich liegend erfolgen. Es sind deshalb in solchen Fällen die üblichen mit einer Trage versehenen Krankenwagen zu verwenden und es sind ferner in den etwa erforderlichen Hilfeleistungen erfahrenes Personal, am besten eine Hebamme, sowie die für Behandlung einer etwaigen „Droschkengeburt" benötigten Geräte, Verbandstoffe usw. beizugeben. Derartige unerwünschte und für Mutter und Kind stets bedenkliche Überraschungen können aber im allgemeinen weitgehend vermieden werden, wenn die Schwangere sich über den voraussichtlichen Zeitpunkt ihrer Niederkunft im klaren ist und die Überführung in eine Entbindungsanstalt so rechtzeitig veranlaßt, daß die erwähnten Zwischenfälle nicht zu befürchten sind. Eine peinliche Beachtung dieser Vorsichtsmaßnahmen gestattet denn auch, für die Überführung jeden beliebigen Personenkraftwagen zu verwenden.

Was endlich die Beförderung kranker *Kinder* anbetrifft, so wird diese während der ersten Lebensjahre am besten auf dem Schoße der Mutter oder einer Pflegeperson im Krankenwagen – die in den neuen Krankenwagen für Begleiter oder sitzende Kranke vorgesehenen Lehnsessel sind hierfür bestens geeignet – oder im Personenkraftwagen erfolgen. Ältere Kinder oder solche, die mit übertragbaren Krankheiten behaftet sind, werden in gleicher Weise befördert wie Erwachsene.

3. Das im Krankenbeförderungsdienst zu verwendende Personal

Es liegt auf der Hand, daß das im Krankenbeförderungsdienst zu verwendende Personal, das ja während der Ausführung des überwiegenden Teiles seiner vielseitigen Aufgaben weitgehend selbständig zu arbeiten gezwungen ist, nicht allein bei der Auswahl einer sehr gründlichen Eignungsprüfung unterzogen, sondern dann auch, wie bereits erwähnt, sorgfältig ausgebildet und für verantwortungsbewußtes Arbeiten erzogen werden muß.

Es wird im täglichen Leben oft genug vorkommen, daß der Krankenwagen zur Abbeförderung Verunglückter herbeigerufen wird, ohne daß diesen zuvor die erforderliche Erste Hilfe zuteil werden konnte. Selbstverständlich ist es dann Sache der Wagenbegleiter, in die Bresche zu springen und die Aufgaben des Ersthelfers sachgemäß durchzuführen. Aber auch die Betreuung des Verwundeten oder Kranken während der Fahrt, die Überwachung von Puls und Atmung, die künstliche Beatmung von Hand und mit Geräten, die Stillung bedrohlicher Blutungen, die Verabfolgung von Stärkungs-, Anregungs- und Arzneimitteln sowie weitere Hilfeleistungen werden gelegentlich zu den Obliegenheiten der die Beförderung ausführenden Personen gehören (notwendige Ergänzung von Arznei- und Verbandmitteln!). Diese Personen müssen daher auf allen Gebieten der Ersten Hilfe bei Unfällen und plötzlichen Erkrankungen einwandfrei bewandert sein. Darüber hinaus müssen sie in der Lage sein, den übertragbaren Charakter einer Erkrankung einigermaßen sicher zu erkennen, so daß sie, da ein Arzt nicht immer zur Stelle ist, deren Weiterverbreitung durch entsprechende vorläufige Maßnahmen zu verhüten imstande sind. Dies setzt selbstverständlich eine gewisse Kenntnis der einschlägigen gesetzlichen Bestimmungen, der Seuchenbekämpfung und der in Betracht kommenden Desinfektionsverfahren voraus.

Außer mit dem zu Befördernden selbst kommt aber das Personal häufig auch mit dessen Angehörigen in engere Berührung, um notwendig werdende Förmlichkeiten zu regeln, Wünsche entgegen zu nehmen usw. Es ist eine Selbstverständlichkeit, daß diese Verhandlungen mit Takt und Höflichkeit (Schweigepflicht!), andererseits aber auch mit Bestimmtheit geführt werden müssen, Forderungen, die nur dann restlos erfüllt werden können, wenn die Beteiligten von vornherein für derartige Aufgaben die innerliche Eignung besitzen und hierin besonders geschult sind.

Vom Fahr- und Begleitpersonal muß endlich noch verlangt werden, daß es über genaueste Ortskenntnis im Bereich seines Einsatzgebietes verfügt und über das zu durchfahrende Straßennetz so gut unterrichtet ist, daß bei besonders schonungsbedürftigen Kranken immer der beste, wenn auch vielleicht etwas weitere Weg gewählt wird. Das Personal muß weiterhin die erforderliche Übung im Kartenlesen besitzen, fahrtechnisch auch den schwierigsten Anforderungen gewachsen, die Vorschriften der Straßenverkehrsordnung beherrschen, und mit allen von ihm zu bedienenden Gerätschaften so gut vertraut sein, daß alle erforderlich werdenden Handgriffe (Motorschäden!) auch bei Dunkelheit oder bei ungünstiger Witterung ohne größeren Zeitverlust und ohne jede Belästigung des zu Befördernden erledigt werden können.

Zu diesen ganz allgemein zu stellenden Anforderungen treten dann noch solche, die durch besondere Verhältnisse oder aus örtlich bedingten Gründen notwendig werden und denen nur durch eine vielseitige und gründliche Sonderausbildung entsprochen werden kann. Dies gilt z. B. für die Krankenbeförderung im Gebirge, zu Wasser, mit der Eisenbahn, im Luftverkehr, in Bergwerken und industriellen Betrieben oder beim Luftschutz. In allen diesen Fällen sind nicht nur ganz verschiedenartige Beförderungsgeräte anzuwenden, deren Bedienung Verständnis und Übung erfordert, sondern auch die Beförderungsverfahren müssen den jeweiligen Verhältnissen weitgehend angepaßt werden. Es muß schließlich auch verlangt werden, daß das Personal notfalls in der Lage ist, mit behelfsmäßig hergestellten Beförderungsgeräten umzugehen, diese einwandfrei zu bedienen und im Bedarfsfalle unter geschickter Ausnutzung greifbarer Hilfsmittel selbst anzufertigen.

Über die zahlenmäßige Stärke des im Einzelfall benötigten Personals lassen sich naturgemäß keine allgemein gültigen Regeln aufstellen. Während für einen pferdebespannten oder mit Kraftantrieb versehenen Krankenwagen außer dem Fahrer *eine* Begleitperson, bei Beförderung von Frauen und Kindern zweckmäßigerweise eine weibliche Hilfskraft meist genügt, werden unter schwierigen Beförderungsbedingungen, bei Verwendung von Krankentragen über größere Wegstrecken und in schwierigem Gelände zwecks gegenseitiger Ablösung entsprechend mehr Träger nötig sein.

Besondere Beachtung verdient endlich die *Bekleidungsfrage.* Wenn nach der Grazer Pestordnung vom Jahre 1695 (vgl. S. 7) die mit der Beförderung Pestkranker befaßten Fuhrleute „gewixte Kleider“ tragen mußten, so gebührt den geistigen Vätern dieser Vorschrift wegen ihres hygienischen Einfühlungsvermögens volle Anerkennung. Aber schon die beim Ein- und Ausladen Verunglückter und nicht infektiös Erkrankter unvermeidliche körperliche Berührung macht es erforderlich, daß das Begleitpersonal eine Kleidung trägt, die seine freie Beweglichkeit in keiner Weise behindert, Verunreinigungen, Ungeziefer usw. möglichst wenig Haftflächen bietet, leicht zu reinigen und ohne Nachteil für den Stoff zu desinfizieren ist. Aus dieser Erkenntnis heraus wurde dem Krankenbeförderungspersonal seit jeher das Tragen einer den vorstehenden Forderungen entsprechenden Dienstkleidung zur Pflicht gemacht, sofern es nicht als Samaritervereinen, Rettungsgesellschaften, dem Roten Kreuz oder Feuerwehren zugehörig ohnehin uniformiert war. Daß darüber hinaus der Umgang mit infektiösen Kranken besondere Schutzmäntel, die nach Gebrauch vorschriftsmäßig zu desinfizieren sind, erforderlich macht, ist oben (vgl. S. 125) bereits dargelegt worden.

In diesem Zusammenhang darf auch die vielumstrittene Frage nicht übergangen werden, ob das mit der Krankenbeförderung beauftragte Personal wie übrigens auch die Krankenwagen selbst oder deren Ausrüstungsgegenstände, Verbandkästen usw., die *Genfer Neutralitätsbinde,* bzw. das *Rot-Kreuz-Abzeichen* tragen dürfen. Es muß festgestellt werden, daß auf Grund des Gesetzes zum Schutz des Genfer Neutralitätszeichens vom 22. 3. 1902 (RGBl. S. 125) und der hierzu ergangenen amtlichen Bekanntmachungen, Erlasse usw. außer den Sanitätsdienststellen der Wehrmacht nur die zur Unterstützung des Kriegs- und amtlichen Sanitätsdienstes zugelassenen Organisationen, also in erster Linie das Deutsche Rote Kreuz sowie einige, behördlicherseits ausdrücklich ermächtigte Verbände usw. berechtigt sind, das Genfer Neutralitätszeichen zu führen, daß dagegen anderen Wohlfahrtseinrichtungen, selbst wenn sie behördlichen Charakter haben und nicht gewerbsmäßig tätig sind, dieses Recht nicht zusteht.

4. Die Träger des Krankenbeförderungswesens

Wie bereits zu Beginn dieses Kapitels (vgl. S. 130) hervorgehoben wurde, muß die Krankenbeförderung als soziale Fürsorgeeinrichtung auch dem unbemittelten Volksgenossen jederzeit uneingeschränkt zur Verfügung stehen und daher so billig wie möglich arbeiten, sie soll für die Betreuung Infektionskranker im Interesse einer wirksamen Seuchenbekämpfung gegebenenfalls sogar völlig umsonst gewährt werden. Da nun aber Einrichtung und Betrieb eines geregelten Krankenbeförderungsdienstes unter Umständen recht erhebliche Kosten verursachen, können die erwähnten Forderungen nur dann voll erfüllt werden, wenn die notwendigen Mittel von öffentlicher Hand aufgebracht, als Träger also die mit Durchführung der Wohlfahrtspflege betrauten behördlichen Stellen der Gemeinden oder Gemeindeverbände eingesetzt werden.

Tatsächlich ist denn auch in fast allen deutschen (wie auch außerdeutschen) Großstädten die Krankenbeförderung seit langem, in Hamburg z. B. bereits seit dem Jahre 1850 eine städtische Einrichtung gewesen. Die in den Jahren 1912 und 1926 auf preußische Anregung hin erfolgte allgemeine Einschaltung der Gemeinden in dieses Aufgabengebiet (vgl. S. 23) fiel daher auf einen bereits gut vorbereiteten und im Bereich der Großstädte erprobten Boden.

Ob nun die Gemeinde eine eigene und selbständige Stelle für den Krankenbeförderungsdienst einrichtet oder ob sie ihr nachgeordnete oder andere Dienststellen, wie z. B. die Feuerwehr, die Polizei, das DRK oder eine Krankenanstalt hiermit beauftragt, wird von der zu erwartenden Inanspruchnahme der Einrichtung, noch mehr aber von den örtlichen Gegebenheiten abhängig zu machen sein. Die Beauftragung der Feuerwehr mit diesen Aufgaben hat, wie schon erwähnt, den ersichtlichen Vorteil, daß die ohnehin vorhandenen sachlichen und personellen Einrichtungen dieser Organisation wirtschaftlicher gestaltet werden und daß die den Feuerwehren zugebilligten Verkehrserleichterungen für eine schnelle Krankenbeförderung ausgenützt werden können.

Trotz dieser nicht zu unterschätzenden Vorteile darf aber folgender schwerwiegende Gesichtspunkt nicht übersehen werden: die mit der Krankenbeförderung beauftragte Stelle muß für diese Aufgabe mit ihren personellen und sachlichen Hilfsmitteln *jederzeit voll und ganz* zur Verfügung stehen. Es wäre aber sehr wohl der Fall denkbar, daß bei Großbränden, katastrophalen Ereignissen oder gar bei Luftangriffen, wie der letzte Krieg mit erschütternder Deutlichkeit bewiesen hat, die Organe der Feuerwehr durch ihre eigentliche Aufgabe, den Feuerschutz, so vollständig in Anspruch genommen sind, daß es unmöglich wird, auch nur einen Mann für die Krankenbeförderung freizumachen. Was das im Ernstfall für Folgen hat, welch' namenloses Elend der Bevölkerung hieraus erwachsen muß, braucht nicht näher erörtert zu werden. Mit vollem Recht hat daher, wie RITGEN[1] in einem sehr beachtenswerten Aufsatz feststellt, der Präsident des „Deutschen Feuerwehrverbandes" darauf hingewiesen, daß die *Krankenbeförderung eine den Feuerwehren wesensfremde Auftragsangelegenheit* sei, die im Laufe der Zeit zugunsten des DRK bei den Feuerwehren abgebaut werden müsse.

Diese sehr richtige Erkenntnis gewinnt aber außerordentlich an Bedeutung durch die weitere Feststellung, daß die Rotkreuzvereine durch völkerrechtliche Vereinbarungen *(Genfer Konvention)* verpflichtet sind, ein für den Einsatz in Katastrophenfällen und bei etwaigen kriegerischen Verwickelungen ausreichendes, gut ausgebildetes Personal mit den benötigten Einrichtungen bereitzustellen, mithin also auch für eine ordnungsmäßige Krankenbeförderung pflichtmäßig Sorge zu tragen haben. Da aber die erforderlichen Vorkehrungen im Ernstfall nicht aus dem Boden zu stampfen sind, sondern von langer Hand vorbereitet und erprobt werden müssen – es sei nur an eine notwendige, langwierige krankenpflegerische und fahrtechnische Ausbildung eines ortskundigen Personals erinnert –, ist die oben erwähnte, verantwortungsbewußte Auffassung des Präsidenten des „Deutschen Feuerwehrverbandes" mit größter Genugtuung zu begrüßen. Entgegenstehende Bestrebungen übereifriger, mit den inneren Zusammenhängen ungenügend vertrauter Dienststellen oder einzelner Heißsporne müssen als abwegig bezeichnet werden, sie können sich im Ernstfall in unheilvollster Weise für die Bevölkerung auswirken. Um so wertvoller aber wird es stets sein, wie die Vergangenheit so oft gezeigt hat, wenn Feuerwehr und DRK in ihrem opferfreudigen Einsatz für die Allgemeinheit kameradschaftlich und verständnisvoll zusammenarbeiten, eine jede Organisation im Rahmen ihres ureigenen verantwortungsvollen Aufgabengebietes! (Vgl. hierzu auch die Ausführungen auf S. 155.)

In mittleren und kleineren Städten sowie besonders auf dem Lande hat sich, wie bereits oben festgestellt wurde, die Durchführung des Krankenbeförderungsdienstes durch die Rot-Kreuz-Gliederungen seit jeher bestens bewährt.

Wen nun die Gemeinde auch mit diesen Aufgaben beauftragt, auf jeden Fall hat sie für deren einwandfreie und wohlfeile Durchführung Sorge zu tragen, ganz besonders dann, wenn etwa private Unternehmer hierzu herangezogen worden sind.

Aus kriegsbedingten Gründen wurde es im Jahre 1942 für notwendig erachtet, die gesamte Krankenbeförderung im Bereich des zivilen Gesundheitswesens im Deutschen Reiche ausschließlich und verantwortlich dem DRK zu übertragen, so daß alle anderen Träger hiermit ausgeschaltet waren. Diese Regelung, die allerdings nur gut 2 Jahre in Kraft gewesen ist, soll wegen ihres grundsätzlichen Charakters im folgenden Kapitel besonders besprochen werden. Mit Rücksicht auf die Erfordernisse des Krieges erfaßte sie auch alle diejenigen Einrichtungen, die vorher für den eigenen Bedarf von Krankenhäusern, industriellen Betrieben, Bergwerken usw. unterhalten worden waren.

5. Wirtschaftliche Fragen des Krankenbeförderungsdienstes

Um den Krankenbeförderungsdienst auf eine gesunde wirtschaftliche Grundlage zu stellen, ist von vornherein eine genaue Prüfung der Bedürfnisfrage unter besonderer Berücksichtigung der örtlichen Verhältnisse, der voraussichtlichen Inanspruchnahme, der möglichen Zusammenarbeit mit anderen bereits eingerichteten Stellen usw. geboten. Nur so kann ein maßgebliches Urteil über die zu beschaffenden Einrichtungen, Zahl und Art der notwendigen Krankenwagen und sonstigen Geräte sowie über die erforderliche Kopfstärke des einzustellenden Personals gewonnen werden.

Die *Geschäftsführung* ist einem erfahrenen Verwaltungsfachmann zu unterstellen, der unter Beachtung kaufmännischer und planwirtschaftlicher Grundsätze Ausgaben und Einnahmen nach Möglichkeit in der Weise einander anzupassen hat, daß ein nur geringer Überschuß für Instandsetzungen, unvorhergesehene Ausgaben und als Zuschuß für notwendige Neubeschaffungen erzielt wird. Hierbei ist im Hinblick auf die soziale Bedeutung der Einrichtung eine Gebührensenkung für Unbemittelte, Krankenkassenangehörige, von der öffentlichen Fürsorge Betreute, vor allem auch für mit übertragbaren Krankheiten Behaftete vorzusehen.

Eine genaue Prüfung und Auswertung dieser Erfordernisse bildet alsdann die Grundlage für die Errechnung eines angemessenen *Krankenbeförderungstarifs*, der bei voller Würdigung der Vorzüge möglichst einheitlicher Gestaltung dennoch den örtlichen Verhältnissen und der Wirtschaftslage der Bevölkerung weitgehend Rechnung tragen muß. Dieser Forderung kann am besten in der Weise entsprochen werden, daß von höherer Stelle ein Rahmentarif festgesetzt wird, der für Stadt und Land gewisse Staffelungen der Gebührensätze vorsieht.

In diesem Zusammenhang ist es von Interesse, die um die Jahrhundertwende in einigen deutschen Städten gebräuchlichen Tarife zu beleuchten: in *Berlin* wurden für eine Krankenbeförderung innerhalb der Stadt, je nach Ausstattung des benutzten Wagens (1. bis 3. Klasse), 25,00 bis 8,00 M oder unter Umständen noch mehr gefordert. War der Kranke mit einer übertragbaren Krankheit behaftet, so mußten weitere 3,50 M für die nachfolgende Desinfektion bezahlt werden. In *Hannover* kostete die Benutzung eines Krankenwagens mit Begleitern (2 Feuerwehrleute) 3,50 M, ohne Begleiter 2,00 M. In *Leipzig* wurden für eine Krankenbeförderung im Bereich der inneren Stadt (auch für infektiös Erkrankte) 4,00 M, bei weiteren Entfernungen 0,75 M je km berechnet. In *Lübeck* und in *München* waren für die Beförderung Verunglückter oder Kranker in die Wohnung oder in ein Krankenhaus 3,00 M zu entrichten. In *Stettin* betrugen die Gebühren innerhalb des Weichbildes der Stadt 4,50 M, in *Stuttgart* in der Innenstadt 2,50 M, in den

Außenbezirken 3,00 M. Die Preise, in die meist die Abfindung für 2 Begleitpersonen eingeschlossen war, konnten also selbst für damalige Verhältnisse als recht niedrig bezeichnet werden, zumal die Beförderung Unbemittelter im allgemeinen kostenlos, für Kassenkranke und von der öffentlichen Fürsorge Betreute zu ermäßigten Sätzen erfolgte.

Die vorerwähnten Tarife haben sich zwar in den folgenden Jahrzehnten der zunehmenden Geldentwertung anpassen müssen, aber man ist bestrebt gewesen, auch nach allgemeiner Einführung des Krankenkraftwagens die Preisgestaltung den Forderungen der Gemeinnützigkeit unterzuordnen. Als Beispiel für die neuzeitliche Tariffestsetzung in einer Großstadt sei diejenige von *Berlin* nachstehend angeführt, die für alle die Krankenbeförderung durchführenden Stellen (Städt. Rettungsamt, DRK, Feuerwehr, Privatunternehmer) verbindlich ist.

Verordnung
über die Entgelte für das Krankentransportgewerbe
vom 16. Februar 1952
Gesetz- und Verordnungsblatt für Berlin, 1952, S. 272

Auf Grund des § 3 des Preisgesetzes vom 22. März 1950 (VOBl. I S. 95) wird im Einvernehmen mit dem Senator für Verkehr und Betriebe verordnet:

§ 1

(1) Für Krankentransporte, die von gewerblichen Krankentransportunternehmern ausgeführt werden, dürfen höchstens folgende Entgelte gefordert werden:

a) In Krankentransport-Spezialwagen bei Beförderung eines Kranken in *liegender Stellung* – einschl. Hilfeleistung während der Fahrt und Tragetransport durch zwei ausgebildete Krankenträger zum und vom Wagen –
bis zu einer Wegstrecke von 10 km DM 11,—
darüber hinaus je Fahrkilometer DM 0,70

b) Bei Beförderung des Kranken in *sitzender Stellung* in einem Sitzkrankenwagen – einschl. Hilfeleistung während der Fahrt und auf dem Weg zum und vom Wagen durch den Fahrer –
bis zu einer Wegstrecke von 10 km DM 6,50
darüber hinaus je Fahrkilometer DM 0,45

c) Sämtliche Krankentransporte sind gemäß ärztlicher Verordnung auszuführen; ist als Beförderungsart nur „Krankenwagen“ angegeben, so gilt als verordnet:
Bei Einweisungen in Krankenanstalten ein Transport in liegender Stellung,
bei Entlassungen ein Transport in sitzender Stellung.
Die Tarifsätze des Absatzes 1 b gelten auch für Krankentransporte in sitzender Stellung mit Krankentransport-Spezialwagen.

d) Wartezeiten in einer Krankenanstalt oder bei einem Arzt bis zu einer Dauer von 30 Minuten dürfen nicht berechnet werden. Wartezeiten, die darüber hinausgehen, dürfen mit DM 2,50 für jede angefangene halbe Stunde berechnet werden.
Hierbei sind mehrere Wartezeiten, die im Zusammenhang mit einem Krankentransport notwendig werden, zusammenzurechnen.

(2) Für Krankentransporte zum Zwecke der ambulanten Behandlung oder Diagnostik bei einem Arzt oder in einer Krankenanstalt, die mit einem Rück- oder Weitertransport des Kranken verbunden sind, dürfen – einschl. entstehender Wartezeiten – höchstens folgende Zuschläge gefordert werden:
a) für den Rücktransport oder für jeden Weitertransport zu Absatz 1 a DM 6,—
b) zu Absatz 1 b DM 3,50

(3) Bei Weiter- und Rücktransporten infolge der *Nicht*aufnahme in einem Krankenhaus dürfen für den Rück- oder jeden Weitertransport höchstens folgende Aufschläge berechnet werden:
a) zu Absatz 1 a DM 2,—
b) zu Absatz 1 b DM 1,—
c) für Wartezeiten gilt Absatz 1 d.

§ 2

(1) Mit den genannten Entgelten sind sämtliche Kosten abgegolten, die mit der Beförderung eines Kranken im Zusammenhang stehen. Überstunden-, Nacht- und Sonntagszuschläge dürfen nicht berechnet werden.
(2) Bei der Berechnung der Fahrkilometer dürfen die Gesamtkilometer von Standort zu Standort des Fahrzeuges bei Einhaltung des kürzesten Weges in Ansatz gebracht werden. Wird vor Erreichung des Standortes ein neuer Kranker übernommen, endet der vorhergehende Transport an der Übernahmestelle des neuen Kranken.
(3) Eine Begleitperson des Kranken sowie Handgepäck sind kostenlos zu befördern. Die Beförderung weiterer Begleitpersonen darf höchstens mit DM 3,— je Person berechnet werden.
(4) Werden mehrere Kranke in einem Fahrzeug von einem Abgangsort oder zu einem Zielort befördert, sind die Kosten anteilig nach der Zahl der beförderten Personen zu verteilen und höchstens mit einem Zuschlag von DM 3,— je Person zu berechnen.
(5) Kommt ein Transport, zu dessen Durchführung das bestellte Fahrzeug am Abholungsort eingetroffen ist, nicht zustande, darf eine angemessene Vergütung, höchstens aber die Hälfte der im § 1, Abs. 1, genannten Transportkostensätze, in Rechnung gestellt werden.

§ 3

Zuwiderhandlungen gegen die Bestimmungen dieser Verordnung werden nach den Vorschriften des Wirtschaftsstrafgesetzes (WiStG) vom 28. April 1950 (VOBl. I S. 153) in der Fassung vom 22. März 1951 (VOBl. I S. 279) verfolgt.

§ 4

(1) Diese Verordnung tritt am Tage nach ihrer Verkündung im Gesetz- und Verordnungsblatt in Kraft.
(2) Gleichzeitig tritt die Anordnung über Entgelte für das Krankentransportgewerbe vom 20. Januar 1950 (VOBl. I Nr. 11 vom 16. Februar 1950) außer Kraft.

Literatur

1 Ritgen, H. Krankentransport – eine Aufgabe des Deutschen Roten Kreuzes. Ztschr. „Deutsches Rotes Kreuz“ (Bonn), 1955, 6, 5.

Fünftes Kapitel

DAS DEUTSCHE ROTE KREUZ ALS DER ALLEINIGE TRÄGER DES ZIVILEN KRANKENBEFÖRDERUNGSDIENSTES

An den verschiedensten Stellen der vorliegenden Abhandlung konnte immer wieder der Nachweis erbracht werden, daß das Deutsche Rote Kreuz bzw. die früheren Landesvereine vom Roten Kreuz an dem Ausbau des deutschen Krankenbeförderungswesens organisatorisch und hinsichtlich der praktischen Durchführung seit jeher regsten Anteil gehabt und auf dem Gebiete des Krankenkraftwagens geradezu bahnbrechend gewirkt haben. So konnte es denn nicht wundernehmen, daß nach einer die Verhältnisse um das Jahr 1940 kennzeichnenden Erhebung von den im Reichsgebiet die Zivilbevölkerung versorgenden 4359 Krankenkraftwagen 2126, also rund die Hälfte, im Besitz des DRK waren und von diesem betrieben wurden. Es folgten dann die Gemeinden mit 789, die industriellen Betriebe mit 566, die Feuerwehren mit 356, die Krankenhäuser mit 218, die Privatunternehmer mit 132 Wagen. Außerdem wurden von verschiedenen anderen Stellen noch 172 Krankenkraftwagen unterhalten. Alles in allem waren hierbei 947 verschiedene Organisationen und Stellen beteiligt.

Im Laufe des Jahres 1942 nahm nun der feindliche Luftterror gegen die friedliche Zivilbevölkerung zunächst im Westen und Nordwesten des Reiches immer bedrohlichere Ausmaße an und es ergab sich die unabweisbare Notwendigkeit, zwecks ausreichender sanitärer Betreuung der von Luftangriffen betroffenen Gebiete den gesamten Krankenbeförderungsdienst in einer Hand zusammenzufassen, um so die jeweils gebotenen Maßnahmen einheitlich und mit größter Beschleunigung durchführen zu können. Diese, in den Zeitverhältnissen begründete Erkenntnis war der Anlaß, mit der einheitlichen Durchführung des gesamten zivilen Krankenbeförderungswesens ausschließlich das DRK zu beauftragen.

Der damals sehr umstrittene *Hitlererlaß*, der aber zweifellos als eine berechtigte Anerkennung der friedensmäßigen Rotkreuzarbeit gewertet werden durfte, hatte folgenden Wortlaut:

Erlaß des Führers
über die Vereinheitlichung des Krankentransports
Vom 30. November 1942 (RGBl. I S. 17)

Für den Bereich des zivilen Gesundheitswesens wird der Krankentransport einheitlich dem Deutschen Roten Kreuz übertragen.

Die Durchführungsvorschriften erläßt auf Grund des Erlasses über das Sanitäts- und Gesundheitswesen vom 28. Juli 1942 (Reichsgesetzbl. I S. 515) der Reichsgesundheitsführer in Verbindung mit meinem Generalkommissar für das Sanitäts- und Gesundheitswesen.

In einer zu diesem Erlaß ergangenen Durchführungsverordnung vom 18. 1. 1943 wurden nähere Anweisungen gegeben, nach welchen Gesichtspunkten die sachlichen und personellen Einrichtungen der nunmehr ausgeschalteten Träger des Krankenbeförderungswesens dem DRK übereignet werden sollten und wie die Durchführung der Neuordnung auf schnellstem Wege erreicht werden könnte.

Es war vorauszusehen, daß mit diesen vom grünen Tisch aus getroffenen Anordnungen die bei Umsetzung in die Praxis zu erwartenden Schwierigkeiten nicht beseitigt waren.

Der geschäftsführende Präsident des DRK hielt es daher zunächst für notwendig, durch sehr ausführliche *Richtlinien* (vom 20. 1. 1943) die nachgeordneten DRK-Dienststellen über Sinn und Zweck der Neuregelung zu belehren: bei bestmöglicher Versorgung der Zivilbevölkerung und der zu betreuenden Betriebe sollte durch weitgehende Einsparung von Personal (Zusammenarbeit mit anderen Dienststellen) und Material die aus kriegsbedingten Gründen so dringend gebotene Sparsamkeit walten und damit die Wirtschaftlichkeit sichergestellt werden, wobei selbstverständlich auf altbewährte organisatorische Grundsätze nicht verzichtet werden konnte.

Für die Einrichtung und Durchführung der Krankenbeförderung, karteimäßige Erfassung, Aufstellung von *Alarmplänen* usw. sollten die *DRK-Kreisstellen* zuständig sein, die auch für eine mit allen verfügbaren Mitteln durchzuführende Belehrung der Bevölkerung über die neue Einrichtung zu sorgen hatten.

Den übergeordneten *Landesstellen* fielen die Aufgaben der Überwachung und der Sorge für reibungslose Zusammenarbeit benachbarter Kreisstellen bei Großeinsatz (Katastrophen, Luftangriffe, Epidemien) zu.

Der notwendig werdende erhöhte *Personalbedarf* sollte durch Eingliederung der Bedienung übernommener Einrichtungen, ggf. durch Notdienstverpflichtung gedeckt werden. Die Leiter der Verwaltungsabteilungen waren für die wirtschaftliche Arbeit des Betriebes, der sich möglichst aus eigenen Einnahmen erhalten sollte, für geordnete Rechnungslegung, für den Abschluß von Dienst- und Arbeitsverträgen verantwortlich.

Hatten sonach diese Richtlinien die nachgeordneten Stellen über alle ihre Aufgaben belehrt, so behielt es sich das *DRK-Präsidium* vor, neben der Oberaufsicht die für besondere Vorkommnisse erforderlich werdende überörtliche Steuerung von hoher Warte aus zu betreiben. Diese vorsorgliche Maßnahme hat sich denn auch bei Luftangriffen auf Großstädte und dicht besiedelte Industriegebiete als sehr berechtigt erwiesen, und die Erfolge haben mit völliger Eindeutigkeit erkennen lassen, daß die nunmehr mögliche, schlagartig einsetzende und planvoll gesteuerte Hilfeleistung für die betroffene Bevölkerung – zum wenigsten zeitweise – ein wirksamer Schutz vor schwersten Schäden gewesen ist.

Die praktische Durchführung der neuen DRK-Aufgaben erfolgte in der Weise, daß bei jeder Kreisstelle ein sorgfältig ausgewählter „Leiter des DRK-Krankentransports der Kreisstelle......" eingesetzt wurde, der für die gesamte Abwicklung des Dienstes in technischer, personeller und verwaltungsmäßiger Hinsicht verantwortlich war. Wegen der Notwendigkeit, den Dienst Tag und Nacht ununterbrochen aufrecht zu erhalten, mußte neben den ehrenamtlich tätigen Helfern weiteres Personal *hauptamtlich* eingestellt werden, wobei sich auch weibliche Personen (als Fahrer) recht gut bewährt haben. Am Sitz der DRK-Kreisstelle war die *Hauptwache*, die über wenigstens 2 Krankenkraftwagen verfügte und in ihrem Bezirk weitere Fahrzeuge listenmäßig zu erfassen hatte, die für behelfsmäßige Herrichtung im Bedarfsfalle geeignet waren. Der Hauptwache unterstanden in kleineren Orten die *Wachen* und auf dem Lande die *Nebenwachen*. Das *Meldewesen*, das in Städten keinerlei Schwierigkeiten bereitete, wurde auf dem Lande durch weitgehendes Entgegenkommen der Reichspost (telephon. Dauerverbindung, Gebührenermäßigung) sichergestellt. Die *Alarmpläne* wurden den örtlichen Voraussetzungen und Bedürfnissen unter Auswertung bereits gesammelter Kriegserfahrungen angepaßt. Endlich erschien es angezeigt, besondere, auf die Kriegsverhältnisse abgestellte Anweisungen für die Beförderung *infektiös Erkrankter* herauszugeben.

Alle einschlägigen Vorschriften, insbesondere auch die auf eine zusätzliche Sonderausbildung des Personals bezüglichen waren in einer sehr ausführlichen, mit 21 Anlagen versehenen *Dienstvorschrift* (DRK-DV. Nr. 6) zusammengefaßt.

Durch diese innerdienstlichen Regelungen waren aber keineswegs alle Schwierigkeiten behoben. Es wurden vielmehr weitere Verhandlungen notwendig mit der Feuerschutzpolizei, der Luftschutzpolizei, mit Werkluftschutz, kriegswichtigen Betrieben, Knappschaftsberufsgenossenschaften und Grubenrettungsdienst. Alle diese Verhandlungen wurden im Hinblick auf die kriegswichtige Bedeutung der Neuordnung im Geiste aufrichtigen Verständigungswillens geführt oder durch ministerielle Entscheidungen zu befriedigendem Abschluß gebracht.

Seitens der verschiedenen Behörden ist die reibungslose Durchführung der Neuregelung ebenfalls wirksam gefördert worden. Zwecks Erleichterung gegenseitigen Austausches der DRK-Wagen unter einzelnen Landesstellen bei Großeinsätzen wurde dem DRK ein eigenes *amtliches Kennzeichen* „RK" zugestanden und die *Zulassung* sämtlicher im DRK-Dienst fahrenden Kraftwagen zwecks Vermeidung der zeitraubenden Förmlichkeiten polizeilicher Zulassungsstellen dem DRK-Präsidium selbst übertragen. Durch mehrere

Vereinbarungen zwischen dem Reichsverkehrsministerium (Generaldirektor der Deutschen Reichsbahn) und dem DRK-Präsidium endlich wurden beachtliche Erleichterungen für die DRK-Krankenbeförderung bei Mitbenutzung der Eisenbahn (Kraftstoffeinsparung!) eingeführt.

Die zweifellos mit erheblichen Schwierigkeiten verbundene Absicht, einen nach sozialen und wirtschaftlichen Gesichtspunkten ausgerichteten, reichseinheitlichen und gestaffelten *Tarif* für die DRK-Krankenbeförderung aufzustellen, hatte aus kriegsbedingten Gründen nur zu einer Zwischenlösung führen können. Es wurden unter dem Vorbehalt einer nach Kriegsende zu treffenden endgültigen Regelung je km ein Richtpreis von RM 0,45, wenigstens aber von RM 3,00 der Berechnung zugrunde gelegt.

Aus vorstehenden Angaben erhellt eindeutig, daß der auf Grund des Hitlererlasses in wenigen Monaten eingerichtete DRK-Krankenbeförderungsdienst dank verständnisvoller Mitarbeit zäher und verantwortungsfreudiger Bearbeiter seine vielseitigen und gerade damals so schwerwiegenden Aufgaben in einem Ausmaße erfüllt hat, das angesichts der mannigfachen kriegsbedingten Hemmungen und des Widerstandes einflußreicher Parteistellen voll und ganz anerkannt werden mußte. Nur die Tatsache, daß das DRK in dem ihm gewordenen Auftrage kein Vorrecht, sondern eine Verpflichtung dem schwergeprüften Deutschen Volke gegenüber erblickt hat, die alle beteiligten Dienststellen zu gesteigertem Arbeitseinsatz anspornen mußte, konnte damals diese hervorragende Leistung ermöglichen.

Mit großer Genugtuung durfte denn auch festgestellt werden, daß bald in weiten Kreisen der Bevölkerung die Neuordnung ein wohlbekannter Begriff geworden war und daß deren Einrichtungen, die Wege zu ihrer Inanspruchnahme und die Art ihrer Benutzung bald nicht mehr mit der Vorstellung von etwas Neuartigem verbunden waren. Nicht zum wenigsten hatte hierzu der sehr häufige und erfolgreiche Einsatz zum Wohle der von Luftangriffen betroffenen Bevölkerung beigetragen!

Sechstes Kapitel

DIE ENTWICKLUNG NACH 1945

Dem zu einer furchtbaren Katastrophe sich auswirkenden Kriegsende war naturgemäß auch das DRK zum Opfer gefallen. In einer Zeit völliger Rechtlosigkeit war es als aufgelöst anzusehen und sein gesamtes, recht beträchtliches Eigentum, u. a. ein sehr großer Bestand an besteingerichteten Krankenwagen war, wenn auch mit örtlichen Unterschieden, fast über Nacht verschwunden. So waren denn den örtlich verbliebenen Überresten des DRK nicht nur alle rechtlichen, sondern auch die materiellen Voraussetzungen entfallen, einen Krankenbeförderungsdienst, wie wir ihn im vorausgehenden Kapitel kennengelernt haben, durchzuführen.

Erst ganz allmählich wurden in den einzelnen Ländern der Bundesrepublik wieder Rotkreuzgliederungen ins Leben gerufen, die sich in ihrer früheren, durch wichtige neue Aufgaben (Flüchtlingsfürsorge, Hilfe für Kriegsgefangene und zivile Kriegsopfer, für ehemalige KZ-Häftlinge, DRK-Suchdienst usw.) erweiterten Arbeitsgebieten betätigten, am 26. Februar 1951 von der Bundesregierung anerkannt und in einer unerwartet kurzen Zeit wieder zu einer machtvollen Organisation zusammengeschlossen wurden*).

Was die *Krankenbeförderung* anlangt, so ist diese in den süddeutschen Ländern nahezu restlos wieder eine Aufgabe der Rot-Kreuz-Gliederungen geworden, während in der ehemals britischen Besatzungszone neben dem DRK auch die Feuerwehren miteingeschaltet sind. Diese Tatsache hat ihren Grund darin gehabt, daß von der britischen Militärregierung im Jahre 1945 mit der Wahrnehmung dieses Fürsorgegebietes kurzerhand die Feuerwehren beauftragt worden waren, ohne daß die s. Z. ausgeschalteten deutschen Behörden dagegen Einspruch erheben konnten. Erst nachdem die deutsche Verwaltung in ihre Befugnisse wieder eingesetzt war, verschiebt sich erfreulicherweise die Lage in ständig zunehmendem Maße wieder zugunsten des DRK. Daneben sind in einzelnen Großstädten in geringem Umfange auch Krankenwagen privater Unternehmer tätig, während große gewerbliche Betriebe, Knappschaftsberufsgenossenschaften und Grubenrettungsdienst wie in früherer Zeit ihren eigenen Krankenbeförderungsdienst betreiben.

Völlig im Gegensatz hierzu finden wir die Lage in *Westberlin.* Hier teilen sich vierzig Privatunternehmer mit etwa 75 Krankenwagen, das Städtische Rettungsamt mit deren 24, die Feuerwehr mit 6 und das DRK mit 3 Krankenwagen (vor und während des letzten Krieges waren es über 200!) in den Krankenbeförderungsdienst.

*) Näheres s. Schriftenreihe Nr. 5 des Deutschen Roten Kreuzes: „Rotkreuz-Werk 1945 bis 1951". Bonn 1952.

Der Grund für diese auffallende, von den Verhältnissen in den übrigen Bundesländern so grundsätzlich abweichende Regelung ist die Tatsache, daß die zuständigen Berliner Verwaltungsstellen die Ansicht vertraten, das Gesetz über die Beförderung von Personen zu Lande vom 4. 12. 1934 (RGBl. I. S. 1217) müßte auch auf die DRK-Krankenwagen angewendet werden. Dieses Gesetz sieht u. a. für *gewerbsmäßig* betriebene, der Beförderung von Personen dienende Fahrzeuge eine Konzessionspflicht vor und enthält Bestimmungen, nach denen unter gewissen Voraussetzungen eine Zulassung versagt werden kann. In Anwendung dieses Gesetzes wurde dem Berliner DRK der Betrieb weiterer Krankenwagen nicht bewilligt.

Der für die Versagung der Genehmigung fast ausschließlich herangezogene Grund war die Verneinung einer *Bedürfnisfrage,* da nach Ansicht der Berliner Verwaltungsstellen bei einer das Bedürfnis übersteigenden Anzahl zugelassener Krankenwagen die Wirtschaftlichkeit der einzelnen Betriebe bedroht werde und dann die Unternehmer nicht mehr über die notwendigen Mittel verfügten, um ihre Kraftfahrzeuge in verkehrs- und betriebssicherem Zustand zu erhalten. In einer durch 3 Instanzen durchgefochtenen Verwaltungsstreitsache hat das Bundesverwaltungsgericht am 2. Juni 1955 – BVerw.G. IC 152.53 – endgültig entschieden, daß für eine Zulassungsgenehmigung die Forderung des Bedürfnisnachweises unzulässig sei; die Erfüllung dieser Forderungen biete keine Gewähr dafür, daß die bereits zugelassenen Unternehmer ihrer Sorgfaltspflicht nachkommen, sie stehe außerdem im Widerspruch zu der im Art. 12, Abs. 1, des Grundgesetzes verankerten Gewerbe-Freiheit. – Durch diese Entscheidung wäre für den Landesverband Berlin des DRK der Weg offen gewesen, den Bestand an Krankenkraftwagen in dem für erforderlich gehaltenen Umfange zu vermehren, wenn nicht inzwischen interessierte Kreise eine Neufassung des § 9 Abs. 2 des Personenbeförderungsgesetzes erwirkt hätten. Diese unter dem 12. 9. 1955 verkündete Neufassung (BGBl. I Seite 573) hat folgenden Wortlaut: „Die Genehmigung darf bei allen in § 2 genannten Verkehrsarten nicht erteilt werden, wenn der Verkehr mit den vorhandenen Verkehrsmitteln befriedigend bedient werden kann." Der § 2 des Gesetzes bezieht sich nun aber ausschließlich auf die *gewerbsmäßige* Beförderung von Personen, worauf gleich noch einzugehen sein wird.

Ergeben sich aus dieser Sachlage schon offensichtliche Schwierigkeiten für die lückenlose Durchführung der dem Berliner Landesverband in normalen Zeiten obliegenden vielseitigen Aufgaben, so wird die Erfüllung völkerrechtlich festgelegter Pflichten praktisch unmöglich gemacht und das in einer Zeit, in der der Klang der Friedensschalmeien bei Gott nicht alle sonstigen Geräusche übertönt!

Das DRK ist ja, ebensowenig wie die gleichartigen Organisationen in anderen Ländern, keinesfalls mit den sonstigen nationalen Wohlfahrtsverbänden auf eine Stufe zu stellen, sondern die Rotkreuz-Gesellschaften sind ins Leben gerufen worden in Auswirkung der *Genfer Konvention.* Durch ihren Beitritt zu diesem Abkommen haben die ihm angeschlossenen Länder bestimmte, *völkerrechtlich festgelegte Pflichten* und *Aufgaben* übernommen, für deren Durchführung eben die nationalen Rotkreuz-Gesellschaften geschaffen worden sind. Neben anderen gehört zu diesen Aufgaben auch die Bereitstellung eines ausreichenden Bestandes an Krankenwagen, die für den

Einsatz im Rettungsdienst, insbesondere bei Massenunfällen, für großzügige internationale Hilfeleistungen bei katastrophalen Ereignissen, für den Schutz der Zivilbevölkerung in Kriegsnöten, insbesondere bei Luftangriffen, und schließlich zur Unterstützung des amtlichen Sanitätsdienstes der Wehrmacht im Falle kriegerischer Verwicklungen gebraucht werden. Ganz gewiß fühlt kein Deutscher, welchen Standes oder Alters er auch sein möge, das Verlangen nach einem neuen Krieg in sich, aber auf dessen Verhütung haben ja leider die frommen Wünsche des einzelnen keinen Einfluß!

Gerade die letzten Fassungen der Genfer Konvention vom 12. 8. 1949 bringen aber diese völkerrechtlichen Verpflichtungen der Mitgliedstaaten noch einmal in sehr eindringlicher Weise zum Ausdruck. Auch diese letzten Beschlüsse hat die *Bundesrepublik* unter dem 21. 8. 1954 als für sich *verbindlich* anerkannt (BGBl. II S. 781).

Eine objektive Betrachtung der Sachlage führt nun zu der keinesfalls sehr erfreulichen Feststellung, daß die Bundesrepublik eine internationale Verpflichtung eingegangen ist, deren Erfüllung ein geltendes Reichs- bzw. Bundesgesetz – wenigstens in einem Lande – unmöglich macht, indem dem DRK nicht gestattet wird, seinen Bestand an Krankenwagen in dem für seine Aufgaben gebotenen Umfange zu ergänzen. Dabei bestehen aber selbst in juristischen Kreisen immer noch Zweifel darüber, ob der Erlaß vom 30. 11. 1942 – DRK alleiniger Träger der Krankenbeförderung – nicht überhaupt noch rechtsgültig ist. Es dürfte an der Zeit sein, diese widerspruchsvolle Rechtslage durch berufene Instanzen klären zu lassen; diese Klärung hätte sich insonderheit auch auf eine Prüfung der Frage *„gewerbsmäßig"* im Zusammenhang mit der DRK-Krankenbeförderung zu erstrecken. Denn wenn die Gewerbsmäßigkeit verneint wird, so ist gem. § 2 des Gesetzes eine Anwendbarkeit auf die DRK-Einrichtungen von vornherein ausgeschlossen.

Unter „gewerbsmäßig" versteht man aber wohl im täglichen Leben nur eine auf *Erwerb* gerichtete Tätigkeit, eine Voraussetzung, die bei der vielseitigen, gemeinnützigen und vaterländischen Tätigkeit des DRK, bei seiner von Staats wegen übernommenen Verpflichtung zum überstaatlichen Einsatz von vornherein entfallen dürfte; denn wenn das DRK für die von ihm betriebene Krankenbeförderung Gebühren erhebt, so sollen ja diese zur Abdeckung nur eines Teiles der hohen Unkosten dienen, die ihm aus seinen Gesamtleistungen im Dienste für Volk und Staat erwachsen und die anderenfalls dem Staate, wenn er selbst diese Aufgaben übernehmen müßte, recht erhebliche Ausgaben auferlegen würden. Daß dagegen die Vorschriften des obengenannten Gesetzes im Hinblick auf Betriebs- und Verkehrssicherheit der DRK-Fahrzeuge im vollen Umfange berechtigt sind, steht außer jedem Zweifel.

Nun, wie schon oben festgestellt, ist die im Bereich des DRK-Landesverbandes Berlin bestehende Lage eine Ausnahme gegenüber den Verhältnissen in den übrigen Bundesländern und übrigens auch gegenüber denen in der sowjetisch besetzten Zone. In diesen Ländern hat das vom DRK betriebene Krankenbeförderungswesen dank seiner vorzüglichen sachlichen Einrichtungen, seines gut ausgebildeten Personals und seiner zuverlässigen Arbeitsweise wieder einen Hochstand erreicht, der selbst weitgesteckten Anforderungen für eine friedensmäßige Versorgung der Bevölkerung und für etwaige überstaatliche Hilfeleistungen gerecht wird, der aber auch für den Fall kriegerischer Verwicklungen – ein gütiges Geschick wolle sie uns ersparen! – die Gewähr bietet, daß für alle Wechselfälle im Rahmen des Menschenmöglichen die notwendigen Vorkehrungsmaßnahmen getroffen sind (vgl. hierzu auch die Ausführungen auf S. 140 f).

Mit aufrichtiger Dankbarkeit ist es zu begrüßen, daß das DRK-Präsidium in Bonn im Januar 1955 eine neue *„Dienstvorschrift für den Krankentransport im DRK“* herausgegeben hat, die alle Einzelheiten in organisatorischer, personeller und technischer Hinsicht, Auswahl und Ausbildung des Personals usw., erschöpfend behandelt und insbesondere eingehende Vorschriften über den Einsatz bei katastrophalen Ereignissen enthält. In einer größeren Anzahl von Anlagen sind die ergänzenden Sondervorschriften (Desinfektion, Sanitätsausrüstung des Krankenwagens, Katastrophenausrüstung, fahrtechnische und verwaltungsmäßige Anordnungen usw.) übersichtlich zusammengestellt und eingehend behandelt.

SCHLUSSBETRACHTUNGEN

Überblicken wir noch einmal die Gesamtentwicklung des behandelten Gebietes, so dürfte der Nachweis erbracht sein, daß das Krankenbeförderungswesen ursprünglich kriegsbedingten Bedürfnissen seine Entstehung verdankt und auch späterhin aus den jeweiligen Gegebenheiten des Kriegsgeschehens überaus wertvolle Anregungen erhalten hat. Erst verhältnismäßig spät sind die Segnungen eines geordneten Krankenbeförderungsdienstes der Zivilbevölkerung zugute gekommen; aber auch diese zivile Fürsorgeeinrichtung ist durch die auf militärische Erfahrungen gestützten Fortschritte unablässig befruchtet und vorwärts getrieben worden, bis sie schließlich mit dem Sanitätsflugzeug einen vorläufigen Höhepunkt erreicht hat.

Von besonderem Interesse ist es zu verfolgen, wie die der Krankenbeförderung dienenden Geräte und Einrichtungen sich aus einfachsten Urformen zu erstaunlicher Vollkommenheit entwickelt haben; es darf aber hierbei nicht übersehen werden, daß neben handwerks- und fabrikmäßiger Anfertigung dieser Geräte seit jeher ein offensichtliches und berechtigtes Bedürfnis nach behelfsmäßig hergestellten Einrichtungen bestanden hat. Ja, es muß sogar betont werden, daß wir noch heute ohne weitgehende Inanspruchnahme solcher, oft erst am Ort des Bedarfs erstellten Geräte nicht in der Lage sein würden, gelegentlichen Spitzenanforderungen, weder im Frieden noch viel weniger im Kriege, gerecht zu werden.

Entsprechend den sehr verschiedenartigen Bedürfnissen des Krankenbeförderungswesens zu Lande und zu Wasser, in Bergwerken und in Betrieben, im Hochgebirge oder beim Wintersport, sind einer fortschrittlichen und schaffensfreudigen Technik die vielseitigsten Aufgaben gestellt und von dieser mit überraschend gutem Erfolg gelöst worden, eine Tatsache, die nicht zuletzt in der weitblickenden Auswertung der auch in anderen Ländern gesammelten Erfahrungen begründet war.

Mit großer Genugtuung darf festgestellt werden, daß die einschlägige Industrie die schweren, durch den Krieg verursachten Einbußen inzwischen wieder wettgemacht hat und in altbewährter Leistungsfähigkeit heute wieder auf vollen Touren läuft.

Stand der Krankenbeförderung in ihren Anfängen nur die beschränkte menschliche Kraft zur Verfügung, so lernte man später trag- und zugkräftigere Tiere in ihren Dienst zu stellen, bis dann die Erfindung der Dampfmaschine und des Motors die höchste Vollendung eines Werkes herbeiführten, das heute Kranken, Verunglückten und Kriegsverwundeten unschätzbare Dienste leistet und im Rahmen einer wirksamen Seuchenbekämpfung außerordentlich segensreiche Aufgaben zu erfüllen hat.

Es wäre aber weit gefehlt, diese hervorragenden Errungenschaften allein mit den technischen Fortschritten unserer Zeit, wie sie in den vorstehenden

Ausführungen oft genug gewürdigt werden durften, erklären zu wollen, da ja andererseits mit aller Eindeutigkeit dargetan werden konnte, daß auch einfachste und behelfsmäßige Mittel einen leistungsfähigen Krankenbeförderungsdienst aufzuziehen gestatten, sofern er nur von höherer Warte aus sinnvoll und zielbewußt gesteuert wird und über gut ausgebildete Hilfskräfte verfügt.

Welche hervorragenden Verdienste sich nach dieser Richtung hin die verschiedenen nationalen Rot-Kreuz-Gesellschaften in allen Ländern, insonderheit aber das Deutsche Rote Kreuz erworben und wie diese die ihnen gesteckten vielseitigen und lohnenden Ziele erfolgreich und verantwortungsbewußt gemeistert haben, ist mit zahlreichen überzeugenden Beweisen belegt worden. Wenn Erwin FRANCK[1] schon im Jahre 1925 behauptet hat, daß „ohne die Vorarbeit des Roten Kreuzes mit seinen Sanitätskolonnen und Frauenvereinen auch das Rettungswesen nie oder wenigstens nicht zu der Bedeutung gelangt wäre, welche es bereits vor dem Kriege (gemeint ist der erste Weltkrieg, d. Verf.) erlangt hatte“, so darf heute mit Fug und Recht festgestellt werden, daß es die neuzeitlichen, hochentwickelten, der Krankenbeförderung dienenden Einrichtungen schwerlich geben würde, wenn nicht das DRK vor und während des letzten Weltkrieges in enger Zusammenarbeit mit Wehrmacht, berufenen Fachleuten und einer leistungsfähigen Industrie unablässig bestrebt gewesen wäre, das Krankenbeförderungswesen in sachlicher und organisatorischer Hinsicht weiter zu entwickeln, um es schließlich zu dem anerkannten Hochstand gelangen zu lassen.

Diese Tatsache ist die beste Rechtfertigung, zugleich aber auch eine sachliche Begründung dafür, daß im Rahmen der vorliegenden Abhandlung dem DRK ein so breiter Raum bewilligt werden mußte, einer Organisation, der gerade während der Hitlerzeit, z. T. nicht ohne Grund, so manches Nachteilige vorgeworfen worden ist. Es hieße aber der Wahrheit einen schlechten Dienst erweisen, wenn wir heute, nachdem wir den gehörigen Abstand von jenen Zeiten gewonnen haben, in kleinlicher Gehässigkeit nicht die großen Verdienste in ihrer Bedeutung voll anerkennen wollten, die sich das DRK nun einmal erworben hat.

Aus diesem Grunde war es auch erforderlich, auf jene in der Hitlerzeit entstandene Neuregelung des Näheren einzugehen, durch die das DRK der alleinige Träger des zivilen Krankenbeförderungswesens wurde. Hätte Verf. auf eine Wiedergabe dieser Neuordnung verzichtet, so würde das eine Lücke in der historischen Entwicklung bedeuten, die das Gesamtbild der Darstellung verzerren würde.

Welchen Weg nun eine künftige Entwicklung auch nehmen mag, fest steht auf jeden Fall, daß die in den Kapiteln V und VI dieser Abhandlung beschriebenen Verhältnisse eine glückliche Verbindung von technischem Hochstand und vorbildlicher Organisation herbeigeführt hatten. Sicherlich haben in organisatorischer Hinsicht noch manche Anzeichen des Vorläufigen, des Kriegsbedingten bestanden, Schönheitsfehler, die bei einem anderen Ausgang des Krieges zweifellos in kurzer Zeit ausgemerzt worden wären.

Ganz bestimmt aber kann jene Regelung, trotzdem sie in einer Zeit entstanden ist, an die wir heute nicht mehr gern zurückdenken und die nunmehr der Geschichte angehört, zum wenigsten in gewissen Teilgebieten wertvolle Anregungen geben und dadurch der Nachwelt zum Nutzen gereichen. Dann würden die Bemühungen vieler, die einst selbstlos und im besten Glauben an jenem Aufbau mitgeschafft und mitgearbeitet haben, nicht verloren sein!

Die natürlichste und im Hinblick auf überzeugende Tatsachen am meisten berechtigte Lösung würde zweifellos darin bestehen, daß, wie es schon jetzt außer in West-Berlin in allen Bundesländern (mit praktisch belanglosen Einschränkungen) und auch in der sowjetisch besetzten Zone der Fall ist, das DRK als alleiniger Träger die Krankenbeförderung übernimmt und daß dies durch eine von höchster Stelle ausgehende Verlautbarung eindeutig bestätigt wird. Dafür, daß diese Lösung dem Deutschen Volke zu höchstem Segen gereichen, daß sie in Friedenszeiten wie auch im bitteren Ernst ein Höchstmaß an Zuverlässigkeit und Sicherheit gewährleisten würde, sind in den vorausgehenden Ausführungen eindeutige Belege in hinreichender Menge beigebracht worden. Zugleich wäre hierdurch auch eine Regelung getroffen, die den völkerrechtlichen Verpflichtungen der Bundesrepublik in allen ihren Gebietsteilen in vollem Ausmaße gerecht wird.

Damit würde außerdem auch den Bestrebungen einiger nachgeordneten Feuerwehrstellen der Boden entzogen, die, sehr zum Schaden einer doch so *notwendigen verständnisvollen Zusammenarbeit* der beiden für das Gemeinwohl so außerordentlich wichtigen Organisationen, das Krankenbeförderungswesen noch immer für sich in Anspruch nehmen möchten. Denn beide Organisationen sind nun einmal in ihrer segensreichen Tätigkeit zum gemeinsamen, sich gegenseitig ergänzenden Einsatz geradezu berufen. Es liegen zahlreiche Erfahrungen aus früherer Zeit vor, daß solche, von höherer Stelle aus oder auch aus örtlichen Bedürfnissen eingerichtete Arbeitsgemeinschaften sich ausgezeichnet bewährt haben. Es könnte wohl keine unüberwindlichen Schwierigkeiten bereiten, am Verhandlungstisch Mittel und Wege zu finden, die glücklicherweise nur hier und da bestehenden Meinungsverschiedenheiten in eine so überaus nutzbringende Gemeinschaftsarbeit umzuwandeln.

Im Zuge einer solchen klärenden Auseinandersetzung würde es allerdings auch unerläßlich sein, der DRK-Krankenbeförderung die für Schwerkranke und Schwerverletzte so dringend nötigen, häufig genug lebensrettenden Erleichterungen im Verkehr zuzubilligen, die allein eine beschleunigte und unbehinderte Auftragserledigung, namentlich in der Großstadt, sicherstellen. An Versuchen, dies zu erreichen, hat es wahrhaftig nicht gefehlt. In dringenden Eingaben an Regierung und Parlament hat das DRK-Präsidium immer wieder versucht, auch für die DRK-Krankenwagen die für Polizei und Feuerwehr vorgesehenen Ausnahmen (Vorfahrtsrecht, blauer Kennzeichenscheinwerfer, Mehrklanghupe) zu erwirken, wenigstens sofern dies nachweislich zur Abwendung einer Lebensgefahr für den beförderten Menschen notwendig ist. Der Bundestag hat die Berechtigung dieser Forderung anerkannt und ihr in der Sitzung vom 5. 11. 1954 zugestimmt. Es ist bezeichnend, daß sogar der „Berufsverband der Deutschen Kraftwagenführer e. V." in Peine eine Entschließung gefaßt hat, nach der alle Berufskraftfahrer aufgerufen werden, in Würdigung der schweren, aus einer Verzögerung der Krankenbeförderung erwachsenden Gefahren und in Ermangelung einer diesbezüglichen, als notwendig angesehenen gesetzlichen Regelung *freiwillig* den DRK-Krankenwagen die Vorfahrt einzuräumen (Ztschr. „Deutsches Rotes Kreuz", 1954, H. 8, S. 7). Bisher ist aber allen eine behördliche Regelung anstrebenden Bemühungen ein Erfolg versagt geblieben.

Wenn seitens der zuständigen Behörden von einer Ausdehnung der in Rede stehenden Verkehrserleichterungen etwa eine Gefährdung der Verkehrssicherheit befürchtet wird, so sei darauf hingewiesen, daß in Dänemark die angestrebten Erleichterungen für Krankenwagen bereits seit über einem halben Jahrhundert eingeführt sind, daß sie sich ausgezeichnet bewährt und keinerlei unerwünschte Folgen gezeitigt haben (vgl. S. 28). Selbstverständlich müßten sich diese Ausnahmen auf solche Fälle beschränken, bei denen eine möglichste Beschleunigung der Überführung mit drohender Lebensgefahr begründet werden kann. Sachdienliche Kontrollen, die eine mißbräuchliche Ausnützung der gewährten Vergünstigungen ausschließen, dürften unschwer durchzuführen sein, insbesondere dann, wenn einmal DRK und Feuerwehr sich zu harmonischer Gemeinschaftsarbeit zusammengefunden haben*).

Mögen diese abschließenden Anregungen, denen gründliche Kenntnis der inneren Zusammenhänge des in Rede stehenden Gebietes und reiche eigene Erfahrungen aus persönlicher Mitwirkung in dem jahrzehntelangen Ringen um ein einheitliches Deutsches Rettungswesen[2] zugrunde liegen, auf fruchtbaren Boden fallen und bei den in Betracht kommenden Stellen *die* Aufnahme finden, der sie sich bei streng sachlicher und verantwortungsbewußter Prüfung wohl schwerlich werden verschließen können. Möge dieser Aufruf ferner dazu beitragen, einer leider bereits im Gang befindlichen Zersplitterung des Deutschen Rettungswesens vorzubeugen, nachdem dieses Fürsorgegebiet

*) Mit großer Befriedigung darf festgestellt werden, daß auf der 5. DRK-Hauptversammlung in Goslar (18. 6. 1955) den aus der Genfer Konvention erwachsenden Pflichten des DRK besondere Bedeutung beigemessen wurde und daß der Präsident des DRK, Dr. Weitz, in diesem Rahmen seine Wünsche nach Verkehrserleichterungen für DRK-Krankenwagen und nach notwendigen Materialreserven sehr nachdrücklich betont hat. Es ist wärmstens zu begrüßen, daß der anwesende Bundesinnenminister, Dr. Schröder, sich veranlaßt gesehen hat, diesen DRK-Wünschen „stärkste Unterstützung" in Aussicht zu stellen (Ztschr. „Deutsches Rotes Kreuz", 1955, H. 7).

im Jahre 1938 nach rund siebenzigjährigem Kampfe einen Hochstand erreicht hatte, der s. Z. im *gesamten Ausland aufrichtige Bewunderung* und *ungeteilte Anerkennung* gefunden hatte[3]! Der etwaige Einwand, daß die damalige Regelung mit „nazistischem Ideengut" in Verbindung zu bringen sei, kann mit der Feststellung abgetan werden, daß das trotz aller Widerstände schließlich doch erreichte Ziel in seinen grundsätzlichen Einzelheiten erfahrenen und verantwortungsfreudigen Fachmännern bereits klar umrissen vor Augen gestanden hat zu einer Zeit, als an eine „Ära Hitler" noch gar nicht zu denken war.

Literatur

1 *Frank,* E. Entwicklung und gegenwärtiger Stand des Rettungs- und Krankenbeförderungswesens in Deutschland. Veröff. a. d. Geb. der Med.-Verwaltung 1925, XX, 1.

2 *Hesse,* E. Vgl. Literaturangabe auf S. 3.

3 *Hesse,* E. Das Rettungswesen, seine Entwicklung und Wandlung in Deutschland. „Ärztliche Mitteilungen", 1954, 12, 412.

SACHVERZEICHNIS